ALEXANDRA ALIUS

Wie Schwimmen im Sand

Über die Schwierigkeit, eine perfekte Mutter zu sein

Roman

Rote Katze Verlag

ALEXANDRA ALIUS

Wie Schwimmen im Sand

Über die Schwierigkeit, eine perfekte Mutter zu sein

Roman

Rote Katze
VERLAG

Impressum

Herausgeber: Rote Katze Verlag,
Kupferschmiedestraße 14, 23552 Lübeck, Deutschland
www.rotekatzeverlag.de / info@rotekatzeverlag.de

1. Auflage, Oktober 2025

Satz: La Deutsche Vita®
Coverfoto: Alexander Krivitskiy, unsplash.com
Porträtfoto: Filip Filipov
Herstellung: ScandinavianBook, Rudolf-Diesel-Str. 10,
91413 Neustadt a. d. Aisch

ISBN 978-3-910563-41-4

August 2017

Ich näherte mich klopfenden Herzens dem von Mauern mit Stacheldrahtrollen umgebenen Bau. Der Himmel hing schwer über dem massigen Gebäude. Ich hatte Mühe, zu atmen.

Einer dieser drückend heißen Augusttage ohne Sonne. Meine Beine wurden auf dem Weg vom Parkplatz zum Eingang mit jedem Schritt geleeartiger. Das Gefühl, immer kleiner zu werden. Bis nichts mehr übrig bleibt. Nur schwüle Luft, die sich wie Kleister über alles legt.

Der Beamte hinter der Panzerglasscheibe drückte den Knopf fürs Mikrofon und wies mich mit knisternder Stimme an, die Dokumente vom Staatsanwalt in die Schiebemulde zu legen. Und meinen Ausweis, für den ich im Austausch einen Besucherpass bekam. Als gäbe ich für eine Weile meine Identität ab. Welche eigentlich. Ich war nicht mehr dieselbe wie vor sechzehn Jahren, als Ben und ich Leon bekamen, als ich endlich Mutter wurde, als alles begann.

Die schwere Tür vor mir öffnete sich automatisch, surrte hinter mir wieder ins Schloss. Ich landete am nächsten Schalter. Dieser Beamte sah mir in die Augen, lächelte. Was mich so stark berührte, dass ich fast anfing zu weinen.

»Zum ersten Mal da?«, fragte er.

»Ja, ich bin hier ein absoluter Neuling.« Meine Stimme klang fest, wie ein Geländer für den ganzen Rest von mir.

»Okaaay …« Der Beamte zog das Wort in die Länge, und dann stürzten alle weiteren wie Lemminge aus seinem Mund. Mein Kopf schwirrte vor lauter Anweisungen. Den Besucherausweis sichtbar tragen. Die Karte für den Süßigkeitenautomaten schon hier aufladen. Handy, Schlüssel, Tasche, alles ins Schließfach. Dann den Pfeilen auf dem Boden folgen und warten, bis man mich in die Schleuse holt.

Mühsam versuchte ich, das Gesagte zu sortieren. Verstaute meine Sachen, band mir den Schließfachschlüssel ums Handgelenk wie im

Schwimmbad. Die aufgeladene Karte hielt ich fest umschlossen. Ihre Kanten schnitten scharf in meine Handfläche. Der Schmerz lenkte mich ab von dem Gefühl, selbst gefangen zu sein. Als hätte ich es mir nur eingebildet. Dass ich stärker geworden war. Dass es einen Unterschied gibt zwischen den Mauern, die uns umgeben, und denen, die wir in uns selbst errichten.

Teil I

2001 – 2005

Ein Krokodil umarmen

1

Der Anruf erreichte uns morgens um neun in der Karibik, auf den Britischen Jungferninseln. Da war ich schon eine kleine Runde ums Boot geschwommen. Allein die Vorstellung, was da alles unter mir schwimmt, reichte zum Wachwerden. Ich zog ein T-Shirt von Ben über den Bikini und wrang die Haare aus, ließ sie offen in der Sonne trocknen.

Auf dem Vorderdeck der *Peer Gynt* vertiefte ich mich in den Anblick der Bucht, in der wir über Nacht geankert hatten. Mit dem Skizzenblock auf meinen Beinen fing ich an zu zeichnen, wie jeden Morgen, bevor wir weitersegelten. Zwölf Buchten in zwei Wochen, und keine sah aus wie die andere.

Ben kam barfuß zu mir balanciert, mit Kaffee für uns beide. Das Wasser klopfte gegen den Rumpf des Segelboots, schaukelte uns sanft hin und her.

»Hältst du mal, damit ich mich zu dir setzen kann?«

Ich nahm ihm die Becher ab. Sog den Kaffeeduft ein, bevor die morgendliche Schwüle ihn gleich wieder verschluckte, und gab Ben einen zurück, den ohne Milch.

»Toni, ich glaube, du bist schwanger.« Die Sprenkel in seinen bernsteinfarbenen Augen blitzten.

»Ich bin was? Hast du beim Kaffeekochen unter Deck einen Röntgenblick entwickelt?«

Drei Jahre schon versuchten wir, ein Kind zu bekommen. Mein Überschatten, nicht schwarz, aber grau, und immer da.

»Du hast nichts mitbekommen von dem Anruf?«, fragte Ben.

Ich sah auf meine angefangene Zeichnung. Die gebeugten Palmen, das kleine Restaurant auf einer Anhöhe, in dem wir gestern zu Abend gegessen hatten. »Ich habe gezeichnet«, sagte ich, als könne man nicht gleichzeitig zeichnen und hören.

»Es war Frau Bischoff. Vom Jugendamt. Ob wir uns vorstellen können, einen Jungen aufzunehmen, der schon anderthalb ist.«

Ich legte den Skizzenblock zur Seite. Der Stift kullerte über die leicht abschüssige Fläche. Es kümmerte mich nicht.

»Erzähl!«

»Seine Mutter hat ihn in Pflege gegeben und sich jetzt endgültig zur Adoption entschieden. Wir passen wohl perfekt in ihr Wunschprofil.«

»Hast du ja gesagt?« Ich hielt mich mit beiden Händen an meinem Kaffeebecher fest, bis es brannte.

»Ich kann doch nichts entscheiden, ohne mit dir darüber zu reden.« Ben blinzelte in die Sonne. »Lass uns noch diesen Urlaub in vollen Zügen genießen. Könnte für eine Weile das letzte Mal sein, dass wir ein Segelboot chartern.«

Ich liebte Ben. Aber kein Urlaub der Welt konnte mit dieser Sehnsucht nach einem Kind mithalten. Sie war tief in meiner Seele verwoben. Schon als Vierjährige wünschte ich mir ein Geschwisterchen zum Geburtstag, zu Weihnachten, zu Ostern. Schließlich bekam ich eine Katze, die sich nicht bemuttern und auch nicht im Kinderwagen durch die Gegend kutschieren ließ. Und ich bekam eine Babypuppe. Sie konnte trinken und sogar pinkeln, aber sie trug keine Wärme in sich und keinen Atem, nur ein starres Lächeln im Gesicht.

Inzwischen steuerte ich auf meinen zweiunddreißigsten Geburtstag zu.

Ich legte die Hand auf Bens Schulter. Er trug ein weißes Shirt mit offener Knopfleiste und meine Hand sah darauf viel brauner aus, als sie war. »Was soll das heißen? Bist du dir doch nicht ganz sicher mit der Adoption?«

»Ich hätte auch noch ein paar Jahre mit dir allein genossen. Vor allem, solange ich noch Langstrecke fliege. Aber ich freue mich auch, wenn es jetzt so weit ist. Wahrscheinlich wirst du dann sowieso schwanger, und wir haben zwei Kinder.« Ben sprach manchmal Dinge aus, die ich nicht einmal zu denken wagte.

»Wie heißt der Kleine eigentlich?« Ich nahm einen Schluck Kaffee, obwohl ich Herzklopfen hatte, und ein leichtes Vibrieren im ganzen Körper. »Hat sie es gesagt?«

»Leon.«

Zwei Silben nur, die über die Zungenspitze rollten und wieder im Nichts verschwanden. So rund. So perfekt. *Leon Wolff.*

In dieser Nacht gab es ein Gewitter. Das einzige während des ganzen Urlaubs, und es warf die *Peer Gynt* hin und her wie ein Papierschiffchen. Ich hatte schreckliche Angst, der Blitz könne in den Mast einschlagen. Vertraute nicht dem Kiel, dass er uns vor dem Kentern schützte. Was, wenn sich der Anker löste? Wir auf dem Rückflug nach München abstürzten? Wenn ich starb, noch bevor ich endlich eine Mutter geworden war?

***

Der 31. August war ein Donnerstag. Der Präsident der Europäischen Zentralbank stellte die Euro-Geldscheine vor. In Osttimor wurde zum ersten Mal ein demokratisches Parlament gewählt. Im Münchner Stadtteil Haidhausen brachte Frau Bischoff den neunzehn Monate alten Leon zu uns, frei Haus geliefert wie ein DHL-Päckchen. Sie zog ihm die winzigen Nikes von den Füßen, das Base-Cap vom Kopf. Seidenfeine, hellbraune Härchen, die sich knisternd aufrichteten. Sie waren nur wenig heller als meine Haare, und ich tastete unwillkürlich nach dem Zopf, den ich am Morgen geflochten hatte. Als müsse ich kontrollieren, ob er noch da war. Jetzt, wo ich ein Kind hatte mit fast derselben Haarfarbe.

Sie hatten Leon schick angezogen. Er trug eine blaue Baumwollhose, dazu ein geringeltes Shirt. Und er spazierte mit seinen knapp neunzig Zentimetern so selbstbewusst in unsere Wohnung, als habe er sich die Klamotten am Morgen selbst aus dem Schrank geholt und als wisse er schon ganz genau, wo es für ihn im Leben langgehen sollte.

Ich war vor lauter Schreck über mein Glück wie gelähmt. Seit Tagen hatte ich mir ausgemalt, wie es sein würde. Dass Leon ängstlich wäre, vielleicht weinte, und ich ihn auf dem Arm halten und trösten würde. Aber Leon wirkte kein bisschen ängstlich. Nur etwas aufgeregt, er nuckelte heftig an seinem Schnuller. Mit wachen Augen tapste er in unserer Wohnung herum, die offen war, wie in einem Loft, und wir drei Erwachsenen waren sein Publikum. Wie groß und fremd alles auf ihn wirken musste. Das weiße Textilsofa, noch ohne Flecken. Die Wendeltreppe zur Dachterrasse, seit gestern mit einem Türschutzgitter versehen. Nach einem Blick hinter die Küchentheke drehte er ab. Die Besichtigung war zu Ende. Er schnappte sich seine Nikes von der Garderobe und lief damit zu Frau Bischoff, wollte wieder gehen.

Ich tastete nach Bens Hand, ohne den Blick von Leon zu nehmen, und wir verschränkten unsere Finger ineinander, während Frau Bischoff versuchte, Leon abzulenken. Aber er ließ sich nicht beirren. Er setzte sich auf den Boden und mühte sich ab, seinen Fuß in den Schuh zu bekommen. Er hatte die ganze Zeit über älter auf mich gewirkt, doch jetzt sah er aus wie ein Anderthalbjähriger, der schon vieles kann, aber seine Schuhe anziehen und einfach rausgehen, das konnte er nicht. Als ihm das klar wurde, fing er an zu weinen. Seine Stimme war hell und so zerbrechlich, dass auch mir die Tränen kamen. Die blauweißen Ringel auf seinem T-Shirt verliefen vor meinen Augen ineinander. Ich musste ein paar Mal blinzeln, sah nur verschwommen, wie Ben den Kleinen auf den Arm nahm, seine große Hand auf dem kleinen, bebenden Rücken. Ich stand da wie eine Figur auf dem Startfeld im großen Spiel des Elternlebens, konnte mich nicht bewegen, nicht trösten. Ich hatte meinen Job als Grafikdesignerin auf Eis gelegt für dieses Kind, dem ich all die Sicherheit geben wollte, die ich von meiner Mutter nicht bekommen hatte. Und nun schaffte ich es schon beim ersten Mal nicht, für ihn da zu sein.

Frau Bischoff legte die Hand auf meine Schulter. »Es ist noch keine Mutter vom Himmel gefallen, Frau Wolff.« Ihre Stimme war weich und anziehend. Ich hätte mich am liebsten in ihre Arme gekuschelt. Eine schöne Mutter war ich, es war mir vor mir selbst peinlich.

»Lassen Sie sich Zeit«, sagte sie, »Ihr Mann macht das doch prima.«

Und sie hatte recht. Ben wirkte, als hätte er noch nie etwas anderes gemacht als Vater zu sein. Ich atmete tief durch, bot ihr Kaffee an und Streuselkuchen. Mich zusammenreißen, etwas tun, machte mich ruhiger. Auch Leon beruhigte sich.

»So, jetzt darfst du mal zu deiner Mama.« Ben setzte mir den Kleinen einfach auf den Schoß. Ich hielt die Luft an, bereit, ihn sofort an Frau Bischoff weiterzugeben, falls er wieder anfing zu weinen. Aber das tat er nicht. Er wollte Kuchen. Mir wurde schwindlig vor Glück, wie er da auf meinem Schoß saß und nach Moschus-Weichspüler roch und sich den Streuselkuchen mit beiden Händen in den Mund schob.

Zwei Stunden später verabschiedete Frau Bischoff sich von Leon. Ben spielte im Wohnzimmer mit ihm. Sie hatten ein buntes Mobiltelefon, das bei jedem Tastendruck einen anderen schrillen Ton von sich gab. Frau Bischoff drückte für eine Sekunde Leons Hand und sagte ihm ruhig, fast beiläufig, dass sie jetzt gehe und er hier weiterspielen dürfe. Ich war überrascht, dass Leon nur kurz hinter ihr her sah und sich dann wieder Ben zuwandte.

Als wir nur noch zu dritt waren und miteinander spielten, löste sich das starre Gefühl in mir. Ich konnte mein Glück kaum fassen. Musste den Kleinen ständig ansehen. Das carotinverfärbte Näschen, die zarte Haut, der schelmische Blick, sein Mund blieb hinter dem Schnuller verborgen.

Eine Stunde später weinte er wieder. Wir konnten ihn einfach nicht beruhigen. Vielleicht würde ein Abendspaziergang helfen. Wir wohnten im vierten Stock Altbau, ohne Aufzug. Wir zogen ihm die Nikes an und schlüpften selbst in unsere Schuhe. Leon hörte auf zu weinen. Er sah uns mit großen Augen an. Und als wir die Wohnungstür hinter uns zuzogen, wollte er selber die Treppen runtergehen, hielt mir eine Hand hin und die andere Ben. Ich ergriff sie gerührt, sah zu Ben, der etwas verwirrt lächelte, als habe er nicht mit so starken Gefühlen gerechnet.

Der Abstieg dauerte eine Weile, und als wir unten auf die Straße traten, wollte Leon auf meinen Arm. Zum ersten Mal spürte ich sein Herz schlagen. Ein Gefühl von Liebe durchströmte meinen Körper wie Heilwasser, das über eine Wunde lief. Wie konnte ich ein Kind, das ich gar nicht kannte, schon so heftig lieben? Viel zu früh wollte Leon zu Ben, dann wieder zu mir, gab jeweils mit ausgestreckten Armen das Kommando zum Wechsel, es wurde ein Spiel daraus. Wir blödelten herum, drehten ihn ein paar Mal im Kreis, ließen ihn in die Arme des anderen fliegen, bis er laut lachte. Ich zeigte auf ein Auto, das einparkte, und er auf einen Radfahrer, der mit surrendem Licht vorbeifuhr, einen Hund, der an einen Baum pinkelte. Es dämmerte bereits, als Leon auf meinem Arm anfing zu gähnen und den Kopf auf meine Schulter legte. Ben trat hinter mich, umarmte uns beide, und wir standen auf dem Gehweg im Schein der Straßenlaternen, eine kleine Familie.

Ich wachte mitten in der Nacht auf. Ben lag auf dem Rücken und schnarchte leise vor sich hin. Bläuliches Mondlicht fiel durch die seitlichen Ritzen des Rollos auf Leons Bett, das unter der Dachschräge stand. Ich lugte nach seinem Gesicht zwischen den Gitterstäben. Alles war wie im Traum.

Plötzlich waren wir zu dritt, für immer. Ben, Leon, ich. Mir gingen die Bilder des Abends durch den Kopf. Wir hatten ihm die neue Windel zuerst falsch rum angezogen und uns dann über die miese Qualität gewundert. Beim Bilderbuchschauen war Leon erschöpft eingeschlafen. Wir hatten im Schlafzimmer auf dem Boden gesessen und andächtig über seinen Schlaf gewacht. Irgendwann, als unsere Knie zu schmerzen begannen, waren wir rausgehumpelt und hatten trotz aller Müdigkeit noch einen Sekt aufgemacht.

Aber nun lag ich im Dunkeln und fühlte mich ernüchtert. Alles kam mir unwirklich vor und noch nicht sicher. Ich zog die Decke fester um mich. Der Adoption würde ein Jahr der Adoptionspflege vorausgehen, das war so üblich, falls wir es uns anders überlegten. Mein Herz klopfte schon bei der Vorstellung schneller. Nie im Leben würde ich das tun. Und auch Leons leibliche Mutter hatte zwei Monate Zeit, es sich anders zu überlegen. Das würde sie schon nicht, hatte Frau Bischoff mir mehrfach versichert. Immer, wenn ich kurz vor dem Einschlafen war, schwappte die Angst in mir hoch, alles könnte zerbrechen. Dann war ich wieder hellwach und es pochte laut in meiner Brust. Ich sagte mir im Stillen beruhigende Gedanken, aber sie stießen nie bis auf den Grund. Es war zu perfekt, es musste einfach noch was schiefgehen. Ben war immer zuversichtlich, er verplemperte seine Zeit nicht mit Sorgen um Dinge, die er sowieso nicht beeinflussen konnte. Ich aber hatte so etwas wie einen Glückshäcksler in mir, und nachts arbeitete er besonders gut. Steckte man oben Glück rein, kam es unten mit Schnipseln aus Angst und Schuld vermischt wieder raus. Meine größte

Furcht war nicht Leons Mutter. Ich fürchtete mich vor dem Schicksal. Denn womöglich hatte es für mich kein Kind vorgesehen. Und nun hatte ich es einfach überlistet und mir ein fremdes Kind geholt.

Zwei Tage später fuhren wir mit Leon zu meinen Eltern.

Wir parkten vor dem gelben Häuslein, in dem ich aufgewachsen bin. Leon hatte die Fahrt von München zum Bodensee komplett verschlafen. Jetzt kam ein lautes Schmatzen vom Rücksitz, wie immer, wenn er aufwachte. Gefolgt von wütendem Weinen oder strahlender Laune. Das wusste man nie so genau. Meine Eltern kamen zur Begrüßung heraus, als ich Leon aus dem Kindersitz hob. Er hatte sich nach dem Aufwachen für die Variante *gutgelaunt* entschieden, fremdelte nicht eine Sekunde. Das kam mir merkwürdig vor, aber ich schob es beiseite. Er hatte auch mit Ben und mir am ersten Abend schon Blödsinn gemacht.

Vielleicht hatte er wirklich nur ein sonniges Gemüt und ich sah wieder lauter Probleme, wo keine waren. Mein Vater blies mit Leon das Windrad im Garten an, dann versteckten sich Opa und Enkel hinter dem Schmetterlingsbusch, und Ben musste sie überall suchen, nur nicht dort.

Die Küche war von Bratengeruch erfüllt. Meine Mutter schabte Spätzle über dem dampfenden Topf. Wie eine echte Schwäbin. Meine Eltern waren aus dem hohen Norden ans schwäbische Meer gezogen, als sie das kleine Haus in Wasserburg geerbt hatten. Damals stand außerdem der einzige Buchladen im Dorf zur Übernahme bereit. Für meinen Vater als Buchhändler war dies wie eine Fügung des Schicksals: ein eigener Laden in Martin Walsers Heimatort. Das war die Geburtsstunde von *Matyseks Buchecke.* Vier Monate später kam ich zur Welt.

»Ich wollte zuerst Felchen machen, was Leichtes, es ist noch so warm für September.« Meine Mutter putzte die beschlagene Brille am T-Shirt und setzte sie wieder auf ihre gerade Nase, mit dem kleinen Aufschwung an der Spitze, die ich von ihr geerbt habe. »Aber dann habe ich mich doch für dein Lieblingsessen von früher entschieden. Spätzle mit Soße kommt bei allen Kindern an, egal wie alt sie sind. Darf ich mal?«

Ich rückte zur Seite, damit sie an die Schublade kam. Auf der Anrichte stand eine Flasche Rioja, zum Atmen geöffnet. Meine Eltern haben den Bodensee lieben gelernt, aber nicht seine Weine. Ich schenkte mir etwas ein, rot und samtig. Ich trank fast nie Rotwein. Er stieg mir sofort in den Kopf.

»Hast du über Leons leibliche Mutter inzwischen mehr erfahren? Du hast am Telefon von Depressionen gesprochen. Sie hat doch keine Medikamente genommen?« Meine Mutter warf mir einen flüchtigen Blick zu. Ich war nicht sicher, ob er dem Weinglas in meiner Hand galt, nahm wie zum Trotz einen viel zu großen Schluck und ärgerte mich über mich selbst. »Sie hat die Schwangerschaft erst im fünften Monat bemerkt. Das späte Absetzen der Medikamente wäre für Mutter und Kind noch schlimmer gewesen.«

»Was ist mit dem Vater?« Sie schöpfte die Spätzle aus dem sprudelnden Wasser und gab sie in die vorgewärmte Schüssel.

»Leons Mutter rückt nicht raus damit. Aber nicht der Mann, mit dem sie inzwischen verheiratet ist.« Leon würde seinen Vater möglicherweise nie kennenlernen. Wie sollte er mit einer solchen Lücke in seinem Leben klarkommen? Aber vielleicht würde Ben sie schließen können. Oder wenigstens erträglich machen. Ich lehnte mich gegen die Arbeitsplatte und sah meiner Mutter beim Abgießen der Soße zu. In meiner Erinnerung trug sie ihr kastanienbraunes Haar immer schon kurzgeschnitten. Doch es gab alte Fotos, aus ihrer Hamburger Zeit, auf denen sie anders wirkte. Ihre Haare waren lang und wellig auf den Bildern, ihre Gesichtszüge weicher. Verletzlicher.

»Und dann gibt es noch die Zwillingsschwester, Leons Tante, nicht wahr?«

Ich nickte. »Sie ist achtundzwanzig, vier Jahre jünger als ich. Und hat schon zwei Kinder. Plus Pflegekind.«

Meine Mutter schwenkte Semmelbrösel in einer kleinen Pfanne mit Butter, die sie über die Spätzle goss. »Dann wollte sie den Kleinen nicht auch noch nehmen?«

»Doch. Aber Leons Mutter wollte es nicht, und sie will auch keinen Kontakt zu Leon. Aber die Tante hat ihn wohl oft in der Pflegestelle besucht, und er soll sie wiedersehen dürfen. Ich habe viel über Adoptivkinder gelesen, die von ihren Wurzeln abgeschnitten waren.«

»Ach, ich habe früher auch Ratgeber gelesen, als du zur Welt kamst. Aber irgendwann hatte ich genug davon.« Meine Mutter stellte die Spätzle in den Backofen zum Braten. Sie klappte die Tür energisch zu. »Von da an habe ich mich einfach auf meinen gesunden Menschenverstand verlassen.« Ohne mich anzusehen, wischte sie die Arbeitsfläche ab, und für einen Augenblick war es wie früher. Sie, der elegante Fisch im klaren Wasser. Und ich, ein gestrandetes Erdentier, das immer nach mehr suchte und unersättlich war. Ich holte Luft, aber dann klappte ich den Mund wieder zu. Es war so viel Zeit vergangen. Und seit ich erwachsen war und meine Bedürfnisse nicht mehr im Weg standen, kamen wir bestens miteinander zurecht. Als hätten wir den Schutt meiner Kindheit ohne Worte beiseite geräumt. Wozu also über schmerzliche Dinge reden, wenn sie so weit zurücklagen, und wenn ich bis jetzt damit durchgekommen war, warum dann nicht auch für den Rest meines Lebens.

Auf der Terrasse legte ich einen Untersetzer auf die weiß-gelb gepunktete Tischdecke. Meine Mutter stellte die Kasserolle ab. Der Braten duftete würzig und schwer. Mein Magen knurrte. Mir war etwas schwindlig. Ich freute mich aufs Essen. Ich war nicht auf darauf gefasst, als sie sagte: »Er ist aus einer völlig fremden Familie, Toni. Du wirst dich nicht in ihm wiedererkennen.«

Für eine Sekunde wusste ich nicht, wen sie meinte. »Ich muss mich nicht in ihm wiedererkennen, Mama!«, sagte ich dann. »Ein Adoptivkind ist kein Ersatz für ein leibliches Kind. Es ist ein eigenständiger Mensch!« Ich hatte jede Menge Seminare für Adoptiveltern besucht und war überzeugt, dass ich den Wunsch nach einem leiblichen Kind verarbeitet hatte. Natürlich hätte ich nichts dagegen gehabt, eines zu bekommen. Aber im Grunde wollte ich einfach nur Mutter sein. Für ein Kind sorgen. Es lieben. War das so schwer zu verstehen? Meine Mutter war schon wieder unterwegs ins Haus, Richtung Küche. Ich lief hinter ihr her. Ich hätte sie bis zum Mond verfolgt, um ihre Bedenken auszuräumen. Dass ein Kind keine Verlängerung des eigenen Selbst sei, sagte ich zu ihr, und die Sozialisation sowieso viel prägender als Gene.

Sie blieb abrupt stehen und bedachte mich mit einem ihrer kieselgrauen Blicke. »Du kennst nicht den Zauber, Toni«, sagte sie dann, »wenn man das eigene Kind in den Armen hält.«

Etwas Kaltes kroch in mir hoch. Und Ärger. Ich spülte beides mit dem letzten Schluck Rioja wieder runter. Doch dann wurde es warm in mir, denn sie meinte *mich* mit dem Zauber und *mich*, in der sie sich wiedergefunden hatte, denn ich war ihr einziges Kind. »Blöd nur, dass ich nun mal unfruchtbar bin!«, blaffte ich, um das Berührtsein loszuwerden.

»Du bist nicht unfruchtbar. Es gibt keine Diagnose.«

»Ich weiß wirklich nicht, warum du mir die Adoption miesmachen willst.« Ich sagte es laut und in einem Tonfall, den ich selbst nicht mochte.

»Aber das will ich doch gar nicht!« Meine Mutter schob ihre Brille ins Haar, als könne sie mich so besser sehen. »Ich habe dir nur immer so gewünscht, dass es mit dem Baby doch noch klappt und finde manchmal, dass du zu früh aufgibst. Aber natürlich hast du recht. Du hast jetzt eine Familie. Leon ist euer Kind. Mein kleiner Enkelsohn. Alles andere zählt nicht.«

Ich blinzelte misstrauisch.

»Ich will, dass du glücklich bist, Toni.«

»Ich *bin* glücklich«, sagte ich mit Nachdruck.

»Gut.« Sie legte das Küchentuch erneut um die heiße Schüssel. »Dann such mal die Männer. Ich bringe den Rest nach draußen.«

Ich trat die Holzstufen von der Terrasse zum Rasen hinab. Auf Stufe zwei die dunkle Maserung, die aussah wie der Kopf eines Teufels. In meiner Kindheit hatte ich stets darauf geachtet, nicht auf ihn zu treten. Tu ich dir nichts, tust du mir nichts. Ich ließ die Stufe aus, ein Tribut an das kleine Mädchen, das glaubte, man könne mit dem Teufel verhandeln.

Mein Vater kam mit dem juchzenden Leon auf seinen Schultern zur Terrasse galoppiert, wo er schnaubend mit den Füßen scharrte. In seinen weißen Stoppelhaaren hatte sich ein kleines Blatt verfangen. Die dunkel eingefasste Brille saß schief auf seiner Nase. Meine Mutter rückte sie mit beiden Händen zurecht, nannte ihn einen Kindskopf, aber sie lächelte. Leon ließ sich in Bens Arme fallen, und dann streckte er seine dünnen Ärmchen nach mir aus, und ließ sich juchzend von mir auffangen. Sein Kopf schlug dabei gegen meine Nase, der Schmerz trieb mir kurz Tränen in die Augen.

Mein Vater trat an meine Seite. »Geht´s dir gut, Toni? Bist du glücklich?«

»Manchmal tut es schon fast weh, Papa, so glücklich bin ich.«

»Ja. Glück strengt genauso an wie Unglück.«

»Sagt wer?«

»Robert Musil«, antwortete er und meine Mutter fragte, ob wir eigentlich eine Extraeinladung zum Essen bräuchten.

Auf der Heimfahrt fuhr Ben. Leon schlief, und ich grübelte über die Worte meiner Mutter nach. Der Zauber, ein eigenes Kind im Arm zu halten. Viel Zauber konnte Leons Mutter kaum empfunden haben, wenn sie ihn weggegeben hatte. Sie hatte Leon nicht gestillt, das hatte Frau Bischoff mir erzählt, als sie am Tag seiner Ankunft das Nuckelfläschchen aus dem Gepäck gefischt und mir in die Hand gedrückt hatte, zum Kaltstellen. Es war schon mit Milch befüllt gewesen. Als gäbe es sowas bei uns nicht, Milch. Und doch hätte ich den Heiligen Gral nicht ehrfürchtiger anfassen, nicht behutsamer ins Seitenfach der Kühlschranktür stellen können, gleich neben den Sekt. Ich war auch ein Flaschenkind gewesen.

Als kleines Mädchen hatte ich die Liebesperlen aus dem Plastikfläschchen für meine Babypuppe alle auf einmal gelutscht, um Platz zu schaffen für echte Milch. Die Spitze des Saugers hatte ich mit der stumpfen Kinderschere abgesäbelt. Von da an gab es für Annika Vollmilch, wann immer ich ungesehen an den Kühlschrank kam. Die Milch lief durch das Loch zwischen ihren Plastiklippen hinein und durch das Loch zwischen ihren Beinen wieder hinaus in eine Puppenplastikwindel mit Druckknöpfen, die ich mit Klopapier vollgestopft hatte. Irgendwann fing Annika an zu stinken. Es wurde mit jedem Tag ekelhafter. Alles Schrubben und Baden half nicht. Schließlich warf meine Mutter sie weg.

Jetzt also eine echte Flasche für ein echtes Kind. Jetzt sang ich abends beim Zähneputzen vom Bibabutzemann, der in Leons Mund herumtanzte, bis er kicherte und die rosa Zahnpasta in Speichelfäden runtertropfte. Ich drehte mich zu Leon um. Er hatte den Kopf gegen die Stütze des Kindersitzes gelehnt und sah aus, als träume er etwas sehr Anstrengendes. Seinen Hängeohrhund hielt er fest im Arm. Er schleifte ihn stets hinter sich her, wie Linus aus den Peanuts seine Schmusedecke. *Das* war Zauber. Alles war mit Freude erfüllt. Hatte ich, als ihr eigen Fleisch und Blut, meine Mutter jemals mit solcher Freude erfüllt? Ich fragte Ben, aber er konnte mir die Antwort nicht geben und war außerdem mit einen Überholmanöver beschäftig. Ich fragte Rebecca, mit der ich abends telefonierte, und sie mutmaßte in meinem Sinn, wie es sich für eine beste Freundin gehört. Die Einzige, die meine Frage beantworten konnte, fragte ich nicht.

Vielleicht, weil ich es doch lieber nicht so genau wissen wollte.

In der darauffolgenden Woche regnete es beinahe komplett durch. Ben hatte noch frei, und wir stellten zum ersten Mal fest, dass es *anstrengend* war, mit einem Kleinkind zu spielen oder Bilderbücher anzuschauen.

Gleichzeitig konnte ich nicht genug davon bekommen, mit Leon auf meinem Schoß die Finger durch die Löcher der Pappseiten zu stecken, die die Raupe Nimmersatt hineingefressen hatte.

Am Wochenende kam die Sonne zurück und brachte uns ein paar warme Septembertage. Ben übernahm den Samstagseinkauf. Ich machte mich mit Leon auf den Weg in die Maximiliansanlagen, wo ich mit Rebecca verabredet war. Ich musste nochmal umkehren, weil ich die Windeltasche vergessen hatte, die jetzt über dem Schiebegriff des Buggys hing, so wie ich es bei anderen Müttern gesehen hatte.

Rebecca würde vor mir da sein. Meine kinderlose Freundin, die trotzdem zum Spielplatz kam, wegen Leon. Sie mochte Kinder, aber selbst wollte sie keines. Früher hatte ich sie manchmal darum beneidet. Diese Freiheit, nicht von einer Sehnsucht befallen zu sein, die alles verzehrt. Für wenige Sekunden befiel sie mich noch einmal, und ich schauderte leicht. Wie einsam ich mich gefühlt hatte, wie abgeschnitten von der Welt. Mit einer hohlen Gebärmutter, die jeden Monat sinnlos ihr Blut vergoss.

Aber nun war ich erlöst, das Sehnen war vorbei. Meine Erlösung saß vor mir im Buggy und zappelte munter mit den Beinen herum. Seine Haare standen an einer Seite eigenwillig vom Kopf ab. Er war das süßeste Kind entlang der Isar und ich die glücklichste Mutter der Welt.

Ich sah Rebecca schon von Weitem auf der Bank sitzen. Sie trug ein grasgrünes Sweatshirt und ihre Haare leuchteten wie Kupfer in der Sonne. Leon ließ uns keine Zeit zur Begrüßung. Er rutschte unter dem Bügel des Buggys durch und lief direkt auf einen riesigen Sandkasten zu. Ich folgte ihm, half ihm über die Planken, auf denen die Mütter ringsum saßen. Sie lächelten mir kurz zu, ohne ihre Gespräche zu unterbrechen. Rebecca kam mit den Sandspielsachen, die ich im Netz des Buggys hatte, und stellte sie neben Leon in den Sand. Ein Eimer mit Sieb, Schaufel, Rechen und Förmchen.

In mir schwappte ein absurder Stolz hoch, weil Leon fast dieselbe Haarfarbe hatte wie ich. Für alle war klar: mein Kind. Nicht Rebeccas. Dann fiel mir auf, dass kaum ein Kind mit Eimer und Schaufel spielte. Sie hatten Bagger, eines hatte sogar einen Kran mit Fernbedienung, ein anderer Junge einen Laster, auf dem Unimog stand. Ich setzte mich neben Rebecca, die uns ein Plätzchen auf den Planken ergattert hatte, und beugte mich zu ihr rüber, bis unsere Schultern sich berührten. »Ich wusste nicht, dass man schon im Sandkasten einen Mercedes braucht«, flüsterte ich ihr zu.

Leon war das auch aufgefallen. Er griff nach dem Laster eines kleinen Jungen, und als er ihn nicht bekam, schlug er ihm mit unserem Eimer auf den Kopf und entriss ihm das Fahrzeug. Der Lastwagenbesitzer kreischte los.

Erschrocken rutschte ich vom Rand in die Hocke und umfasste Leons Handgelenk, es war schmal und zerbrechlich, es passte nicht zu so einem Verhalten. »Du kannst den anderen Jungen doch nicht einfach hauen! Siehst du? Jetzt weint er.« Die Worte fühlten sich klobig in meinem Mund an, ich war es nicht gewohnt, so vor anderen zu sprechen.

Leon sah mich an, als mische ich mich in etwas ein, das mich absolut nichts angeht. Er riss sich aus meinen Griff los und fing an, mit seiner Beute zu spielen.

»Lass dir das nicht gefallen, Jonas!« Seine Mutter schob die Sonnenbrille hoch und sah ihren schluchzenden Sohn abwartend an, dann nahm sie ihn mit einem Seufzer in den Arm. »Also sowas ... meiner würde *nieee* ein anderes Kind schlagen«, sagte sie zu ihrer Nebensitzerin, »aber er wehrt sich halt kein bisschen. Sieht man ja mal wieder.«

Jonas schien nicht zu wissen, dass er größer und stärker war als Leon. Er hockte nur da und heulte. Ich war nicht einmal sicher, ob Leon ihn überhaupt wahrnahm oder ob er nur so tat, als sei er ins Spiel vertieft. Ich lächelte entschuldigend in Richtung der anderen Mütter und kam mir dabei vor wie eine Idiotin. Alle starrten auf uns, teils mitleidig, teils begierig auf den Fortgang des Dramas, das sich vor ihren Augen entfaltete. Ich streifte entschlossen die Ärmel meines Pullis hoch und rüttelte an dem Lastwagen in Leons Händen. »Komm, wir geben ihn zurück!«

Leon stieß einen wütenden Schrei aus. Jonas fing an, uns mit Sand zu bewerfen.

»Hey, lass das!« Ich hob abwehrend den Arm, stützte mich mit der anderen Hand im Sand ab. »Du bekommst deinen Laster doch ...«

»Sag das lieber mal deinem, dass er es lassen soll«, sagte eine andere Mutter, die Arme selbstgefällig vor ihrer Brust verschränkt.

Mein Herz sank. Ich konnte Leon das Ding doch nicht einfach aus der Hand reißen. Oder?

»Warte mal«, sagte Rebecca hinter mir. Sie war jetzt auch im Sand und legte ihre Hand auf meinen Arm. Sie fuhr mit unserem kleinen Rechen eine Bahn in Richtung Jonas. Erklärte Leon, dass sie jetzt eine Straße bauen und den Laster darauf zurück zu Jonas fahren ließen. Und dass wir dann zur Wippe gehen würden, wo es sowieso viel lustiger sei, das würde er schon sehen. Ich glaubte keine Sekunde, dass Leon sich auf sowas einließ. Er stand auf, klemmte den Laster unter den Arm und überlegte kurz. Ein paar Kinder krabbelten zum Sandstraßenrand, um nichts zu verpassen.

Und dann fuhr Leon den Laster auf Rebeccas Straße zu Jonas zurück. Erleichtert atmete ich auf. Redete mir ein, dass ich mich über meine Unsicherheit amüsierte. Aber mein Herz krampfte sich zusammen. Es war Ben gewesen, der Leon am ersten Tag beruhigt hatte und Rebecca, die den Streit geschlichtet hatte. Immer, wenn es darauf ankam, verhakte sich etwas in mir. Dabei war ich früher selbst so ein Kind gewesen, dem man problemlos sein Spielzeug wegnehmen konnte. Nur hatte ich nicht rumgeheult wie Jonas, sondern einfach so getan, als wäre es mir sowieso nicht wichtig.

Ich kniete noch immer im Sand, als Leon kam, mir seine sandigen Arme um den Hals legte und sich an mich schmiegte. Mein Kummer verschwand schlagartig. Rebecca lächelte uns zu und klopfte die Spielsachen am Sandkastenrand ab. Sie machte eine leichte Kopfbewegung in Richtung der Wippe.

»Wahrscheinlich geht deiner noch nicht in die Kita, nicht wahr?«, sagte Jonas´ Mutter, »keine Sorge, da lernen sie als Erstes, dass man sich nicht mit Gewalt durchsetzt.«

»Er geht nicht in die Kita. Wir haben ihn adoptiert und er ist noch nicht lange bei uns.« Plötzlich war mir egal, was sie über uns dachten. Ich erhob mich mit Leon, nickte Rebecca zu.

»Also da ist es ja auch kein Wunder, dass dein Kleiner schwierige Themen hat«, sagte Jonas´ Mutter, und eine andere, die ihrem Kind die Hände mit einem Feuchttuch abwischte, meinte, es sei ja auch nicht so einfach für den Kleinen, wenn er zusehen musste, dass alle Kinder einen Laster hatten und er nicht. »Kauft ihm doch einen«, riet sie, »dann fühlt er sich nicht so benachteiligt.«

Ich setzte mich hinter Leon auf die Wippe. »Sie glauben, *wir beide* haben ihn adoptiert.«, sagte ich zu Rebecca, als wäre das bedeutsamer als alles andere, was sie gesagt hatten.

Sie lachte. »Wir sollten gleich am Montag einkaufen gehen, Liebste. Ohne komplette Sandkastenausrüstung brauchen wir uns hier gar nicht wieder blicken lassen.« Rebecca ließ die Wippe auf dem Autoreifen in der Erde aufkommen, ohne mit den Beinen abzufedern, sodass Leon und ich in die Höhe hüpften. Leon juchzte. Als es kühler wurde, machten wir uns auf den Heimweg. Die Sonne stand tief und über den Sandkasten mit den anderen Müttern hatte sich inzwischen Schatten gelegt. Leon schlief im Buggy ein. Vorsichtig zog ich den Reißverschluss seiner Jacke hoch und stopfte die Wolldecke an den Seiten fest. »Ob aus mir wirklich eine richtige Spielplatzmutter wird?«, sagte ich mehr zu mir selbst.

»Du wirst schon noch warm werden mit den Mamis«, sagte Rebecca, »wer hätte denn ahnen können, dass Leon dem Kleinen gleich eins überbrät.«

»Du hast mich gerettet, Becca. Ich wäre verloren gewesen ohne dich.«

»Komm schon, Anton, ich habe vier jüngere Geschwister, für die meine Mutter mich eingespannt hat.« Rebecca sagte schon seit Ewigkeiten Anton zu mir und wir hatten inzwischen längst vergessen, wie es dazu gekommen war.

Ben fand, niemand habe weniger Antonhaftes an sich als ich, aber er hat sich mit den Jahren daran gewöhnt. Mich hat es nie gestört. Besser als Antonia.

Ich begleitete Rebecca zum Bus und machte mich zu Fuß an der Isar entlang auf den Heimweg. Erste Blätter segelten von den Bäumen. Enten paddelten im Wasser oder ließen ihr Gefieder am Ufer in der Abendsonne trocknen. Alles war mit einem Goldschimmer überzogen. Alles so fremd und echt zugleich, seit es Leon gab. Ich kam mir vor wie Alice im Wunderland, als sie in die Tiefe einer anderen Welt gefallen war. Und dies so langsam, dass sie sich dabei hatte umsehen können. Mein Vater hatte mir als Kind oft daraus vorgelesen. *Scheine, was du bist und sei, was du scheinst*, hatte die Herzkönigin zu Alice gesagt. Mir war kein weißes Kaninchen, sondern ein kleiner Junge über den Weg gelaufen. Auch ich konnte so lange scheinen, Leons Mutter zu sein, bis ich es wirklich geworden war.

Eine ältere Frau, die uns entgegenkam, schenkte dem schlafenden Leon ein Lächeln, danach mir. Ich lächelte zurück, auch noch, als die Passantin außer Sichtweite war. Ich konnte nicht damit aufhören. Ich lächelte den Bäumen zu, den Menschen, sogar dem Weg, auf dem ich ging.

2

Ben lachte, als ich ihm von unserem Spielplatzabenteuer berichtete. Inzwischen konnte ich mich auch darüber amüsieren, war gnädiger geworden mit mir selbst. Es war der letzte Abend, bevor Ben wieder fliegen musste, seit wir eine Familie waren. Eine Vier-Tages-Tour nach Vancouver. Ich zündete die Kerze auf dem Couchtisch an, legte meinen Kopf in Bens Schoß und kreuzte die Beine auf der Sofalehne. »Du gehst morgen wieder zur Arbeit und ich nicht. Mein Job, die Agentur, alles ist schon so weit weg. Und doch sind es erst zwei Wochen.« Ich lächelte zu Ben hoch. »Hatte ich wirklich mal ein Leben vor Leon?« Immer noch rumorte die Angst in mir, alles Glück könnte ein abruptes Ende nehmen.

»Du kannst wieder arbeiten, wenn es dir fehlt.« Ben strich eine Haarsträhne aus meiner Stirn. »In Teilzeit vielleicht? Wir schauen nach einem Kitaplatz.«

»Nein. Ich will im ersten Jahr ganz für Leon da sein. Nach all den Trennungen, die er schon erlebt hat. Von der eigenen Mutter, von der ersten Pflegemutter, und dann von der zweiten so abrupt zu uns. Nicht mal eine Anbahnung konnten wir machen. Er braucht Ruhe. Er braucht ein sicheres Zuhause.«

»Und das hat er bei uns.« Ben schob seine Hand unter mein T-Shirt, legte sie warm auf meinen Bauch. »Du solltest Frau Bischoff vertrauen. Es wird schon alles gutgehen, mit uns und dem Kleinen.«

»Vielleicht ist Leon unsere Bestimmung und ich bin deshalb nicht schwanger geworden?« Meine Gegenversion zu der, in der das Schicksal für mich kein Kind vorgesehen hatte. Trotz all meiner Versuche. Chinesischer Tee und Qigong, Luna-Yoga, Temperatur-Messen, Zervixschleim beobachten,

Hormone spritzen. Die schmerzhafte Prozedur, als man mir Bens aufbereitetes Sperma zum Eisprung in die Gebärmutter injizierte. Und wie dann die In-Vitro-Fertilisation im Raum stand. Da war ich plötzlich sicher gewesen, dass sich auf diesem Weg niemals neues Leben in mir einnisten würde. Die Gabelung, an der wir zur Adoption abgebogen waren. Alles hatte auf Leon hingearbeitet.

»Und endlich wieder normalen Sex«, sagte Ben wie aus einer anderen Hemisphäre. »Nicht weil dein Ei springt, sondern weil wir Lust haben.« Er kreiste mit dem Finger um meinen Nabel.

Ich zog unmerklich den Bauch ein. Unser Abschiedssex. Den hatten wir immer am Abend vor Bens Abflug. Vor Leon war das so. »Aber doch nicht jetzt? Hier?«

»Ich finde hier und jetzt hört sich perfekt an.« Seine Finger tasteten sich an meinem Rippenbogen entlang.

»Nicht, Leon schläft doch drüben, die Tür ist offen …«

»Genau. Er schläft.«

»Und wenn er aufwacht?«

»Dann sehen wir nach ihm. Er kommt nicht alleine aus dem Gitterbett.« Ben war an meiner linken Brust angekommen.

»Ben …«

Er seufzte schwer und zog seine Hand zurück, es wurde kühl auf meinem Bauch. Etwas Kaltes hatte sich auch zwischen Ben und mich geschoben. Mein Nacken verkrampfte. Mein Kopf in Bens Schoß kam mir auf einmal fehl am Platz vor. Ich richtete mich auf. »Sei nicht böse. Ich brauche Zeit. *Es* braucht Zeit.«

Ben fuhr sich durchs Haar. »Schon in Ordnung. Ich geh sowieso besser ins Bett. Wer weiß, wie lange Leon mich morgen früh ausschlafen lässt.«

Unglücklich sah ich ihm hinterher. Seine rechte Schulter, sie war immer etwas weiter oben als die linke. Ich hätte ihn unter Tausenden daran erkannt. Ich musste das wieder in

Ordnung bringen. Das mit Ben. Wenn er wieder zurück war aus Vancouver. Vier Tage kamen mir plötzlich ewig vor.

Vier Tage Trennung ohne Abschiedssex. So etwas hatten wir noch nie. Aber ich wusste gar nicht mehr, wie das ging – Lust empfinden, die nicht mit einem nahenden Eisprung verknüpft war. Und mit der Sehnsucht, etwas von Ben in mir zu tragen, wenn er weg war. Leon füllte alles aus.

Bis zum Nachmittag war der nächste Tag ein ganz normaler Dienstag im September. Bens Dienst begann erst am frühen Abend. Er war oben im Büro. So nannten wir den offenen Raum, der vom Absatz der Wendeltreppe bis zur Dachterrasse führte, in den wir den Schreibtisch mit Computer und ein paar Regale gequetscht hatten.

Ich ließ Badewasser für Leon einlaufen und stellte ihm eine Schüssel mit Cornflakes ohne Milch auf den Couchtisch. Er spielte und knabberte, rannte immer wieder mal ins Bad, um auf Zehenspitzen über den Rand der Wanne zu schauen, wie viel Wasser sich schon gesammelt hatte. Wenig später entdeckte ich, dass er bei jedem Gang eine Handvoll Cornflakes mitgenommen hatte. Auf dem Badewasser schwammen aufgeweichte Flakes, sie sahen aus wie eine Decke aus gelben Rosenblättern. Ich fischte sie gerade raus, als Bens Diensthandy klingelte. Ich hörte ihn oben telefonieren. Der Klang seiner Stimme ließ mich aufhorchen. Ich ging zur offenen Badtür, um besser hören zu können.

»Mit was?«, rief er. »Einer Passagiermaschine?«

Und dann starrten wir vom Sofa aus auf die immer wiederkehrende Abfolge der Einschläge in die Twin Towers. Keiner von uns beiden sagte was. Leon kramte lautstark in der Spielzeugkiste. Er hatte noch nicht bemerkt, dass der Fernseher lief. Zumindest glaubte ich das.

»Sie haben den Luftraum über den USA geschlossen, vielleicht machen sie das auch in Europa?« Ich konnte das Zittern in meiner Stimme kaum beherrschen.

»Man kann nicht weltweit den Flugverkehr lahmlegen, nicht hier bei uns.« Ben fuhr immer wieder mit den Fingern durch die Haare, bis sie in alle Richtungen vom Kopf abstanden. Irgendwie rührte mich der Anblick. Im Fernsehen krachten die Flugzeuge erneut in einen der Türme.

Schreiende Menschen, Gestalten, die aus den Fenstern sprangen, Reporter, die unter Schock standen. Ich stellte mir den Gestank vor, die Panik, den beißenden Rauch. Mein Hals fühlte sich an wie mit Watte vollgestopft. Ich setzte mich aufrechter, um besser atmen zu können. »Ich will nicht, dass du heute fliegst!«.

Ben verfolgte mit zusammengezogenen Augenbrauen die Szenen, die über den Bildschirm liefen, als könne er sie zum Stillstand bringen, wenn er sie nur grimmig genug anstarrte.

»Kein Pilot würde so etwas tun!«, sagte er mit gepresster Stimme. »Auch nicht mit einer Pistole am Kopf!«

Ich kniff die Augen zu, aber das Bild war schon da. Ben im Cockpit, mit einer Pistole am Kopf. Als ich die Augen wieder öffnete, sah ich Leon, und für einen Augenblick wurde alles warm und weich in mir. Er schob seine Holzente, deren bunte Kugeln beim Schieben klackernd aneinanderschlugen, auf uns zu. Er lächelte hinter dem Schnuller, aber sein Blick war starr. Immer, wenn ich an den elften September denke, ist diese Ente das Erste, was mir in den Sinn kommt. Klacker klacker klacker.

»Kann er nicht damit aufhören?«, fuhr Ben mich an.

»Ich weiß nicht. Kann er?«, fauchte ich zurück und machte den Fernseher aus. Leon sollte das nicht sehen.

Er hatte so schnell mit dem Stiel der Klackerente ausgeholt, dass ich kaum realisierte, wie Leon Ben das Ding mit voller Wucht gegens Schienbein knallte. Ben schrie vor

Überraschung und Schmerz auf. Leon ließ das Spielzeug fallen und kletterte hektisch auf meinen Schoß. Ich schloss die Arme um ihn, verspürte den Drang, hysterisch loszukichern. Aber nur solange, bis Ben die Holzente nahm und Leon anherrschte, als meine er es todernst, ob er das auch mal bei ihm machen solle. Leon schüttelte energisch den Kopf. Fast hätte ich mitgeschüttelt.

»Dann mach das nie wieder! Klar?« Ben pfefferte die Ente aufs Sofa, stand auf und ging Richtung Schlafzimmer, seine Sachen packen. Ich wollte ihm nach, oder doch nicht, lieber mit Leon hierbleiben. Ich wusste nicht, was mich mehr durcheinanderbrachte - Leons Verhalten oder Bens Reaktion. Die Twin Towers hatte ich für einen Augenblick völlig vergessen.

»Nie wieda«, sagte Leon leise zu Bens Rücken, und rutschte von meinem Schoß.

»Komm, Leon, wir schauen mal, wie´s dem Papa geht.« Ich nahm seine Hand. Doch er zog sie weg und fing an, im Kreis um den Esstisch zu rennen. Er lachte, bei jeder Runde ein wenig lauter, und es klang irgendwie blechern. Wäre er etwas älter gewesen, ich hätte es für künstlich gehalten.

Schließlich fing ich ihn ein. Nach einer Weile auf meinem Arm ebbte sein komisches Lachen allmählich ab.

Da stand ich nun, mit meinem Traumkind, und Ben auf dem Weg zum Flughafen, in dieser neuen, gefährlichen Welt.

Leon hatte sich nicht verabschieden wollen von Ben. Manchmal ist eine Katastrophe so überfordernd, dass man sich lieber an einer Kleinigkeit aufreibt. Der ausgefallene Abschiedssex. Ich konnte nicht aufhören, an meine Zurückweisung vom Vorabend zu denken. Es gab mir das Gefühl, nicht völlig machtlos zu sein. Und Leon. Er wollte alles Mögliche. Essen, in den Hochstuhl, wieder runter, wollte

Schorle trinken, aus dem Glas, aus dem Becher, oder doch lieber aus der Trinkflasche mit den neongrünen Gespenstern, nahm sie aber nicht, als ich sie ihm geben wollte. »Tin-den-will!«, rief er stattdessen ungehalten, betonte dabei jede Silbe, als bräuchte ich Nachhilfe im Befolgen von Anweisungen, und dann fing er an zu schreien und stampfte mit den Füßen auf. Ich hatte keine Ahnung, was ihn so aufregte. Vielleicht half Ablenken, so wie Rebecca auf dem Spielplatz? Aber wie nur? Ich konnte kaum denken. In meinem Kopf war Ben, waren Flugzeuge und Türme, ich fühlte mich abgeschnitten von der Welt. Leon hatte sich in Rage geschrien. Er war völlig nassgeschwitzt. Auch ich kam ins Schwitzen, redete vergeblich auf ihn ein. Vielleicht wollte er die Flasche selbst nehmen? Ich stellte sie auf den Boden.

Aber er kreischte und kickte nach der Flasche und dann nach mir. Ich nahm ihn auf den Arm, aber er stemmte sich gegen mich, er zappelte, er schlug nach mir, und es tat nicht weh, aber tief in mir spürte ich einen modrigen Schmerz der Abweisung. Ich ließ Leon wieder runter. Er stand vor mir, winzig und außer sich vor Zorn, er schrie so laut und ausdauernd, dass ich mich fragte, ob er je wieder damit aufhören würde. Das Gefühl von Ohnmacht stülpte sich wie eine Glasglocke über mich. Ich fuhr Leon an, *trink jetzt oder lass es,* erschrak vor mir selbst. Noch nie hatte ich so mit ihm gesprochen, doch als hätte ich ihn herausgerissen aus seinem eigenen, inneren Inferno, verstummte Leon. Hektisch und stoßweise schnappte er nach Luft. Ich lockerte die Schultern. Beugte mich zu ihm runter, da pfefferte er die Flasche erneut auf den Boden. Orangefarbene Flüssigkeit spritzte auf die Fliesen und der Geruch nach Apfel-Karotte stieg mir in die Nase, das Geschrei ging wieder von vorne los.

»Dann nicht Leon!« Ich stellte die Flasche auf die Küchentheke. »Wir werfen Flaschen nicht auf den Boden.« *Wir werfen Flaschen nicht auf den Boden*, äffte ich mich in

Gedanken nach. Seit wann redete ich so? Aber Leon schrie sowieso alles nieder. Er sollte nicht lernen, seinen Willen auf diese Weise durchzusetzen. Aber welchen Willen eigentlich? Was zum Teufel wollte er von mir?

»Flascheeee! Mamaaa«, krächzte Leon, und da gab ich sie ihm doch wieder. Mama. Diesmal trank er. Glucksend und gierig. Ich kniete mich auf den Boden, zog ihn zu mir auf den Schoß. Sein Kopf wie der eines Babys in meiner Armbeuge.

Mit letzter Kraft stopfte er sich den Schnuller in den Mund und schlief sofort ein. Meine Knöchel schmerzten auf dem Fliesenboden. Ich rappelte mich hoch und legte mich im Schlafzimmer mit ihm aufs Bett. Betrachtete seine Augenlider, rot und verquollen, die Wimpern dunkel und seidig. Mama, hatte er gesagt. Und keiner außer mir hatte es gehört. Als wäre ich völlig allein mit der Mission betraut, dieses Kind zu beschützen. Während Ben da draußen die seine erfüllte. Ich hatte immer gedacht, wenn ich erst Mutter war, wenn ich die Verantwortung für ein anderes Leben trug, wäre dies der Anfang für etwas Neues in mir. Etwas, das stark genug war, in einer Welt zu leben, in der es Tod und Zerstörung gibt. Und dann ließ ich mich schon vom ersten Trotzanfall eines Kleinkindes aus der Fassung bringen. Ich strich über seine Schläfe, ein zartes Geflecht aus Adern, das unter der Haut grünlich schimmerte. Eine Welle schmerzlicher Zärtlichkeit rollte über mich hinweg, und Freude, gemischt mit Angst vor dem, was vor uns lag.

***

Ich beobachtete damals jedes Flugzeug am Himmel, bis die Wolken es wieder verschluckten und nur ein weißer Schweif zurückblieb. Wurde süchtig nach dem Gefühl der Erleichterung, wenn Ben von seinen Flügen wohlbehalten zurückkehrte. Präsident Bush redete von Krieg, unser

Bundeskanzler von uneingeschränkter Solidarität. Auch wenn keiner so genau wusste, was damit gemeint war. In den Nachrichten Al Quaida, Bin Laden, Afghanistan. Der Alltag mit Leon stillte meine Sehnsucht nach Normalität. Ich fing an, nach einer größeren Wohnung zu suchen, mit Garten und Kinderzimmer. Und dann kam die Einladung von Leons Tante. Carmen Neubauer wollte uns kennenlernen. Ben war skeptisch, aber Frau Bischoff hatte keine Einwände, als ich sie nach ihrer Meinung fragte. Ich fürchtete mich vielleicht vor Krieg und explodierenden Flugzeugen. Aber nicht vor der leiblichen Familie meines Kindes.

Die Neubauers lebten in Moosach, einem Stadtteil im Münchner Nordwesten. An einem regnerischen Sonntag im Oktober betraten wir den schmalen Vorgarten ihres Reihenmittelhauses. Akkurat geschnittene Hecken markierten zu beiden Seiten die Grenze zum jeweiligen Nachbargarten. Ben trug Leon. Mir war, als sähe ich am Küchenfenster, links neben der Haustür, eine leichte Bewegung der Gardine. Frau Bischoff hatte mir erzählt, dass Leons Tante die Adoptionsentscheidung ihrer Schwester als Affront aufgefasst hatte. Weil er nicht zu ihr kam, sondern zu fremden Leuten.

Ich wollte kein Affront sein.

Kurz zögerte ich. Dann drückte ich den Klingelknopf.

Kinderlachen, zurechtweisende Erwachsenenstimmen. Carmen Neubauer öffnete die Tür. Sie blickte mich mit Leons Augen an, und mir wurde klar, dass ich im Vorfeld über alles Mögliche nachgedacht hatte - nur nicht darüber, dass Leon der Zwillingsschwester seiner Mutter ähnlich sehen könnte. Ich hatte vor lauter Gedankenakrobatik das Nächstliegende überhaupt nicht in Betracht gezogen. Der herzförmige Mund. Und die hellen, fast goldenen Wimpernspitzen.

Sie hatte Tränen in den Augen. »Ich dachte, ich seh ihn nie mehr wieder.«

Hinter ihr tauchte ihr Mann auf. Ein Hüne mit Tattoos an den sehnigen Armen und unzähligen Lachfalten im Gesicht.

»Hereinspaziert, alle miteinander«, dröhnte er in einer Lautstärke, als lade er gleich die ganze Straße mit ein. »Und das sind unsere Zwillinge Angelina und Luca. Gerade fünf geworden.«

Beide bedankten sich artig für die Überraschungseier, die Leon ihnen mit großen Augen überreichte. Eines behielt er.

»Soll ich´s für dich aufmachen? Komm mit«, rief Luca und Leon lief hinter den Zwillingen her ins Haus.

Das Wohnzimmer war überladen mit Urlaubsfotos in den Regalen der Wohnwand, einer blinkenden Lichterkette, einem klobigen Couchtisch. Ben und ich versanken fast in den Tiefen des Sofas. Die Zwillinge belagerten Leon, sie schleppten ein Spielzeug nach dem anderen an. Die drei sahen aus wie Geschwister. Und Leon benahm sich, als wären Ben und ich gar nicht da. Ich wollte eine Adoptivmutter sein, die offen war. Die es nicht nötig hatte, auf die leibliche Familie eifersüchtig zu sein. Einen Stich gab es mir trotzdem. Ich wollte ihn nicht spüren.

Carmen Neubauer kam mit einem Tablett herein. Sie brachte Orangensaft und halbtrockenen Sekt. Zum Anstoßen auf die Wiedervereinigung der Familie.

»Ich bin übrigens der Robert. Für euch Rob.« Er hob das Sektglas, das in seiner Hand wie ein Puppenglas wirkte.

»Prost.«

»Und ich die Carmen. Ich bin euch so dankbar, dass wir Leon heute sehen dürfen. Hoffentlich gilt es auch mit O-Saft.« Sie streichelte mit der Hand über ihr Bäuchlein. Ich merkte erst jetzt, dass sie schwanger war, und wartete auf das bittere Gefühl in mir. Aber nichts geschah. Nach all den Jahren, nach Leon schien es endlich keine Rolle mehr zu spielen. Das berauschte mich mehr als der Sekt, der mir eigentlich zu süß war, den ich aber trotzdem trank, weil er mich entspannte. Danach gab es Kaffee und Kuchen. Zwei Stunden und drei Fotoalben später hatte ich einen genaueren Eindruck von Leons Mutter Sabina. Die Zwillingsschwestern hatten den rötlichen Schimmer in ihren Haaren, der sich bei Leon immer deutlicher herausbildete. Ich betrachtete sie als Kinder, Teenager, als junge Frauen. Beide waren etwas kräftiger als ich. Carmens Gesicht wirkte auf allen Bildern offener als das von Sabina, die auf den meisten nur schief lächelte, mit hochgezogenen Schultern. Es gab ein paar von Sabina mit Leon, kurz nach seiner Geburt. Sie blickte scheu in die Kamera. Ihren winzigen Sohn hielt sie wie einen Gegenstand. Ich hätte ihn ihr am liebsten aus dem Arm genommen. Jetzt, wo ich die Fotos sah, machte es mir etwas aus, dass ich ihn als Baby nicht hatte halten können. Viel sogar. Es fühlte sich komplett falsch an. Als hätte ich ihn im Stich gelassen, anderthalb Jahre lang. »Krieg ich eins davon?«, fragte ich spontan.

Carmen zögerte. Aber dann löste sie ein Foto aus dem Album. Sie seufzte. »Sabina hat immer alles so schwer genommen. Schon bevor unsere Mutter an Brustkrebs gestorben ist. Da waren wir vierzehn.« Ihr Blick verlor sich irgendwo zwischen Kuchenteller und Kaffeetasse.

»Fast noch Kinder. Das tut mir leid«, sagte ich betroffen, doch sie zuckte nur mit den Schultern, und dann sagten wir nichts mehr. Ich sah zu den Kindern, die auf dem Boden herumalberten und zu Robert und Ben, die uns gegenüber auf ihren Sesseln saßen und sich weiter unterhielten. Das heißt, Ben hörte zu, und Robert erzählte. Von der elterlichen Schreinerei, die er mit seinem Bruder übernommen hatte.

Und von seinem Hobby, dem Eishockey. Er gab Kindertraining. Die Zwillinge spielten auch schon mit ihren fünf Jahren. Ich würde nicht wollen, dass Leon einen derart brutalen Sport ausübte. Die blinkende Lichterkette fing an, mir auf die Nerven zu gehen.

»Danach hat sich Sabina noch mehr in ihre eigene Welt zurückgezogen«, sagte Carmen unvermittelt. Ich wusste zuerst nicht, wovon sie redete. Dann fiel es mir wieder ein. Sabina. Der Tod ihrer Mutter.

»Unser Vater hat später wieder geheiratet. Aber …« Carmen verdrehte die Augen. »Auf jeden Fall habe ich Sabina die ganzen Jahre mitgezogen. Ich bin die Ältere. Sieben Minuten. Ich weiß wirklich nicht, was in sie gefahren ist. Man gibt doch sein Kind nicht aus der Familie! Ich hätte ihn aufgenommen für sie.«

Der Affront. Ich versteifte mich, wusste nicht, was sagen.

Da mischte sich Robert ein. »Das ist jetzt vorbei, Carmen. Sabina wollte es einfach nicht. Warum willst du Toni und Ben damit belasten.« Er lächelte mir zu. Seine Krähenfüße reichten dabei bis zur Schläfe, sie machten ihn sympathisch.

Dankbar lächelte ich zurück.

»Wo lebt seine Mutter eigentlich? In München?«, fragte Ben mit Blick auf das Bild, das ich immer noch in der Hand hielt.

»Mallorca. Ganz neu anfangen, mit ihrem neuen Mann. Er ist Spanier. Sie glaubt, dass sie Abstand braucht. Aber seit wann ist Abstand die Bestimmung von Zwillingen?« Eine Träne kullerte über Carmens Gesicht. »Ohne Sabina, das ist, als wäre ich in der Mitte auseinandergerissen worden.« Sie wischte mit den Händen über die Augen und lächelte. »Aber wenigstens ist Leon jetzt hier. Seht ihn euch nur an, den Schlingel.«

Leon warf seinen Schnuller lachend auf den Teppichboden. Angelina und Luca zankten sich im Spaß, wer den Schnuller aufheben und zurückgeben durfte. Dann warf er ihn wieder runter und alles ging von vorn los.

Im Auto setzte er das Schnullerspiel fort. Wir fanden es nicht so lustig wie die Zwillinge. Am Ende kam ich nicht mehr heran an den einen Schnuller, der unter dem

Beifahrersitz gelandet war, auch nicht an den andern, den er in den Fußraum auf der linken Seite gepfeffert hatte. Ben wollte nicht mehr anhalten. Leon schrie, bis wir zuhause waren, und in mir vibrierte alles vor Verlangen, ihn auf dem Arm zu halten und zu beruhigen.

Aus irgendeinem Grund störte mich die Erkenntnis, dass Leon kein verlassenes Kind war. Nicht so, wie man sich das bei einer Adoption vorstellt. Wir hatten ihn nicht gerettet.

Seine Tante liebte ihn, sie hätte ihn zu sich genommen. Wir liebten ihn. Er war von Liebe umgeben. Meine übergroße Liebe war für einen Augenblick wie ein Pfeil ohne Ziel. Nur die seiner Mutter hatte er nicht. Diese eine Liebe galt es auszugleichen. Ich wollte für Leon eine gute, nein, die beste Mutter sein, besser als Carmen es wäre, besser als jede andere es für ihn sein könnte. Obwohl es mir selbst etwas größenwahnsinnig vorkam. Ich war wie von einem Mutterliebesvirus befallen. Es überstrahlte alles. Ich wollte eigentlich nicht ich sein. Ich wollte eine gute Mutter sein. Carmen stand wie ein Schatten hinter Leon. Denn seine Augen waren nicht braun wie meine. Sie waren grünbraun wie ihre. Und die noch zarten Rundungen seiner Nasenflügel glichen schon jetzt den ausgeprägten seiner Mutter und denen seiner Tante. Als legten sich die erwachsenen Züge wie eine zweite Schicht über seine, und ich musste sie mir erneut vertrautmachen. Dass Leon ihr und ihren Kindern so ähnlich sah, nahm ich Carmen übel. Und sie benahm sich, als wäre sie eine Königin, der man eines ihrer Kinder geraubt hatte.

Trotzdem wollte ich unbedingt, dass sie mich als Leons Mutter akzeptierte. Ich brauchte von überallher Absolution, ich war dabei nicht wählerisch und versuchte gleichzeitig, es zu verbergen, weil ich mich dafür schämte. Jede Stimme schien mehr zu zählen als meine eigene. Als wäre ich in ein Rennen gegen mich selbst geraten, aus dem ich nicht wieder aussteigen konnte und in dem es um etwas ging, von dem ich noch nicht wusste, was es war.

***

»Man beäugt in der U-Bahn jeden Rucksack misstrauisch. Könnte ja eine Bombe drinsein«, sagte Rebecca am Telefon.

»Und denkt bei der Fertigbackmischung für Muffins an Milzbranderreger.« Ich saß im Schneidersitz auf dem Sofa und betrachtete den Schokofleck, den Leon auf dem ecrufarbenen Textilbezug hinterlassen hatte. Seit ich daran herumgerieben hatte, war er noch größer geworden. Man sah ihn jetzt direkt von der Wohnungstür, wenn man hereinkam.

»Und meine Mutter«, sagte Rebecca, »ruft jeden Tag bei mir an, seit wir den NATO-Bündnisfall haben. Komisches Gefühl, aber was soll ich ihr denn sagen? Sie hat außer mir noch vier Kinder, die sie auch beruhigen könnten, mein Vater hört schon nicht mehr hin.«

»Sonst beklagst du dich immer, dass sie nicht dich anruft, sondern deine Schwestern.«

»Aber sie wollte nicht mal wissen, wie es mir geht. Sogar nach dir hat sie gefragt. Wie es dir geht, wegen Ben. Wie geht´s dir denn?«

»Ich habe ständig Angst, wenn er fliegt.« Es gab keine Worte für diese Angst, mit ihren eisigen Kanten, die nirgendwo Raum fand. Nicht in mir, nicht außerhalb.

»Wenigstens *hast* du einen Mann, um den du dir Sorgen machen kannst«, sagte Rebecca. Egal, was geschah, sie landete immer bei ihren zwei Dauerthemen. Dass sie einfach nicht den Richtigen fand. Und der Dauergroll gegen ihre Mutter.

»Wir haben übrigens eine Wohnungszusage«, sagte ich, um uns beide abzulenken.

»Das ging ja schnell.«

»Vier Zimmer mit Garten in München-Trudering. Ich kann es kaum erwarten.«

»Und die Miete ist bezahlbar?«

Ich stöhnte. »Schmerzobergrenze. Ben sucht gerade im Baumarkt nach einer neuen Arbeitsplatte für die Wohnküche. Das Parkett verlegen wir selbst, dafür ist die Miete etwas günstiger. Und heute Vormittag hatte ich mit Leon unser Debüt in einer Spielgruppe in Trudering.« Ich war trotz Erkältung hingegangen. Was ein Fehler war, es ging mir schlechter als noch am Morgen. Die anderen Mütter kannten sich schon seit dem Geburtsvorbereitungskurs, eine eingeschworene Gruppe, und ich die Neue. Trotzdem fand ich, Fremdsein hat auch seine guten Seiten. Irgendwann gehört man nämlich dazu, und dann erst stellt sich heraus, ob man auch dazu*passt*. »Ich kann jetzt Lieder mit Texten wie *Aramsamsam* und *Ein Elefant-fant-fant kommt gerannt-rannt-rannt*.«

Rebecca lachte. »Das hat Leon bestimmt gefallen.«

»Er hatte mehr Spaß daran, den Gymnasikball quer durch den Gemeindesaal zu kicken. Um ehrlich zu sein – er hat sich wie ein Rowdie benommen.« Es war mir unangenehm gewesen. Leon hatte alle Aufmerksamkeit für sich beansprucht. Aber es tat gut, es loszuwerden. Ich erzählte Rebecca, dass ich gestern mal wieder über zwei Stunden an seinem Bett gewartet hatte, bis er aufhörte, Faxen zu machen und anfing, einzuschlafen.

»Vielleicht regt ihn das an, wenn er Publikum im Zimmer hat? Hast du es mal probiert mit rausgehen?«

»Klar, dann schmeißt er alles aus dem Gitterbett, was er eigentlich braucht. Schnuller, Stofftiere, sogar sein Kissen.« Ich hatte es ihm zurückgegeben, als er weinte, und dann warf er alles wieder raus. Ich war mir vorgekommen wie eine Marionette, die an den Fäden eines Zweijährigen hing. Ich erzählte Rebecca nicht, dass ich ihn irgendwann angeschrien hatte. Selbst das hatte ihn nicht beeindruckt. Nur mich. Ein so kleines Kind anschreien. »Und wenn ich mich mit ihm in mein Bett lege, hüpft er herum und versucht, mir den Schnuller ins Ohr zu stecken.«

»Entschuldige, dass ich lache, du tust mir echt leid. Aber es klingt einfach zu komisch.«

Rebecca hatte recht. Beim Erzählen klang alles komisch.

Aber ich war angeschlagen, der Alltag mit Leon in dieser beengten Stadtwohnung eine echte Herausforderung.

Manchmal glaubte ich, ein boshaftes Glitzern in Leons Augen zu erkennen. Dann schämte ich mich wieder für meine Gedanken. Vielleicht sollte ich doch kein ganzes Jahr mit ihm zuhause bleiben, wenn ich nicht den Verstand verlieren wollte. Ich fühlte mich gleichzeitig überfordert und unterfordert. Und es war November. Es war kalt. Es war windig und nass, die Spielplatzsaison vorbei, und ich sehnte mich nach der neuen Wohnung mit mehr Platz. Trotzdem fiel es mir schwer, Haidhausen zu verlassen. Abschied ist immer ein Sprung von der Klippe des Vertrauten hinein ins Unbekannte, selbst, wenn man ihn will. Keiner weiß, ob das Neue hält, was es verspricht. Und dass Leon und ich uns ständig mit Infekten ansteckten, würde sich auch in einer größeren Wohnung nicht ändern. Nur Ben steckte sich nie an. Vielleicht war er dafür zu wenig da.

Meine Nase kribbelte. Mein Hals kratzte. Ich fror. Ich sehnte mich nach heißer Milch mit Honig, nach Fürsorge, nach Trost.

Als Ben zurückkam, stand ich in Pyjamahose, Socken und Wollpulli in der Küche und schraubte den Deckel vom Honigglas, während die Milch sich in der Mikrowelle drehte. Ich wandte den Kopf ab, als er mich küssen wollte. »Lieber nicht. Mich hat's richtig erwischt.«

Ben zog ein kleines Brettchen aus seiner Tasche. »Hier. Ein Muster für die Arbeitsplatte in der Küche.«

Die Mikrowelle machte pling, aber ich reagierte nicht darauf. »Beige?« Ich starrte auf das Ding in Bens Hand, als wäre es kein Muster, sondern eine halbverweste Maus.

»Ich will kein Beige.«

»Aber es ist so hell, dass es zur gelben Küchenwand passt.« Er legte das Brett auf den Tresen.

»Seit wann passt Beige zu Gelb?«

»Die anderen Gelbtöne beißen sich. Du wolltest das Gelb in der Küche, nicht ich.« Ben schob das Muster von sich weg.

»Ich muss mich um alles kümmern, und jetzt passt dir die Farbe nicht!«

»Was soll das heißen? Du musst dich um alles kümmern?«, krächzte ich verschnupft, »und ich spiele nur den ganzen Tag mit Leon oder was?«

»Das hast du gesagt.« Ben holte sich ein Bier aus dem Kühlschrank. An seinem Kinn hatten sich zwei Grübchen gebildet. Wie immer, wenn er schmollte.

Ich rührte Honig in meine Milch. Hatte keine Energie zum Streiten. Mein Kopf pochte. Ich konnte kaum schlucken. Schob das Honigglas zurück ins oberste Regal, musste dazu auf die Zehenspitzen. Schon das war anstrengend. Wen interessiert schon eine Küchenarbeitsplatte. Man muss auch mal nachgeben können. »Also gut. Dann nimm sie eben.«

»Nein. Du willst sie ja nicht.«

»Doch, nimm sie.« Ich versuchte es mit einem kleinen Scherz. »Solange du nicht gerade Pink oder Grün nimmst …« Aber Ben machte nicht mit.

»Warum beschwerst du dich zuerst, wenn du sie dann doch willst?« Er sagte es wie eine Feststellung, nicht wie eine Frage, schlenderte zum Sofa rüber und ließ sich darauf plumpsen, direkt auf den Fleck von Leons Schokomuffin.

Dann zog er die *Cockpit* vom Couchtisch und blätterte darin, als wäre ich gar nicht da.

Ich holte Luft, wollte etwas sagen. Aber dann ließ ich es sein. Es machte ohnehin keinen Sinn. Ich nahm die Milch mit ins Schlafzimmer, stellte sie vorsichtig auf meinem Nachtisch ab. Leon hatte sich freigestrampelt. Ich deckte ihn zu, strich ihm das Haar aus der Stirn. Als Ben eine Stunde später kam, lag ich noch immer wach im Bett. Jeder Atemzug brannte im Hals. Ben raschelte ein wenig herum, drehte mir den Rücken zu und atmete nach wenigen Minuten ruhig und gleichmäßig, während ich schnorchelte und mir selbst leid tat. Ich versuchte, an etwas Schönes zu denken. Die neue Wohnung. Urlaub am Meer. Durchs gekippte Fenster drang nächtlicher Verkehrslärm herein. Ich stellte mir vor, es wäre Meeresrauschen.

Eine Woche später baute Ben die beigefarbene Arbeitsplatte in der neuen Küche ein. Mir zuliebe, wie er betonte. Manchmal verdrehen sich die Dinge in einer merkwürdigen Weise.

In der hellen Landhausküche wirkte die Arbeitsplatte nicht mehr beige, sondern vanillefarben. Sie war perfekt.

***

Unser erstes Weihnachtsfest als Familie verbrachten wir in Frankreich bei Bens Mutter Cécile. Sie hatte nach dem Tod seines Vaters München den Rücken gekehrt und war zurück in ihren Heimatort an der Atlantikküste gezogen. Zum ersten Mal erlebte ich die neuen Sicherheitsvorkehrungen am Flughafen. Ich konnte mir nicht vorstellen, dass ich mich je daran gewöhnen würde. Außerdem hätte ich die Feiertage lieber mit meinen Eltern am Bodensee verbracht, aber meine Schwiegermutter hatte Leon noch nie gesehen. Sie holte uns in La Rochelle ab. Sie hatte nur Augen für ihren Enkel. »Was meinst du, Leon, sollen wir gleich zu mir nach Hause fahren, dort habe ich ein hübsches Geschenk für dich, d´accord?«

Sie reichte ihm die sorgfältig manikürte Hand. Leon legte seine in die seiner neuen Oma und ging mit ihr voraus, ohne sich nach uns umzudrehen. Das kannten wir schon. Aber dass er Ben und mich einfach so stehen ließ, im Gewimmel der Flughafenhalle, um mit einer Fremden von dannen zu ziehen? Wie Hofangestellte schleppten und schoben wir Koffer und Reise-Buggy hinter den beiden her.

Die Feiertage bei Cécile taten mir wider Erwarten gut.

Ben und ich erholten uns vom Stress der Familiengründung. Und Leon war selig. Alle Aufmerksamkeit galt ihm allein. Die Tage an der Küste verschafften mir eine wohltuende Distanz zu den vergangenen Wochen. Wenn ich mit Cécile an der aufgewühlten See spazierte, wo mir der Wind trotz Mütze in die Ohren stach, spürte ich, warum sie hier leben wollte. Die Urgewalt des Atlantiks vermittelte mir immer das tröstliche Gefühl, dass meine Sorgen nur ein winziger Teil waren in einem großen Ganzen. Nicht mehr als Schaumkronen, die auf den Spitzen der Wellen tanzen. Und welche Sorgen überhaupt? Das neue Jahr lag vor uns. Leons zweiter Geburtstag. Die größere Wohnung war fertig und wartete auf uns. Hatte ich nicht mein Ziel erreicht? Gut, der Start war holprig gewesen. Aber von jetzt an brauchte ich nur noch zu leben, wonach ich mich so lange gesehnt hatte.

3

In den ersten beiden Januarwochen verstaute ich unser Leben in Umzugskisten, wann immer Leon schlief. Zwei Tage vor dem Termin war nichts mehr übrig. Ich hatte es geschafft.

Leon war an diesem Abend, wohl eher aus Versehen, schnell eingeschlafen. Ich sah durchs Wohnzimmerfenster auf die Lichter Haidhausens. Betrachtete den dichten Schneeflockentanz in den Scheinwerfern der Autos, der allmählich in Regen überging. Wenn sich diese leichten Krämpfe in meinem Unterleib doch auch so auflösen würden. Seit Tagen schon kündigten sie meine Periode an. Mit einem Seufzer wandte ich mich vom Fenster ab, zog die Tee-Box aus dem Küchenregal, stellte den Wasserkocher an. Daneben lag eine Karte von den Neubauers, die sie uns anlässlich der Geburt ihrer Tochter geschickt hatten. *Ann-Sophie* stand in rosafarbener Schrift unter dem Babybild.

Mit einem dampfenden Becher, meiner Wärmflasche und einem Roman von Zeruya Shalev bahnte ich mir den Weg durch die Umzugskisten zum Sofa. Ich wickelte mich in die Wolldecke ein. Aber ich konnte mich nicht auf den Text konzentrieren, nicht einmal, wenn die Sätze nur halb so lang gewesen wären. Ich ließ das Buch sinken. Chaos, wohin ich sah. Leon war tagsüber ständig in die offenen Kartons geklettert oder hatte die Bücher, die ich eingeräumt hatte, hinter meinem Rücken wieder rausgeholt. Ich musste lächeln. Leon hielt mich ganz schön auf Trab. Mit seinem zweiten Geburtstag hatten wir zugleich unseren Abschied gefeiert. Und Leon als Star des Tages. Wie er herumgewirbelt war. Hatte alle Gäste mit seinem Charme verzaubert. Ben und ich hatten uns den ganzen Abend über stolze Elternblicke zugeworfen. Irgendwann war Leon völlig erschöpft, verschwitzt und mit Schokolade verschmiert, auf meinem

Schoß eingeschlafen. Ben machte ein Foto von uns, und ich lächelte ausnahmsweise mal nicht verkrampft sondern strahlend in die Kamera.

Eine neue Welle ziehenden Schmerzes im Unterleib riss mich aus meinen Gedanken. Ich kniff die Augen zusammen, bis der geflochtene Zopf der Frau auf dem Buchcover mit dem Hintergrund verschwamm. Morgen kam Ben zurück. Danach hatte er für zwei Wochen frei. Ich wickelte mich aus der Decke. In der Küche kippte ich meinen ayurvedischen Frauentee in die Spüle. Er war bloß scharf, aber er hatte kein bisschen geholfen. Im Kühlschrank stand noch Chardonnay vom Wochenende. Schon nach dem ersten Schluck entspannte sich mein Bauch, das Ziehen ließ nach. Es dauerte diesmal viel länger mit den Symptomen, es war ein langer Zyklus. Plötzlich hielt ich inne.

Ich nahm den Kalender von der Wand und fing an, die Tage rückwärts zu zählen.

***

Alles was du hast, kannst du auch wieder verlieren. Ich atmete ein paar Mal tief durch. Wartete, bis mein Herz sich wieder anfühlte wie ein Herz und nicht wie ein Maschinengewehr. Ich saß mit angezogenen Knien auf dem Klodeckel in unserem neuen Bad mit Doppelwaschbecken, hatte einen Teststab in der Hand und ein Geheimnis vor der Welt. Eines wie Mona Lisa in einer der vielen Geschichten, die sich um ihr geheimnisvolles Lächeln ranken. Sie habe ein Kind in sich getragen, heißt es da, von dem noch keiner wusste, auch da Vinci nicht, als er sie malte.

Schwanger. Ausgerechnet jetzt, wo ich Leon bekommen hatte. Was irgendwie ja wieder typisch war. Er würde nicht darunter leiden müssen. Ich konnte mir nicht vorstellen, dass ich ein leibliches Kind noch mehr lieben würde als Leon.

Inzwischen wuchs ich immer besser in meine Rolle hinein, es hatte nur etwas Zeit gebraucht. Wenn alles gut ging, würden Leon und mir noch ganze neun Monate zu zweit bleiben.

Aber eigentlich fand ich, dass wir schon jetzt fest miteinander verbunden waren. Auch wenn ich nicht gedacht hätte, dass ein Kleinkind so herausfordernd sein kann.

»Toni?« Ben klopfte an die Badezimmertür. »Seit wann schließt du dich ein?«

Ich hatte mir in den Jahren des Kinderwunsches unzählige romantische Gesten ausgemalt, wie ich es ihm sagen würde, wenn es nur endlich einmal wahr werden würde. Die, ihm den Test einfach wortlos unter die Nase zu halten, war nicht dabei gewesen.

»Du bist …?« Er starrte auf das weiße Ding. Zog mich an sich, hielt mich eine Armeslänge von sich weg, drückte mich wieder an sich. Das Leuchten in seinen Augen, wie in den Tagen unserer ersten Verliebtheit. Als blickte durch sie nicht nur der Ben, den ich geheiratet hatte, mit dem ausgeprägten Nasenrücken, den Lachfältchen um die Augen, dem leicht spöttischen Lächeln, sondern auch der kleine Ben, der er einmal gewesen sein mochte. Ein Junge mit einem verletzlichen Gesicht. Das jetzt einen spitzbübischen Ausdruck annahm. »Ich hab´s dir doch gesagt, dass du noch schwanger wirst.«

Der Gehweg war überzogen mit einer hauchdünnen, glitzernden Schicht frischen Schnees. Ich ließ die Tür hinter mir ins Schloss fallen, blieb vor der Praxis stehen und fischte mit klammen Fingern den Ausdruck, den die Gynäkologin mir mitgegeben hatte, aus meiner Manteltasche. Eine Schneeflocke segelte auf das glatte Papier. Ich wischte sie ab, legte die Hand schützend wie ein Dach über das Ultraschallbild meines Kindes. Ein stiller Schmetterling der

Freude entfaltete zaghaft seine Flügel in mir. Ich hatte es gerade gesehen, sein kleines Herz, wie es pochte. Nach über drei Jahren des Scheiterns. Nach all den Neugeborenen der anderen, den lärmenden Kindern in einer Welt, zu der mir der Zutritt verwehrt gewesen war. Ich behielt das Bild in meiner Hand, bis ich im Auto saß. Eines, das ich von Leon nie hatte. Wem unser Baby wohl ähnlich sehen würde? Ob es in der Sonne wie Ben helle Sommersprossen bekäme, die nur sah, wer genau hinschaute, in derselben Farbe wie die Sprenkel in seinen Augen? Ich schüttelte den Kopf. Wir schliefen kaum noch miteinander. Wie denn auch, zu dritt im Schlafzimmer. Keine Ahnung, wie das überhaupt hatte passieren können.

Erneut schüttelte ich den Kopf. Ich konnte es immer noch nicht ganz glauben. Ein Embryo in meiner Gebärmutter, und ich wollte es so sehr. Ich fuhr mit der Fingerspitze über das Bild. Eine Eintrittskarte in den ewigen Kreislauf des Werdens und Vergehens. Und das alles, weil ich eine Kaffeebohne mit pochendem Herzen im Bauch trug.

***

Meine Befürchtung, Leon könnte sich abgeschoben fühlen, weil er jetzt nicht mehr bei uns, sondern in seinem eigenen Zimmer schlafen sollte, erwies sich als Irrtum. Vom ersten Tag an schlief er stolz in seinem Bett ein. Über ihm ein dunkelblauer Baldachin, mit gelben Sternen bedruckt.

Tagsüber hatte er rosige Wangen und extrem viel Energie, die er in ausgeprägte Wutanfälle investierte, wenn er nicht bekam, was er wollte.

Im Gegensatz zu seiner Vitalität befiel mich in den Wochen nach unserem Umzug eine lähmende Erschöpfung. Ich verbrachte meine Tage mit Leon wie in einer vor sich hinrollenden Kugel, durch deren Plexiglas ich die Welt da draußen verschwommen wahrnahm. Sobald Leon mittags schlief, sank ich im Wohnzimmer auf die Couch. Ich atmete ihren Geruch nach neuem Leder, legte die Hände schützend auf meinen Dreimonatsbauch, den es eigentlich noch gar nicht gab, sah durch die bodentiefe Glasfront hinaus in den Garten, der kahl und ausgehungert auf den Frühling wartete.

Eines Tages klingelte es zur Mittagszeit an der Tür.

Widerwillig rappelte ich mich vom Sofa hoch. Bloß nicht riskieren, dass Leon durch ein zweites Läuten wieder wach wurde. Auf dem Weg zur Tür spähte ich ins Kinderzimmer. Er schnorchelte leise vor sich hin. Manchmal sah ich ihm beim Schlafen zu, atmete die Luft, die aus seinen kleinen Lungen kam, und liebte ihn unbändig vor mich hin. Auch jetzt brauchte ich ein paar Sekunden, um mich loszureißen und zu sehen, wer an der Tür war.

Vor mir stand ein Mann in meinem Alter. Ich hatte ihn schon ein paar Mal vor dem Haus gesehen. Es musste der Nachbar von oben sein. Er trug eine Nickelbrille und blondes, raspelkurz geschnittenes Haar. Ich zog mein Shirt über die Hüften. Straffte mit beiden Händen den Pferdeschwanz.

Philipp hatte klare, blaue Augen und ein schiefes Lächeln. Er wollte nur mal Hallo sagen. Ich bat ihn auf einen Kaffee herein. Während ich den Wasserbehälter der Kaffeemaschine auffüllte, sah er sich in der zitronengelb gestrichenen Wohnküche um. Er betrachtete ein Foto von Leon, das mit einem Magnetplättchen an der Kühlschranktür befestigt war.

»Er schläft«, sagte ich, »dein Glück, sonst hätte er dich schon in Beschlag genommen. Setz dich doch.«

Der Automat zischte und dampfte, dann spendete er mit einem Brummen cremigen Kaffee, der seinen Duft in der Küche entfaltete.

»Schön habt ihr's hier. Geräumig. Von überall Zugang in den Garten, wie?«

»Endlich sind alle Zimmer auf einer Ebene. In der vorigen Wohnung hatten wir nicht mal ein Kinderzimmer. Alles war überall verstreut.« Mein Blick fiel auf das Bobby Car und die ganzen Playmobil-Autos auf dem Steinboden. »Ich meine, noch mehr als hier.« Ich wischte ein paar Kaffeespritzer von der Arbeitsfläche, die nicht mehr beige, sondern vanillefarbenen war, und setzte mich mit zwei großen Tassen und einer Packung Cookies zu Philipp. »Und was machst du? Wenn du gerade nicht bei der Nachbarin Kaffee trinkst?«

»Ich arbeite in einer Anwaltskanzlei in der Stadt. Schwerpunkt Steuer- und Finanzrecht.«

So etwas Langweiliges hatte ich nicht erwartet. »Aha ...«, sagte ich, und biss ein Schokostückchen aus meinem Cookie.

»Aber heute habe ich frei. Hast du Liv von nebenan schon kennengelernt? Ihr Sohn müsste auch so zwei oder drei sein, wie deiner.«

Ich nickte. »Aus der Spielgruppe. Leon und Max kommen zum Jahresende zusammen in den Kindergarten.« Liv war nett. Aber ich war noch nicht auf ihr Angebot eingegangen, für die Jungs ein Playdate zu machen. Sie wirkte so energiegeladen, so mühelos mit ihren beiden Kindern, dass ich mir noch ausgelaugter vorkam, nach dem Umzug, dem ständigen Kranksein, mit der Schwangerschaft. Der allumfassenden Müdigkeit, die mich niederdrückte, obwohl ich doch eigentlich glücklich war.

Nach Philipps Besuch fühlte sich unser neues Heim schon etwas mehr nach einem Zuhause an. Ich rief Liv an und wir verabredeten uns für den Nachmittag.

***

Als ich die ersten Kindsbewegungen in mir spürte, war ich allein. Ben war in Seoul und ich verbrachte einige Tage am Bodensee. Meine Eltern waren mit Leon losgezogen,

Schwäne füttern. Sie verwöhnten mich, als wäre ich krank. Ich lag im Garten und versuchte vergeblich, mit einer Bleistiftzeichnung die Farbenpracht der Maiblüte auf meinem Skizzenblock einzufangen. Zuerst erschrak ich über das leise Flattern in mir, es war ein Gefühl, als betupfe ein Pinsel von innen meine Bauchdecke. Ich brauchte eine Weile, bis ich kapierte, dass es nichts Schlimmes, sondern mein Kind war, das ich spürte. Ich legte den Block ins Gras, vergaß alle Blüte um mich herum und lauschte andächtig in mich hinein. Noch nie hatte ich mich so kostbar gefühlt, so Teil eines Ganzen.

Ich lag ganz still, wagte nicht, mich zu bewegen oder einen tieferen Atemzug zu nehmen. Mir war schwindlig, ich tauchte ein, es war wie ein warmes Bad in mir selbst. Aber kaum hatte ich mich wohlig ausgestreckt, war es schon vorbei, das Wasser kalt, alles wieder still. Ich vermisste Ben. Nicht nur gerade. Nicht nur physisch. Ich vermisste ihn tief in mir. Leon und die Schwangerschaft zogen mich so in ihren Bann. Fort von Ben. Von unserem Liebesleben. Wie auf einer Eisscholle trieb ich an ihm vorbei, und er sah einfach nur zu, wo er früher ohne zu Zögern ins Wasser gesprungen wäre, um mich zurückzuholen. Philipp war für ihn nur der Typ von oben, der ständig bei seiner Frau zum Kaffeetrinken herumhing. Es gefiel ihm nicht, aber als Gefahr betrachtete er Philipp nicht. Ich hätte sowieso einen kleinen Aufpasser an meiner Seite, hatte er gesagt, und Philipp passe nicht in mein *Beuteschema.* Das stimmte zwar, aber darum ging es nicht.

Selbst wenn Ben hier wäre, hätte er nicht die Euphorie über das Leben in mir gefühlt. Nicht die Angst, es zu verlieren, oder die Absolutheit, mit der ich den biologischen Vorgängen in meinem Körper ausgeliefert war. Nicht die Bedeutung, die das Muttersein für mich hatte. Ich kannte sie selbst nicht so genau. Trotzdem. In Bens Augen fand ich nicht den Glanz, der mich in meiner neuen Identität als Mutter in dieser Welt verankerte. Mein innerer Strom wechselte die Richtung. War ich nicht undankbar, sogar gierig? Ich wollte ein Kind, ich bekam zwei. Aber noch war es nicht da. Alles konnte passieren. Ich spürte die Fragilität des Lebens in jeder Faser meines Selbst, und sie war drängend, als wolle sie mir etwas Wichtiges mitteilen. Etwas, das ich noch nicht verstehen konnte.

***

Ich war im siebten Monat, als Leons Mutter bei einem Autounfall auf Mallorca ums Leben kam. Frau Bischoff informierte mich telefonisch und wenige Tage später lag die Trauerkarte im Briefkasten. Ich rief Carmen nicht an. Aber ich schrieb ihr einen langen Brief. Wie leid es mir tat. Dass ich mich bald bei Ihr melden würde, damit sie wenigstens Leon wiedersah. Mitten im Schreiben hielt ich inne. Ich konnte mir Carmens Schmerz kaum ausmalen. Sie hatte ihren Zwilling für immer verloren. Und Leon. Nie würde er seine leibliche Mutter kennenlernen, nie erfahren, wer sein Vater war. Ich empfand den Verlust für einen Augenblick so intensiv, als wäre es meiner.

Leon hatte feine Antennen. Wann immer ich mich innerlich etwas zurückzog, zu meinem Baby im Bauch, flog der Teller vom Tisch, war die Seite aus dem Bilderbuch gerissen, die frisch gestrichene Wand vollgekritzelt. Er reagierte in derselben Weise auch auf die Nachricht vom Tode seiner Mutter, obwohl ich in seiner Gegenwart niemals darüber sprach.

An einem Tag im August erwachte ich morgens, mein T-Shirt war nassgeschwitzt, mit einem Ziehen im Bauch, das stärker war als gewohnt. Aber auch nicht stark genug, um schon wieder um einen Notfalltermin bei der Gynäkologin zu bitten.

Leon lief den ganzen Tag über wie ein Kobold hinter mir her. Er pinkelte auf den Boden, was er wahnsinnig witzig fand. Er fragte im Fünf-Minuten-Takt, wann wir endlich zum Kinderturnen gehen. Und als es dann soweit war, versteckte er meine Sandalen und wir kamen deshalb zu spät.

Die anderen liefen sich schon warm in der muffigen Turnhalle, in der es nach Schweiß und Sportunterricht roch. Ich traute mich wegen des Babys nicht, zu rennen. Das Ziehen war stärker geworden. Ich versuchte, die Angst zurückzudrängen. Die Praxis der Frauenärztin hatte sowieso für heute schon zu. Es war nur ein Ziehen. Mehr nicht. Leon zog die Hand aus meiner, flitzte quer durch die Halle und streckte einer anderen Mutter seine Hand hin. Sie sah aus wie Carmen, wenn sie etwas älter wäre und ihr Haar lang trüge.

Mein Stimmungsbarometer sank in arktische Gefilde. Die andere wollte Leon zurückschicken zu mir, aber er blieb hartnäckig bei ihr, also nahm sie ihn an die andere Hand und rannte mit ihm und ihrer Tochter ihre Runden. Man sah ihr das Unbehagen an. Jeder Versuch, mir Leon zurückzubringen, scheiterte. Wie ein Bumerang kam er stets zu ihr zurück. In der Umkleidekabine wollte er sich nur von der Carmenfrau die Schuhe anziehen lassen. Es war ihr peinlich, es war mir peinlich. Ich fühlte mich entwertet, vergaß sogar für eine Weile das Ziehen im Bauch. Selbst im Auto krakeelte er »Andere Frau anschnallen, andärääa Frau!«, und hinderte mich mit allen Mitteln daran, den Gurt seines Kindersitzes einzurasten, es war ein richtiger Kampf mit einem Zweieinhalbjährigen, der mühelos in meinen wundesten Stellen herumbohrte. Am liebsten hätte ich ihm etwas in den Mund gestopft, damit er nur endlich aufhörte, nach einer anderen zu schreien. Mitten in der Rangelei wurde mein Bauch bretthart. Als hätten sich Gipsplatten unter die Haut geschoben. Ich richtete ich mich auf, schnappte nach Luft, rang die Panik und den Schmerz nieder. Als es nachließ, beugte ich mich wieder zu Leon. Ich würde ihn zu Ben heimbringen und in die Klinik fahren. Ich kam nicht auf die Idee, gleich dorthin zu fahren, konnte fast gar nicht mehr denken. Kaum war Leon endlich angeschnallt und ich hinterm Steuer, machte es Klick. »Mama! Bin wieder losgesnallt.« Nach dem dritten Mal packte ich ihn am Arm und drohte ihm mit Sandmännchenentzug, wenn er auch nur noch ein Mal den Gurt wieder aufmachen würde. Leon kreischte, zappelte, schlug beim Anschnallen nach mir, und als ich den Kopf zurückziehen wollte, packte er mich an den Haaren, so dass ich jeden seiner kleinen Finger einzeln aufbiegen musste, um freizukommen. Leon kreischte. Mir liefen Tränen über die Wangen. Aber der Gurt blieb zu, bis wir zuhause waren. Ich konnte mich nicht mehr aufrichten, ich kroch fast zur Haustür. Es war, als fließe elektrischer Strom durch meinen zementartigen Bauch. Ich war so froh, dass Ben zuhause war. Ab jetzt brauchte ich mich um nichts mehr zu kümmern.

Philipp nahm Leon, bis Rebecca da sein würde. Ben raste mit mir zum Krankenhaus. Er schnitt die Kurven und holperte in der Einfahrt zum Parkplatz über den Bordstein.

Ich arbeitete alle Katastrophenszenarien in meinen Kopf ab, an deren Ende immer unser Kind starb. Als wir parkten, hatte ich, erschöpft und völlig verängstigt, das Denken eingestellt und fühlte auch nichts mehr. Ich ließ mich im Rollstuhl durch die Ambulanz schieben. Ich war nur noch Körper und innen ganz taub, das fühlte sich gut an, als wäre ich dadurch erhaben über alles.

Ben hielt meine Hand, während der Arzt den Ultraschallkopf auf meinem Bauch hin- und herschob. Ich sah an Ben vorbei in die Augen von Marylin Monroe gegenüber an der Wand, ich kannte den Druck, konzentrierte mich darauf, um keine

Angst, um gar nichts zu spüren. Pop-Art. Warhol. Shot Blue Marilyn. Hellblauer Lidschatten, Wimpern wie ein Kranz aus Fliegenbeinen. Ich wappnete mich für alles, hielt den Blick starr auf Marilyn gerichtet. Als der Arzt sagte, das Baby lebt, es geht ihm gut, Sie haben vorzeitige Wehen, die kriegen wir in den Griff, fing ich an zu weinen. Ben sah aus, als wäre er gerade heil aus einer Gewitterzelle herausgeflogen. Der Arzt schaltete den Deckenmonitor ein, und wir sahen unser Kind über uns schweben. Die Fäuste geballt wie ein kleiner Boxer, die leicht aufgeworfene Oberlippe, das Näschen, die Füße, der winzige Penis. Dann war die Vorstellung vorbei. Der Arzt steckte den Schallkopf zurück in die Halterung und sagte, dass ich liegen müsse, vielleicht sogar bis zur Entbindung. »Sie bekommen wehenhemmende Infusionen und eine Lungenreifungsspritze fürs Kind. Für den Fall, dass wir eine Frühgeburt nicht verhindern können.« Er wies die Schwester an, mir einen Zugang zu legen und danach auf Station ein Bett für mich klarzumachen. Sie nickte und stach mir in den Handrücken. Mir war alles recht, Hauptsache dem Baby ging es gut. Erst nach und nach kapierte ich, was der Arzt gesagt hatte, erkannte die Bestürzung in Bens Augen.

»Aber das geht nicht«, sagte ich, »wir haben einen Zweieinhalbjährigen zuhause. Mein Mann ist Pilot, muss fliegen, ich kann doch nicht ...«

»Es tut mir leid«, sagte der Arzt, »aber alles andere wäre zu riskant.«

Ich sah hilfesuchend zu Ben. Er saß da, die Ellbogen auf seine Knie und den Kopf in beide Hände gestützt und blickte zu Boden, als läge dort irgendwo eine Lösung für uns herum. Ich sah zu Marylin, ihr unbeteiligter Blick hatte heute schon einmal geholfen. Eine Träne kullerte in mein Ohr. Und dann Bens Fingerrücken, der meine Schläfe trocken strich. Es war die Sanftheit dieser Berührung, die alles aus mir herausbrechen ließ, wie Gesteinsbrocken, die sich aus einer

Felswand lösen: Dieser ganze unglückselige Tag! Die Angst ums Baby. Das Kinderturnen. Die Carmenmutter. Meine Wut, vor allem die Wut. Meine Drohungen. Und nun das hier! Und die Hitze, obwohl ich zitterte. Der Arzt klackerte auf der Tastatur herum. Ben beugte sich vor und küsste mich auf die Nasenspitze. »Leon ist nicht aus Zucker, Toni. Becca ist bei ihm. Und ich bin bis zum Wochenende da. Liv, deine Eltern, wir kriegen das hin. Ich kümmere mich um alles. Versprochen! Morgen bringe ich dir mit Leon zusammen deine Sachen. Und du ...«, er legte die Hand auf meinen Bauch, » ... passt inzwischen gut auf unseren Kleinen da drin auf. Er braucht dich. Klar?«

Ich wischte die Tränen mit dem freien Handrücken ab und nickte wie ein kleines Mädchen. Aber ich musste die ganze Zeit daran denken, dass ich für Leon nach einem Streit nicht mehr wieder zu ihm zurückgekommen war. Wie verloren er sich fühlten musste. So wie ich, als ich klein war, wenn meine Mutter nicht auf mich reagiert, manchmal über Tage kaum gesprochen hatte. Als hätte sie irgendwo noch eine Geheimseele, zu der mir der Zugang verwehrt geblieben war, obwohl ich so sehr hineinwollte. Meine Gedankenschleifen wurden enger, umkreisten die jüngere Vergangenheit. Ich wollte Leon beschützen. Immer für ihn da sein. Stattdessen passierten ständig Dinge, die mich von ihm trennten. Ich wollte mich gerade so richtig hineinsteigern, da verpasste mir das Baby einen schmerzhaften Tritt ins Zwerchfell. Ich ertastete seinen Fuß an meinem oberen Rippenbogen, drückte leicht dagegen. Ich legte Bens Hand auf die Stelle und wir drei wurden eins. Mit jedem Tritt löste etwas in mir. Das Glück schert sich nicht um die misslichen Umstände drumherum, es kommt einfach, und jetzt war es da und durchströmte mich komplett. Mein Kummer war weg und ich war erfüllt von heller Vorfreude auf dieses kleine Wesen. Ich wollte es endlich sehen, berühren, es küssen. Ich sehnte die Geburt herbei. So furchteinflößend sie war. Ich wollte diese Trennung, ohne die es nie eine wirklich Nähe zu meinem Baby geben würde. Mein Körper war sowieso kein besonders wirtlicher Ort. Wie lange er gebraucht hatte, um überhaupt schwanger zu werden. Wie langsam der Kleine in mir wuchs. Wie er an meinem überreizten System hing, sein Puls war bei jeder Untersuchung zu hoch. Kein Wunder hatte ich vorzeitige Wehen bekommen. Vermutlich verpasste ich dem armen Kind einen Cortisolstoß nach dem anderen. Besorgt beobachtete ich die Luftbläschen in meinem Infusionsschlauch. Ich musste ruhiger werden, mein Baby schützen. Und Leon mehr Halt geben. Eine bessere Mutter sein. Die Schwester kam rein, sie hatte ein Zimmer für mich gefunden. Sie maß meinen Puls, sah Ben vielsagend an. Gab mir eine Spritze, löste die Bremse am Bett. Meine Gedanken brachen abrupt ab. Ich versank in einem wohligwarmen Nirwana.

***

Kurz nach dem Mittagessen klopfte es an der Tür. Rebecca schob sich ins Zimmer, mit einem kleinen Bund gelber Röschen, passend zu ihrem geblümten Kleid. Sie sah aus wie der Sommer, sie roch wie der Sommer, der draußen ohne mich stattfand. Selbstmitleid kroch in mir hoch. Ich stopfte es wieder zurück. Die Gummifüße des Stuhles, den Rebecca zu mir schob, schrappten übers Linoleum. Es war einsam hier, das Bett neben mir noch frei, und Ben brachte Leon zu meinen Eltern an den Bodensee, bevor er wieder fliegen musste. Ich schüttete Rebecca mein Herz aus, weil Leon mich bei jedem Besuch behandelte, als wäre ich Luft für ihn. Wie eine Klette hing er an Ben, und das Einzige, was er von mir wollte, war mein Nachtisch. Ben fand, es wäre auch für Leon nicht einfach, und ich solle nicht vergessen, dass Leon ein Kleinkind wäre und ich erwachsen. Ich war wütend auf Ben, weil er recht hatte, und wütend auf Leon, weil er so klein war und mich verletzten konnte, als wäre er riesengroß. Ich war froh, dass ich beide für ein paar Tage nicht sehen würde, und ich schämte mich dafür.

Als Rebecca mir erzählte, dass sie mit Ben und Philipp gegrillt hatte, sah ich sie verständnislos an.

»Gestern, als ich auf Leon aufgepasst habe, bei Euch im Garten. Zuerst kam Philipp mit zwei Bier runter, und wenig später kam Ben von Dir zurück. Er hat spontan den Grill angeworfen.«

»Ben? Seit wann ist Ben spontan?«

»Ich glaube, es hat ihm gutgetan, mal ein bisschen loszulassen.«

Jetzt erklärte mir meine Freundin schon, was meinem Mann guttat? Ich hasste mich für meine Worte, bevor sie überhaupt draußen waren, aber ich konnte sie nicht zurückhalten. »Habt ihr wenigstens bemerkt, dass ich nicht dabei bin?«

Rebecca kniff die Augen zusammen. »Hast du jetzt einen Krankenhauskoller oder was? Was hast du erwartet?«

Dass das Leben stehenblieb und wartete? Ich hielt die unversehrte Hand vor meine Augen wie ein Kind, das glaubt, so nicht gesehen zu werden. »Entschuldige. Wie blöd von mir. Aber alles scheint so rund zu laufen ohne mich. Und Leon ist bei Ben viel unkomplizierter als bei mir.«

Rebeccas Augen waren immer noch zwei schmale Schlitze. »Er muss dich mehr testen als Ben. Du bist seine Mama. Du bist immer da. Ich wünschte, ich hätte so eine Mama gehabt.«

»Und jetzt lasse ich ihn im Stich. Natürlich ist er sauer auf mich. Für ihn liege ich hier doch nur faul herum, lasse es mir gutgehen. Und ich habe ja wirklich nichts weiter zu tun, als wehenhemmende Medizin in meine Venen tropfen zu lassen und Romane zu verschlingen. Und die Joghurtschokolade, die Ben mir bringt.«

»Klingt schrecklich. Du Arme ...« Wir mussten beide lachen.

Ich legte die Hand auf meinen Bauch. Seit ich im Krankenhaus lag, explodierte er förmlich. Als hätte das Baby Stille gebraucht, um wachsen zu können. »Leon ahnt ja nicht, worauf das alles hinauslaufen wird.« Plötzlich war ich nicht mehr sicher, ob ich wirklich so schnell wie möglich wieder raus in die Welt wollte. Es ging mir doch gut hier. Jeden Tag eine Kontrolle am Wehenschreiber, der auch die Herzfrequenz des Kindes überwachte, so wusste ich immer, alles in Ordnung da drin. Ich kam mir vor wie ein gestrandetes Walross, das sich davor fürchtet, zurück ins Meer geschubst zu werden. Als hätte ich ihn bereits gesehen, den Tsunami, der sich vor mir auftürmte.

***

Julien war winzig und fragil. Sein Blick wirkte fern, fast weise. Als habe sich seine Seele noch nicht herausgelöst aus einer anderen Welt. Als trage er eine Art magisches Neugeborenen-Wissen in sich, das bald verblassen und für immer verschwinden würde.

Jenseits der Magie schrie Julien, wenn er nicht gerade an meiner Brust hing, schlief oder herumgetragen wurde. Jeden Schnuller spuckte er angewidert aus. Ich stillte ihn im Zwei-Stunden-Takt. Tag und Nacht. Ich war erschöpft und fühlte mich zugleich von meiner eigenen Mütterlichkeit getragen und umsorgt. Es raubte mir den Atem, ließ meinen Verstand Karussell fahren, verwischte die Grenzen wie das Meer, das sanft den Strand umspült und sich wieder zurückzieht, um beim nächsten Mal noch ein Stückchen weiter ins Land zu fließen. Legte ich ihn schlafend ab, riss er die Ärmchen hoch und schrie. Wenn es einmal doch klappte mit dem Ablegen und Leon zufällig auch schlief, zeichnete ich ihn. Sein Gesicht war schmal, nicht rund und propper, die Nase grazil. Seine Augen, die, wenn sie in die Welt blickten, noch nirgendwo ankerten. Ich hatte so viel Grund, glücklich zu sein. Und das war ich, überglücklich sogar. Ich liebte meine Jungen. Doch es gab einen Schatten, der sich über alles legte. Ich hatte mit Julien eine neue Dimension von Liebe erfahren. Diese Innigkeit hatte ich mit Leon nie gehabt. Ich liebte Leon, aber von Julien war ich berauscht. Bestimmt die Hormone. Leon kam mir so anders vor, getrennt von mir. Oft verstand ich nicht, was er von mir wollte. Julien hingegen war vom ersten Augenblick an wie ein Teil von mir, und ich spürte seine Bedürfnisse in mir selbst. Ich fühlte mich deshalb schuldig wie die Nacht.

Ben fühlte sich nicht schuldig. Er liebte Leon, und Julien liebte er eben anders. Seit Ben die Nabelschnur durchschnitten hatte, war auch er unserem Sohn verfallen.

Als er im November wieder fliegen musste, konnte er sich kaum losreißen. Ich war froh, dass meine Mutter für eine Woche kam, um mir den Jungs zu helfen. Ich überließ ihr Julien, so oft es ging. Obwohl es mich fast körperlich schmerzte, auch nur wenige Zentimeter von ihm getrennt zu sein. Aber Julien war nicht das Einzige, was ich an Leon wieder gutzumachen hatte. Es waren die zwei Monate, die ich im Krankenhaus gewesen war. Dass ich nicht verstanden, nicht darüber gestanden hatte, wie er mich bei jedem Besuch mit Missachtung gestraft hatte. Seit ich wieder zuhause war, begegnete er mir mit noch mehr Kontrolle als zuvor. *Mama du musst aber, Mama sofort, Mama, ich muss aufs Klo, Mama, ich will eine Windel. Mama, guck mal, ich reiße mein Bilderbuch kaputt.*

An einem nasskalten Nachmittag, man musste um drei schon das Licht anmachen, puzzelte ich mit Leon in seinem Zimmer auf dem Spielteppich, als Julien zu weinen anfing. Ich widerstand dem Impuls, aufzuspringen. Leon sollte nicht denken, dass ich ihn sofort sitzenließ, wenn das Baby weinte. Ich drückte ein weiteres Puzzlestück in Rapunzels Haar.

Leistete erbitterten Widerstand gegen eine ganze Mütter-Armee des Stillens in mir. Nur zwei Minuten noch.

»Ich fürchte, da ist jemand am Verhungern.« Meine Mutter erschien im Türrahmen, sie wiegte Julien und stupste ihre Nasenspitze sanft an seine. »Da kann ich ihm leider nicht helfen.«

»Drei Teilchen noch, dann sind wir fertig«, sagte ich heroisch, obwohl mein Herz Julien nur so entgegentrommelte. Meine Brüste schmerzten. Sie liefen fast über.

»Hörst du das, kleiner Schatz? Die Mama hat noch Wichtigeres zu tun, als sich um dein hungriges Bäuchlein zu kümmern. Bringt sie das übers Herz? So ein Puzzle läuft doch nicht davon«, säuselte meine Mutter, die mich nie gestillt hatte.

Ich hielt mich damals noch für das friedfertigste Wesen, das einem über den Weg laufen kann, aber in dem Augenblick legte sich ein Schalter in mir um. »Und du hast es sogar übers Herz gebracht, mir nur alle vier Stunden die Flasche zu geben?«, sagte ich lauter, als mir lieb war. »Und nachts gar nicht, weil man das Kind ja verwöhnen könnte. Egal, wie sehr *ich* geschrien habe vor Hunger?« Sie erzählte das immer gerne, wenn das Thema aufkam, und sie erzählte es stolz, als hätte sie ein wildes Tier gezähmt.

Meine Mutter sah mich schockiert an. »Das ist 34 Jahre her, Antonia. Damals hat man anderes für richtig gehalten als heute.«

Julien brüllte. Er fuchtelte mit den Armen, schnappte wie ein Fisch mit den Lippen nach dem Pulli seiner Oma.

»Mama, mach, dass der aufhört mit dem laut sein«, schrie Leon und presste beide Hände gegen die Ohren. »Die Oma soll mit mir weitermachen!«

Meine Mutter wiegte Julien noch einmal, bevor sie ihn mir in die Arme legte. Endlich war er bei mir.

»Ich wollte dich nicht ärgern, Toni. Er hat mir nur so leid getan ...«

»Schon gut. *Mir* tut es leid ...« Wir lächelten uns unbeholfen an. Ich konnte nicht schnell genug Richtung Schlafzimmer verschwinden. Julien schrie wütend, völlig außer sich. Ich löste den Verschluss meines BHs und legte mich zu ihm aufs Bett. Er rammte das Gesicht in meine Brust, als hätte sein letztes Stündlein geschlagen. Ein stechender Schmerz, dann floss die Milch. Die ganze Anspannung wich aus seinem Körper, auch meine Muskeln gaben überall nach. Wie konnte ich mich nur so aufregen wegen etwas, das so lange zurücklag, woran ich keinerlei Erinnerung hatte? Ich wollte nie zu den Menschen gehören, die ihre Vergangenheit einfach nicht ruhen lassen. Die sich so wichtig nehmen. Die ständig glauben, ihnen sei Unrecht widerfahren. Was war mir schon Schlimmes passiert? Nichts, gar nichts. Und eigentlich rührte mich die innige Beziehung meiner Mutter zu meinem Kind. Ihre Zärtlichkeit zu sehen belebte die Erinnerung an jene, die es auch zwischen ihr und mir gegeben hatte. Unser Anzieh-Ritual im Winter, als ich noch klein war. Sie hatte die Strumpfhose am Bund hochgezogen und mich in der Luft schweben lassen, damit ich in das enge Strickwerk hineinrutschte. Ich war ihr dabei jedes Mal um den Hals gefallen, und wenn ich meinen Kopf zurückgebogen und die fast rückhaltlose Wärme in ihrem Blick gesehen hatte, klopfte mein Herz immer ein bisschen schneller. Weil ich wusste, der Vorhang fällt wieder über das Licht in ihren Augen. Ihr Rückzug hatte nie lange auf sich warten lassen. Und dann war es wieder da. Das, was uns trennte. Julien aber hatte den Code zu ihren Herzkammern geknackt. »Tut mir so leid«, flüsterte ich, »dass du warten musstest. Was ist nur in mich gefahren. Jetzt kannst du in Ruhe trinken, so lange du magst.« Ich hörte Leon lachen und im Wohnzimmer herumpoltern. Wie groß und robust er mir oft vorkam, verglichen mit der Zartheit eines Neugeborenen. Ich gestand mir zum ersten Mal ein, dass ich all dies mit Leon nicht nachholen konnte. Schwangerschaft, Geburt, die ersten zwei Lebensjahre. Eine Lücke, die sich nicht mehr schließen ließ. Ein Hauch von Fremdheit, der so wehtat, dass ich ihn verscheuchte, bevor er sich in mir niederließ.

Julien hickste und grunzte beim Trinken und nach dem Wechsel zur anderen Seite schlief er ein, immer noch festgesaugt an meiner Brust. Ich schob den kleinen Finger in seinen Mundwinkel, so wie die Hebamme es mir gezeigt hatte. Mit einem schmatzenden Geräusch ließ er den Kopf nach hinten fallen. Ein weißliches Rinnsal floss aus seinen leicht geöffneten Lippen über die Wange. Ich inhalierte den Duft meiner eigenen Milch. Erst jetzt, in ihrer Erfüllung, traf mich die Sehnsucht nach einem Baby in ihrer vollen Wucht.

4

»Laterne, Laterne, Sonne Mond und Kackasterne…«

»Hör auf damit, Leon!« *So* hatte ich mir den ersten Laternenumzug mit meinen Kindern nicht vorgestellt. Ich bog im Schein der Parkleuchten in unsere Straße ein. Zuerst brachte ich Max nach Hause, Leons Kindergartenkumpel. Ich wollte ihn loswerden, er hatte wie ein Verstärker auf Leon gewirkt. Julien, ein stolzes Jahr alt, saß in seinem Dreiradjogger wie im Kino.

Kaum hatte meine Nachbarin Liv die Tür geöffnet, fing Leon erneut an zu krakeelen. Max, der zuvor lauthals mitgegröhlt hatte, kicherte verschämt. Liv lächelte nachsichtig. Aber es stand ihr ins erkältete Gesicht geschrieben – deshalb war sie nicht mitgekommen – wie dankbar sie mal wieder war, dass es mein Sohn war und nicht ihrer. Zumindest glaubte ich das. Obwohl sie Leon immer in unvorstellbar hohen Tönen lobte. Wie brav er doch bei ihr sei. Wie gern sie ihn zu Gast hatte. Emotional war Leon ein Chamäleon. Wie leicht er andere um den Finger wickelte. Ab und zu sogar Ben. Ich kannte sein anderes, wütendes Gesicht, und obwohl ich manchmal daran verzweifelte, war es mir lieber als das smarte, aufgesetzte, das er anknipste, wenn er es für nötig befand. Ich schob Juliens Wagen zu unserem Hauseingang. Leon torkelte wie ein Betrunkener hinter mir her und schlug seine Laterne ins Gebüsch. »Meine Keaze ist schon wieder aus!« Er sagte nie Kerze. Immer Keaze.

»Ja, weil du den Lampion immer so wild schwenkst. Ich kann gar nicht mehr zählen, wie oft ich sie dir wieder angemacht habe.«

»Kackakeaze. Mach sie wieder an! Oder gib mir das Feuerzeug, Mama. Ich mach es selber.«

»Nein. Wir machen sie nicht mehr an. Und hör endlich auf mit dem Kacka!« Kaum hatte ich es ausgesprochen, war mir klar, dass er jetzt erst recht nicht damit aufhören würde.

Ich hob Julien aus dem Jogger. Er hatte den Umzug mit leuchtenden Augen verfolgt und beobachtete nun gespannt den Disput zwischen Leon und mir.

»Doch, anmachen! Kackamama! Und Pisse!« Pisse war neu. Ich atmete tief ein, hielt die Luft kurz an, atmete langsam aus. Mit seinen knapp vier Jahren stand Leon den Kindern, die im Herbst aus dem Kindergarten in die Schule entlassen worden waren, in nichts nach, was die Freude an Schimpfwörtern betraf.

Ich schaltete auf Tunnelblick, an dessen Ende Leon im Bett lag und schlief. Bis dahin allerdings war der Weg voller Minen. Das Abendessen fiel schon mal aus. Sie hatten am Lagerfeuer Stockbrot und Würstchen gegessen und brauchten nichts mehr. Julien würde später eine Milch trinken. Ich nahm ihn auf die Hüfte und schloss die Wohnungstür auf.

Alles dunkel. Wo war Ben? Ich tastete nach dem Lichtschalter. Leon kam mir zuvor und kippte den Schalter auf und ab, Licht an, Licht aus, bis ich seine Hand festhielt und ihm sagte, dass er die Schuhe ausziehen solle. Er ließ sich auf den Boden plumpsen, öffnete den Klettverschluss und zog mit beiden Händen seinen Stiefel vom Fuß. »Ich will noch Bob der Kackmeister gucken. Äh, Baumeister. Hahaha.« Er riss die Mütze vom Kopf. Seine Haare waren statisch geladen und richteten sich vorwitzig auf.

»Nein. Wir machen dich gleich bettfertig, Leon. Es ist nach sieben.« Ich wollte Julien absetzen, aber er versteifte sich, und ich setzte ihn nur auf die andere Hüfte. »Und dann darfst du dir ein extradickes Buch aussuchen, aus dem ich dir vorlese.«

Leon saß auf dem Boden und funkelte mich mit vor Kälte geröteten Wangen an.

»Und zum Einschlafen eine CD von Bob dem Baumeister. Na, was meinst du?«

Statt einer Antwort warf er seinen Stiefel nach mir. »Da, Kackamama!«, kreischte er, und Julien zappelte auf meinem Arm vor Aufregung über einen fliegenden Schuh. Ich schickte Leon in sein Zimmer und war überrascht, dass er gehorchte. Zumindest stand er auf, aber er grinste, und dann streckte er wie in Zeitlupe die Hand nach der Obstschale im Flur aus.

Ich stellte Julien auf den Boden. Die erste Mandarine traf trotzdem ihn, eine Banane flog an mir vorbei, und als Leon erneut ausholte, packte ich ihn bei den Schultern und der Apfel fiel aus seiner Hand und polterte zu Boden. Julien hing heulend an meinem Bein. Ich hielt Leon fest, schimpfte mit ihm, aber er lachte nur scheppernd, wie aus einer Konservendose, er hörte nichts von dem, was ich sagte, alles prallte an ihm ab. Er ließ den Kopf hin und herfliegen, gurgelte, verdrehte die Augen, es gab kein Durchdringen.

Plötzlich spuckte er nach mir und traf mich im Gesicht.

Ich hatte ihm die Ohrfeige verpasst, bevor mir überhaupt bewusst war, was ich tat.

Leon hielt erschrocken inne. Seine Augen verengten sich zu zwei schmalen Schlitzen. »Du blöde Pissekackamama!«, schrie er und schubste die Obstschale von der Kommode. Sie fiel polternd zu Boden. »Das hast du jetzt davon!«, schrie Leon, »du Furz!«

Eine halbe Stunde später kam Ben nach Hause.

Leon veranstaltete einen Lärm, als würde er gerade sein Zimmer zerlegen. Ich lief im Wohnzimmer auf und ab. Julien räumte das unterste Bücherregal aus und betrachtete einen Wälzer über die sieben größten Rätsel der Wissenschaft.

Ich war erleichtert, dass Ben da war. »Wo warst du?«

»Winterreifen aufziehen lassen. Hab ich dir heute morgen gesagt.« Er ging vor Julien in die Hocke. »Was ist denn schon wieder mit Leon los?«

Dass er *schon wieder,* sagte, reizte mich, aber ich ging darüber hinweg und erzählte, was geschehen war. Es wirkte jetzt, in Worte gefasst, irgendwie lächerlich. Vierjähriger bedroht Mutter mit Mandarinen und Äpfeln. »Er ist völlig ausgerastet, ich konnte ihn einfach nicht mehr beruhigen.«

»Und jetzt machst du dir Vorwürfe wegen der Ohrfeige? Immerhin hast du es geschafft, dass er doch im Zimmer bleibt.«

»Ich habe abgeschlossen.«, sagte ich leise. Ich konnte mir nicht vorstellen, mich noch elender zu fühlen. »Er kam ständig wieder raus und hat mich und den Kleinen mit allem beworfen, was er greifen konnte.« Ich hatte mein Kind eingeschlossen. Ich hatte das gemacht. »Ich wollte einfach, dass da eine verdammte Tür zwischen uns ist, bevor noch mehr passiert.«

Es rummste erneut im Kinderzimmer, die Türklinke schnappte im Stakkato rauf und runter. »Pippi-Mama! Ich muss aufs Kacka-Kloho!«

Mein Hals brannte. Warum war er so feindselig? Was hatte ich ihm überhaupt getan?

»Lass mich das machen.« Ben holte aus dem Badezimmer das verwaiste Töpfchen und brachte es Leon mit einer klaren Ansage. Schlafanzug anziehen, im Zimmer bleiben, aufhören zu randalieren. Dann kommt die Mama wieder zu ihm. Ben zog die Tür zu, ohne abzuschließen, setzte sich Julien, der hinter ihm hergekrabbelt war, mit Siegesmiene auf die Schultern. Es ärgerte mich fast, dass Leon die Tür nicht wieder aufriss. Die Stille, die plötzlich in seinem Zimmer herrschte, war gespenstisch. Ich ging nach ihm sehen.

Zuerst roch ich es. Leon stand nackt vor seinem Bett. Er grinste mich an, triumphierend und verlegen zugleich. Er war am ganzen Körper mit Kot verschmiert, bis zum Hals, selbst in den Haaren hingen braune Klümpchen. Die Flugzeugtapete damit beschmiert. Der Boden, das Bett.

Überall braune Schlieren. Der Schlafanzugpulli steckte zusammengeknüllt im verschmutzten Töpfchen, die Hose hatte er hochgeworfen, sie baumelte an der Lampe.

Ben drückte mir Julien in den Arm. Mit zwei energischen Schritten war er bei Leon, hob ihn mit beiden Händen hoch, weit von sich gestreckt. Er sagte kein Wort, und auch Leon ließ sich abtransportieren, Richtung Bad, ohne einen Laut von sich zu geben. Sein Blick, als er an mir vorbeigetragen wurde, wirkte fast erhaben.

Wie betäubt ging ich mit Julien in die Küche. Die Stille war gebrochen. Ben machte Leon nicht gerade sanft sauber, Leons Geschrei aus dem Badezimmer war unüberhörbar, und er tat mir leid. Anschließend putzte Ben wie in einem wütenden Rausch, aber zu meiner grenzenlosen Erleichterung, das Kinderzimmer.

Leon saß im Schlafanzug am Küchentisch. Die Starre war aus seinen Augen verschwunden. Er umfasste mit beiden Händen den Becher mit warmem Kaba. Julien hockte auf meinem Schoß und trank Kaba aus seiner Flasche. Ich trank Chardonnay aus dem Weinglas. Ich fragte Leon, warum er das getan hatte, mit seinem Zimmer.

»Weiß nicht«, antwortete Leon wie immer, und zog die Schultern hoch. Wie klein und harmlos er wirkte, in seinem Nikki-Schlafanzug, mit den bunten Hubschraubern. Die Ohrfeige hatte keine sichtbare Spur hinterlassen.

»Es tut mir leid, Leon«, sagte ich heiser, »ich wollte dir wirklich nicht wehtun.«

Er trank einen großen Schluck Kaba, bleckte die Zähne, ließ alles wieder aus dem Mund laufen, übers Kinn, aufs Tischset, den Schlafanzug. Julien machte es ihm gleich nach. Ich nahm Leon den Becher ab, aber ich sagte nichts. Bloß nicht nochmal die Kontrolle verlieren. Nichts fühlen. Nichts außer Scham. Ich zog Leon im Bad einen frischen Schlafanzug an, putzte seine Zähne. Julien räumte solange die Windeln aus der Packung und verteilte sie auf den Badfliesen. Wie hatte es nur so eskalieren können? Als Ben fertig war, legte ich mich zu Leon ins Bett, hielt seinen zarten Körper im Arm, las ihm vor. Wieder und wieder tanzten die Bilder des Abends in meinem Kopf. Leon kuschelte sich an mich, schlief ein. Ich versuchte gar nicht erst, mir das mit der Ohrfeige zu verzeihen. Leon spielte so virtuos auf der Klaviatur meiner Emotionen, während ich nicht einmal die Noten kannte. So konnte es nicht weitergehen.

***

Das mit der Erziehungsberatungsstelle war Rebeccas Idee gewesen. Zwei Monate später saß ich Sybilla Jakobi in ihrem behaglichen Sprechzimmer gegenüber. Schneeregen zog hinter ihr in quer verlaufenden Fäden am Fenster vorbei. Ich redete und redete, als habe jemand den Stöpsel aus mir gezogen. Ich erzählte alles, nur nicht die Ohrfeige. Die Psychologin schlug ihre Beine übereinander. Sie hörte aufmerksam zu, bis der Strom meiner Worte allmählich versiegte.

»Und ihr Sohn eskaliert, wenn ...«

»Wenn es Zeit ist, den Fernseher auszumachen. Er keine Schokolade bekommt. Brot zur Wurst essen soll. Wenn ich ihn aus dem Kindergarten abhole. Letzte Woche haben wir uns mit seiner leiblichen Tante und den Kindern auf dem Spielplatz getroffen. Danach war er vollkommen durch den Wind. Richtig böse. Als wäre ihm der Preis egal, Hauptsache, ich ärgere mich. Oder Julien weint.«

»Wenn er begrenzt wird also. Wenn etwas schön war und zu Ende geht. Was genau macht er dann?«

»Draußen schreit er herum. Läuft weg. Peitscht mit Zweigen auf Büsche ein.« Ich lockerte meinen Haargummi, zog ihn schließlich ganz heraus. »Daheim pinkelt er absichtlich in die Wohnung. Klaut Süßigkeiten. Schüttet die Trinkflasche auf dem Parkett aus. Bricht die Wachsmalstifte auseinander. Reißt Seiten aus den Bilderbüchern.« Ich kam mir vor wie eine Verräterin, aber die Worte stolperten fast übereinander, so dringend wollten sie raus. »Schlägt. Beißt. Wirft Sachen durch die Gegend. Kratzt sich blutig ...«

»Kratzt sich blutig?«

Ich erzählte von einem Schorf über Leons Auge, das Überbleibsel eines aufgekratzten Mückenstichs. »Seit Wochen kratzt er es immer wieder auf. Ich habe ihm erklärt, dass es so nicht heilen kann. Habe es mit einem Pflaster versucht. Aber er reißt es einfach wieder ab und kratzt, bis es blutet. Und dann kommt er zu mir und grinst mich an und sagt, *guck mal Mama! Ich blute!*«

»Vielleicht können Sie es schaffen, weniger emotional zu reagieren?«

»Damit es langweilig wird für ihn?«

»Damit seine blutende Wunde eine blutende Wunde ist und nicht das Mittel zum Zweck, um die Emotionen der Mutter zu steuern.«

Ich rutschte tiefer in meinen Sessel, er knarzte leicht. »Sie haben recht. Ich nehme es persönlich, dass er mich so ärgern will. Manchmal bringt er mich so auf Hundertachtzig, dass ich, dass ich ihn plötzlich nicht mehr ...« Nein. Das konnte ich nicht sagen.

Die Psychologin beugte sich etwas vor. »Ja? Dass sie ihn nicht?«

»Dass ich ihn nicht leiden kann.« Ich wollte am liebsten verschwinden. »Ich meine, nur für den Augenblick«, schob ich schnell hinterher. »Natürlich liebe ich Leon, keine Frage.«

Frau Jakobi lehnte sich wieder zurück, betrachtete mich mit ihren azurblauen Augen, die trotz ihrer kühlen Farbe Wärme ausstrahlten. »Gefühle, die eine gute Mutter scheinbar nicht haben darf. Komisch nur, dass jede sie mal hat. Und dann ein Kaliber wie Leon, der so viel eigenes Gepäck mitbringt. Da kann einem vielleicht auch mal die Zuneigung fürs Kind ...«, sie suchte nach einem passenden Wort, »... verrutschen. Was machen Sie denn mit dem Gefühl, wenn es Sie plagt?«

»Manchmal ziehe ich ihn besonders hübsch an. Dann macht er zwar immer noch hässliche Dinge, aber er sieht dabei niedlich aus. Kürzlich war ich mit ihm beim Kinderfriseur, jetzt sieht er aus wie ein kleiner Popper...«. Ich spürte meinen Worten nach und fragte mich, was ich da eigentlich redete.

»Eine kreative Lösung. Es ist wichtig, dass Sie Wege finden, um ihre Gefühle wieder zu regulieren.«

»Es ist oberflächlich.«

»Sie stellen enorme Ansprüche an sich selbst, das habe ich schon bemerkt. Sie sagten am Telefon, dass Sie auch Workshops beim Jugendamt ausprobiert haben?«

»Da ging es um Auszeiten bei schlechtem Benehmen. Aber machen Sie das Leon mal klar, dass er in seinem Zimmer bleiben soll oder gar auf einem stillen Stuhl. Es wurde auch angeboten, eine Kamera zuhause zu installieren, um so mit den Eltern im Nachhinein die kritischen Situationen zu beleuchten. Wie es sich zuspitzt, was man hätte besser machen können.«

»Und? Haben Sie es gemacht?«

»Ich lasse mich doch nicht auch noch dabei filmen, wie ich mich von einem Vierjährigen fertigmachen lasse!«

Frau Jakobi neigte ihren Kopf leicht zur Seite. Sie lächelte. »Es ist ein Trugschluss zu glauben, dass Eltern stärker sind als Kinder, wenn es um Machtkämpfe geht.« Ihre war Stimme weich und rau zugleich, etwas kratzig, wie Karamell.

»Er macht mich manchmal so wütend, dass ich schon Angst vor mir selber bekomme.«

»Wut ist erstmal eine menschliche Reaktion. Wir reagieren instinktiv mit Aggression, wenn sie uns entgegengebracht wird. Was macht er denn, wenn Sie ihre Wut zeigen?«

»Es stachelt ihn an. Erhöht den Kampfmodus, wie im Rausch.«

»Mal sehen, was die Mama dann macht? Ob sie vor Wut platzt? Ob sie ihn dann wieder hergibt?«

Ich merkte, wie mir das Atmen schwerfiel, als sie das sagte. »Ich würde ihn niemals wieder hergeben!«

»Reden Sie mit Leon über seine leibliche Mutter?«

»Ich habe es ein paar Mal versucht, mit einem Foto von ihr und ihm, als Neugeborenes in ihrem Arm. Aber er hält sich jedes Mal die Ohren zu und singt laut *Lalala* bis er sieht, dass ich die Lippen nicht mehr bewege!« Ich musste lächeln.

Die Psychologin schmunzelte ebenfalls. Ihr Gesicht überzog sich dabei mit Fältchen, die vorher kaum sichtbar gewesen waren. Sie strich eine Locke, irgendetwas zwischen braun und aschblond mit grauen Strähnchen, hinters Ohr.

Dann schlug sie mir vor, Leon in einen Ganztageskindergarten zu geben.

Ich sah sie verwirrt an. »Ich bin doch noch den ganzen Tag mit Julien zuhause ...?«

»Richtig. Sie haben endlich ein leibliches Kind. Das dürfen Sie in Ruhe genießen. Und vielleicht empfinden Sie dann wieder mehr Freude, wenn Sie Leon am Nachmittag abholen?«

Mein Herzschlag verfiel in einen verwegenen Galopp. Mein leibliches Kind genießen und dann Freude über Leon fühlen? Es klang so harmlos bei ihr.

»Ich würde Ihnen außerdem empfehlen, dass Sie Leon einem Kinderpsychiater vorstellen. Damit man da nichts übersieht. Ich kann ihnen eine Adresse geben.« Sie beugte sich hinüber zum Schreibtisch, fischte die Visitenkarte aus einem Schälchen. »Ich möchte Ihnen noch etwas anderes vorschlagen. Eine Methode, die Sie vielleicht erstmal überraschen wird. Wir nennen sie Bärumarmung.«

Ich nahm die Karte entgegen und strich beim Zuhören mit meinem Daumen über ihre raue Struktur.

»Wenn Leon sich in wütendes Schreien hineinsteigert, wenn er Sachen durch die Gegend wirft oder sich in Provokationen verliert, nehmen Sie ihn auf den Schoß und halten Sie ihn fest. Umklammern Sie ihn, auch seine Arme. Er wird sich natürlich mit allen Mitteln wehren. Halten Sie ihn jedes Mal fest, bis er seinen Widerstand aufgibt, selbst wenn es eine Stunde dauert. Reden Sie dabei nicht mit ihm. Beantworten Sie auch keine Fragen. Das Wichtigste sind Ihre haltenden Gedanken. *Ich bin für dich da, ich liebe dich, ich bin stark genug, um dir Halt zu geben.* Sonst kippt das Ganze und wird zum Machtkampf. Das Konzept beruht auf den Gedanken Ghandis. Sie begegnen der Gewalt des Kindes mit gewaltlosem Widerstand und stellen somit Ihre elterliche Präsenz wieder her.« Sie empfahl mir außerdem, das zugehörige Buch zu lesen, von Haim Omer und Arist von Schlippe. Autorität ohne Gewalt.

Als wäre er mit einem siebten Sinn ausgestattet, bescherte Leon mir nach der Beratung eine Reihe von guten Tagen. Er war lieb und verständig und ich bekam jedes Mal einen Knoten im Magen, wenn ich an meine Worte bei der Psychologin dachte. Dass ich ihn manchmal nicht leiden konnte, zum Beispiel.

Dann kehrte seine Wut zurück. Wie ein Tornado. Als es geschah, warnte mich eine innere Stimme. Wohin mit Julien, solange ich Leon halte? Sollte ich nicht lieber warten, bis Ben mal da war. Aber Leons Anfälle waren gefährlich und sie warteten nicht auf Ben. Kurzentschlossen setzte ich den verdutzten Julien auf dem Küchenboden ab. Er verzog weinerlich das Gesicht. Ich hielt Leon auf meinem Schoß fest und gab mich der abwegigen Hoffnung hin, dass es nicht lange dauern würde. Leon wehrte sich empört gegen diese ungewohnte Freiheitsberaubung. Ich zwang mich, haltende Gedanken zu produzieren. Aber Leon schrie und kämpfte, er kickte nach Julien, der sich weinend am Tischbein in den Stand hochgezogen hatte. Leon schlug um sich, wollte mich an den Haaren ziehen, sein Finger landete in meinem Auge. Es brannte. Er brüllte und spuckte. Ich hatte das Gefühl, als halte ich ein Krokodil auf meinem Schoß fest, das sich wand und nach mir schnappte und um sich schlug. Ich hielt mit zusammengebissenen Zähnen und mit geballter Verzweiflung an meiner Mission fest. *Ich halte dich, ich liebe dich, ich bin stärker als deine Wut*, dabei war meine Wut inzwischen mindestens so groß wie seine, nicht mehr rot, sondern dunkelrot.

Nach wenigen Minuten mit einem kreischenden Kind auf dem Schoß und einem kreischenden Kind zu meinen Füßen gab ich auf. Leon brachte sich sofort in seinem Zimmer in Sicherheit. Ich nahm den völlig aufgelösten Julien auf den Arm und beruhigte ihn, beruhigte mich selbst. Was hatte ich mir nur dabei gedacht.

Für den Rest des Tages beäugte Leon mich misstrauisch, als habe er es mit einer Geisteskranken zu tun, die jeden Moment einen neuen Anfall erleiden konnte. Ich versuchte nicht, mit ihm darüber zu reden. Wie sollte ich einem Vierjährigen erklären, warum ich ihn gegen seinen Willen festhielt? Es war kein gewaltfreier Widerstand, so wie Frau Jakobi es genannt hatte. Den ganzen Abend über rief ich mir die Szene immer wieder ins Gedächtnis, konnte es nicht stoppen. Ich hätte es als Erfahrung verbuchen und mir einfach verzeihen können. Darüber nachdenken, ob eine milde Form der Gegengewalt manchmal angemessen war.

Aber ich verurteilte mich lieber selbst. Und beschwor damit noch mehr Gewalt herauf.

***

Der Kinder- und Jugendpsychiater schob ein Blatt Papier über den Schreibtisch. Ich betrachtete die vier Strichmännchen auf einem Pferd, Papa, Mama, Leon und Julien, alle dabei. Ein Hinweis darauf, dass Leon in unserer Familie gut gebunden sei. Die Zeichnung war Teil einer umfangreichen Testserie, die Leon durchlaufen hatte. Sein schwieriges Verhalten sei darauf zurückzuführen, dass er sich seines Thrones als Erstgeborener beraubt fühle, erklärte der Arzt, und man dürfe nicht vergessen, dass ich einen leiblichen Sohn bekommen hatte. Natürlich spielten auch seine Vorgeschichte und sein Charakter mit hinein. Aber Leon sei seelisch gesund und habe keine Bindungsstörung.

»Das haben Sie doch gut hinbekommen«, sagte er, faltete die Hände auf dem Schreibtisch und sah mich selbstzufrieden an.

Ich hatte vier Monate auf diesen Termin gewartet. Er schien nicht zu verstehen. Wir brauchten Hilfe. Ich wollte ihm nicht sagen, dass meine Liebe auf dem Spiel stand, wusste nicht einmal, ob sie das tat. Aber ich merkte, wie es in mir brüchig wurde. Ich sagte ihm, dass ich nicht weggehen würde, ehe ich nicht die Adresse eines Kindertherapeuten in der Hand hatte, der uns half. Ich meinte es so. Er hätte mich schon raustragen müssen.

»Ich habe verstanden, dass Sie einen hohen Leistungsdruck ...«, der Arzt hielt inne, schüttelte den Kopf, »ich wollte sagen: Leidensdruck empfinden. Aber wie das so ist mit den Versprechern, da trifft vermutlich beides zu. Leon geht es gut bei Ihnen. Ich schätze, besser als Ihnen.«

Ich zeigte auf mich selbst. »Als mir?«

»Sie leiden mehr darunter als er. Natürlich zeigt Ihr Sohn schwierige Verhaltensmuster. Wenn Sie unbedingt etwas machen wollen, würde ich eine analytisch orientierte Spieltherapie empfehlen. Dort kann er seine Geschichte emotional aufarbeiten.«

Ich verließ die Praxis an diesem milden Tag Ende April mit der Adresse eines Kindertherapeuten im Scheckkartenfach meines Geldbeutels. Ich stieg ins Auto, zog den Gurt quer über mein blaues Shirt. Ein ähnliches Blau wie in Frau Jakobis Augen. Das mit dem Leistungsdruck. Auch sie hatte gesagt, dass ich hohe Anforderungen an mich selbst stelle. Doch allein die Vorstellung, die Latte tiefer zu hängen, mir nicht alles abzuverlangen, nicht hart gegen mich selbst zu sein, war damals wie der Griff in eine Leere, in der es keinen Halt mehr gibt. Ich muss mich nur mehr anstrengen, dachte ich stattdessen, das fühlte sich vertraut an und sicher. Ich startete den Motor. Lockerer werden. Gelassener. Außerdem gab es jetzt einen Kindertherapeuten, der uns helfen würde.

Ich hatte wieder ein gutes Gefühl. Es überlebte, bis Ben abends um elf aus Singapur anrief und ich ihm alles erzählte.

»Für dich gibt es nichts anderes mehr, als über Leon zu reden.«, sagte Ben, als er zu Wort kam, »und seine Provokationen werden auch nicht besser, wenn du auf jede Kleinigkeit anspringst, Toni.«

»Jetzt liegt es also an mir? Weißt du, wie alleingelassen ich mich fühle? Nicht weil du weg bist, wenn du fliegst, sondern weil du in letzter Zeit auch weg bist, wenn du hier bist.« Als ich es aussprach, fiel mir auf, wie sehr jedes einzelne meiner Worte zutraf.

»Du hast immer gewusst, wie das mit meinen Beruf läuft! Dass ich mich in den Flugpausen regenerieren muss. Ich muss meiner Verantwortung anderen gegenüber gerecht werden können und…«

»Ist meine Verantwortung den Kindern gegenüber weniger wert?«, fiel ich ihm ins Wort.

»Ich trage Verantwortung für meine Passagiere. Das sind Menschenleben, Toni! Wie soll ich mich erholen, wenn Leon rumschreit, und du dann auch noch?«

»Ich schreie überhaupt nicht rum!« Ich senkte vorsichtshalber meine Stimme.

»*Du* wolltest nicht länger warten mit dem Adoptieren. *Du* hast gesagt, dass es kein Problem ist, selbst wenn ich noch Langstrecke fliege. Warum kannst du nicht ein bisschen gelassener sein?«

»Mach du das mal jeden Tag ganz alleine!« Ich stellte mir vor, wie ich mit beiden Händen den Couchtisch umstieß, mit der brennenden Kerze darauf, und zusah, wie die Flammen den ganzen Raum auffraßen. »Wir haben nicht ausgemacht, dass ich nicht mal darüber reden darf, was mich belastet!«, sagte ich.

»So ist es ja auch nicht. Aber nicht die ganze Zeit. Ich weiß nicht ...«, er machte eine kurze Pause, »ich bin so nicht aufgewachsen. Meine Mutter hätte einem Kind nie so viel Macht über sich gegeben, wie du Leon.«

»Jetzt vergleichst du mich auch noch mit deiner Mutter?« Zwischen uns entstand Schweigen. Ich merkte, wie meine Herzgegend versteinerte.

»Es ist nur alles so anstrengend.« In Bens Stimme lag Resignation. So abgrundtief, dass sich mein Magen auch noch zusammenkrampfte. Wieso verstand keiner, dass Leon anders war als andere Kinder? Wieso verstand mich keiner? Und wenn es doch an mir lag? War ich zu empfindlich? Oder zu anstrengend für alle?

»Lass uns nicht streiten, Toni. Ich bin müde. Vielleicht hilft das mit dem Therapeuten, und alles normalisiert sich«, sagte er.

»Ja. Vielleicht«, sagte ich mechanisch.

»Und morgen fährst du ja sowieso zu deinen Eltern. Da kannst du dich ein paar Tagen ausruhen von allem.«

»Ja«, sagte ich artig.

»Dann schlaf gut Toni. Ich liebe dich.«

»Ja. Ich dich auch.«

Die Kerze flackerte im Spiegelbild der Terrassentür, es sah aus, als kämpfte sie draußen in der Nacht ums Überleben. Ich hatte mir diese Therapeutenadresse für Leon erkämpft, war voller Hoffnung, doch nun fühlte ich mich zutiefst verloren. Als habe jemand ein Loch in mich gebohrt, und jeden Tag lief etwas mehr Farbe aus mir heraus. Ich blies die Kerze aus und ging ins Bett. Morgen ist auch noch ein Tag, morgen werde ich es ertragen, hatte Scarlett O´Hara gesagt, als sie am Ende des Filmes vor dem Nichts stand. Aber mein Film war noch nicht zu Ende und ich stand nicht vor dem Nichts. Ich stand mitten im Chaos.

Das Ei zerbrach beim Aufschlagen und die glibberige Masse landete neben der Schüssel. Ich legte mehrere Lagen Zewa darüber. Was denkt sich Ben nur? Ich machte alles sauber und nahm ein neues Ei aus dem Karton. Dass ich mal so nebenbei die Kinder und den Haushalt wuppe, egal, welche Knüppel Leon mir tagtäglich in den Weg schleudert? Und dann soll ich am Telefon anregende Gespräche führen und Ben, wenn er zuhause ist, von dem ganzen Schlamassel abschirmen? Bevor er wieder verantwortungsvoll in der Weltgeschichte herumfliegt?

Ich hatte noch keinen Bissen gegessen, als Leon seinen Teller hochhielt. »Krieg ich nochmal? Hab keinen Krümel Rührei mehr.«

»Du hast aber einen Kohldampf. War es so anstrengend im Kindergarten heute vormittag? So viel?«

»Mehr!«

Ich gab noch einen Löffel nach.

»Juli mehr!«, quäkte Julien, der sein Rührei nur wild im Teller hin und her und dann über den Rand hinausgeschoben hatte.

Ich gab ihm ein halbes Löffelchen. Meine Stimmung hob sich. Die Reisetasche war gepackt, die Maisonne strahlte an einem Himmel, der aussah, wie gemalt. Perfektes Wetter für den Bodensee. Die Jungen würden schon nach der ersten Geschichte der Benjamin Blümchen CD einschlafen.

»Das schmeckt so gut Mama!«, flötete Leon, »du kannst so gut kochen. Und du kannst den Sponge Bob so toll malen! Du bist die beste Mama der Welt! Ich hab dich soooo lieb!«, sagte er wie das Häslein aus dem Buch *Weißt du eigentlich wie lieb ich dich hab?* Er breitete die Arme aus. Wir wetteiferten miteinander, wer wen noch weiter lieb hatte, bis zum Fenster, in den Garten, bis zum Mond hinauf, und meine Laune hob sich mit jedem Meter noch mehr. Als Julien vom Tripp Trapp glitt, um sich seiner Schlange aus Spielzeugautos auf dem Boden zu widmen, die nach Farben sortiert war, verlor Leon das Interesse an unserem Geplänkel. Er zeigte auf eines der roten Autos und sagte, dass es ihm gehöre und Julien es zu den blauen oder grünen Autos stellen müsse, sonst nehme er es ihm weg. Juliens Augen füllten sich mit Tränen. Mit anderthalb Jahren konnte er nach Farben sortieren, als ginge es um sein Leben. Vom Reden hielt er nicht besonders viel.

»Hör mal, Leon, du hast mit dem blöden Auto doch nie gespielt. Warum muss es gerade jetzt sein?«

»Das ist kein blödes Auto!«, schrie Leon.

»Ja ... nein, ist es nicht. Aber du weißt genau, was los ist, wenn du Juliens Farben durcheinanderbringst. Warum hilfst du mir nicht lieber, das Gepäck nach draußen zu tragen? Ich könnte wirklich einen starken Mann gebrauchen.«

Aber Leon wollte nicht helfen. Es war gekippt.

Wenigstens ließ er das rote Auto stehen. »Komm, Juli, jetzt spielen wir Herrchen mit Hund. Komm, wir gehn in mein Zimmer, Hundchen! Mach Wau!«

Ich ließ die beiden nicht gerne allein. Julien war noch zu klein. Ben sagte immer, *lass sie doch, Toni.* Aber mein Gefühl sagte etwas anderes. Und dann war es plötzlich still. Leon hatte die Tür zu seinem Zimmer zugezogen. Ich ging rüber, öffnete sie – und erstarrte. Leon hatte eine seiner Strumpfhosen um Juliens Hals verknotet und zog ihn daran durch den Raum.

»Bist du verrückt geworden?« Ich stürzte mich auf Julien, um ihn von seiner Leine zu befreien, nahm ihn tröstend auf den Arm, obwohl er nicht weinte. »Weißt du eigentlich, was da passieren kann, Leon?«

»Dass er so macht?« Leon umklammerte mit beiden Händen seinen Hals, wand sich röchelnd und ließ sich zu Boden fallen.

»Das ist nicht witzig!«

»Das ist nicht witzig«, äffte er mich mit öliger Stimme nach.

»Willst du mit mir streiten? Gerade war alles noch so schön. Du freust dich doch aufs Wegfahren. Was soll das?«

»Was soll das?«, wiederholte er blechern. Sein Lächeln war kalt, seine Augen starr.

Alles in mir stemmte sich gegen das Gefühl, hilflos zu sein, wenn Leon wieder mal die gute Stimmung schredderte. Ich konnte nichts dagegen tun, verstand nicht, warum er das tat. Ich musste mich erstmal sammeln, brauchte Abstand.

»Du bleibst in deinem Zimmer, bis ich dich hole!«

»Und wenn ich doch rauskomme?«

»Dann darfst du bei Oma und Opa nicht ein einziges Mal Kika schauen!«

»Aber Videos?«

»Nein! Absolutes Fernsehverbot. Drei Tage lang!« Ich zog die Tür schnell hinter mir zu, falls er mir etwas hinterherwarf, zuckte aber trotzdem zusammen, als ein Schlag gegen die Tür ertönte. Es klang unerwartet laut, als habe er plötzlich Superkräfte entwickelt und seinen Kleiderschrank gegen die Tür geworfen. »Bob, der Kackmeister! Können wir das kacken? Jo, wir kacken das!« Rumms. Der nächste Schlag.

Ich atmete tief ein und aus, bevor ich die Tür wieder öffnete. »Was zum Teufel machst du da?«

Zwei Schubladen seiner Kommode lagen zerbrochen auf dem Boden. Etwas zog an meiner Hose, es war Julien, er wollte auf meinen Arm, und ich nahm ihn hoch.

Leon starrte mich mit zusammengezogenen Augenbrauen an, die Lippen geschürzt: »Sei du mal lieber ruhig, Mama, sonst werf ich nämlich die Schublade nach dir und dem kleinen Kacka-Kacker da!« Er deutete mit vorgeschobenem Kinn auf Julien, der auf meiner Hüfte saß.

»Du drohst mir?«

Schweigen. Verschränkte Arme. Mörderischer Blick.

»So fahre ich mit dir nirgendwo hin!« Meine Stimme zitterte vor lauter Beherrschung, ihn nicht anzuschreien.

»Kacka-Mama, Pisse-Mama!«, schrie Leon stattdessen und knallte die Türe kurz vor meiner Nase zu. »Furz dich doch, Furzekackamama!«

Es war wie der Beginn eines inneren Bebens. Ich setzte Julien auf sein Bobbycar. Der Schmerz, als ich in Socken auf ein herumliegendes Legosteinchen trat, gab mir den Rest. Ich stieß die Tür zu Leons Zimmer auf, ohne zu wissen, was ich vorhatte. Sie traf auf harten Widerstand. Furchtbares Geschrei. Leon hielt die Hand an seinen Kopf. Die Türklinke war mit voller Wucht gegen seinen Kopf geprallt. Er hatte Blut an den Fingern.

5

Leon sagte beim Arzt, dass seine Mama ihm die Tür auf den Kopf gehauen hätte. Ich wand mich innerlich wie ein Regenwurm auf der Suche nach einem Erdloch, erklärte die Situation, dass es versehentlich geschehen war, ich nicht gewusst hatte, dass Leon hinter der Tür gestanden hatte.

Wirklich?, tönte es in mir, war es dir nicht egal, außer dir vor Wut?

Julien hockte still auf meinem Schoß, die Faust fast vollständig in den Mund gesteckt. Gemeinsam sahen wir dem Arzt zu, der mit Latexfingern an Leons Kopf herumpulte. »Es ist nur eine Platzwunde. Ich lasse abchecken, ob sie gleich in die chirurgische Praxis zum Tackern kommen können. Bin gleich wieder bei ihnen.«

Ich nickte ergeben. Keine Polizei? Kein Jugendamt? So leicht kann man sein Kind misshandeln? Ich sah zu Leon, der mit baumelnden Beinen auf der Untersuchungsliege saß und teilnahmslos vor sich hin blickte, als ginge ihn das hier alles nichts an. Warum benahm er sich so? Ein Gefühl der Verzweiflung brach über mich herein, überwältigte mich, zerriss mir fast den Brustkorb. Warum musste er mich um jeden Preis provozieren? Andere Kinder waren nicht so zu ihren Müttern. Sie hörten auf sie. Was stimmte nicht mit mir, was machte ich falsch? Die Fragen drehten sich laut im Kopf, sie übertönten die ewige Frage meiner Selbstqual, ob der Grund für alles war, dass ich ihn nicht genug liebte, nicht so wie Julien. Ich räusperte mich. »Es tut mir leid, Leon.« Meine Stimme klang rau, als wäre in der Zwischenzeit eine Hornhaut auf meinen Stimmbändern gewachsen. »Ich wollte dir nicht wehtun!« Schon wieder? Wie oft willst du dich noch entschuldigen?

»Ich weiß, Mama.« Er glitt von der Liege und zwängte sich neben Julien auf meinen Schoß. Ich hielt meine beiden Jungs fest auf dem Schoß, wir drei, als würden wir auseinanderfallen, wenn ich losließ. Leon schmiegte den Kopf mit der unversehrten Seite in meine Halsbeuge. »Wann fahren wir zu Oma und Opa?«

»Wenn du verarztet bist und es dir gut geht, fahren wir los.« Ich hatte alles Gepäck im Auto.

Die Sache mit Leons Platzwunde markierte so etwas wie eine Art Wendepunkt für mich. Eine Mistel aus Schuldgefühl hatte sich in meiner inneren Baumkrone festgesetzt. Sie zerstörte meine Zellwände und trieb einen Keil in mein innerstes Gewebe. Noch nie in meinem Leben war es jemandem gelungen, Gewalt aus mir herauszukitzeln. Aber Leon. Jetzt schon zum zweiten Mal. Das war nicht ich. Ein anderes Wesen musste von mir Besitz ergriffen haben. Hier eine Ohrfeige, dort eine Platzwunde. Es würde kein drittes Mal geben. Ich musste sie einkerkern, diese rasende Wut. An einem Ort, von dem sie nie wieder entweichen und Schaden anrichten konnte.

Leon ließ das Tackern über sich ergehen wie ein Krieger, der verwundet, aber siegreich aus einem Kampf hervorgegangen ist. Ein Phyrrussieg, aber wenn man vier ist, ist ein Sieg ein Sieg.

Abends saß ich mit meinem Vater im Garten. Die Luft war noch warm. Man konnte den See von hier aus nicht sehen oder hören. Aber sein süßlicher, leicht holziger Geruch wehte sanft zu uns herüber. Leon schlief längst und meine Mutter hatte sich vor über einer Stunde mit Julien hingelegt. Mit mir hatte sich nie jemand hingelegt, als ich klein war, es war nur ein flüchtiger Gedanke. Es war eine andere Zeit. Ich schwenkte den Weißwein in meinem Glas wie einen Cognac.

»Wie konnte mir das nur passieren mit Leon. Ein Loch im Kopf!«, sagte ich schon zum dritten oder vierten Mal, wie eine Schallplatte mit einem Sprung.

»Nur eine Platzwunde. Ich mache mir ehrlich gesagt mehr Sorgen um dich als um Leon. Wann geht es denn für ihn los bei diesem Kindertherapeuten?«

»Nach den Sommerferien. Bestimmt wird es dann besser.«

»Morgen nehme ich Leon mit rüber in die Buchhandlung. So wie dich früher. Deine Mutter kümmert sich um Julien. Das haben wir uns so ausgedacht. Danach gehen wir ins Strandbad mit den beiden. Und du hast frei. Geh an den See, zum Schwimmen, es soll heiß werden. Oder lies etwas. Oder du zeichnest endlich mal wieder. Hast du deine Sachen dabei?«

Ich lachte. »Welche? Die zum Schwimmen oder zum Lesen oder zum Zeichnen?«

Er schmunzelte. »So gefällst du mir schon besser.« In seinem Blick lag eine tiefe Verbundenheit, die weit zurückreichte und auf die ich mich als Kind doch nie hatte verlassen können. Er war ein Meister darin gewesen, Nähe herzustellen. Und ihr dann, wenn ich nicht damit rechnete, wieder den Boden zu entziehen, indem er sich in sich selbst zurückzog, an einen Ort, wo ich keinen Raum fand. Er wirkte darin stets unschuldig, als geschehe es einfach mit ihm, als könne er nichts dagegen tun, aber er war nie so weit weg wie meine Mutter.

***

Es gab Tage, da kam ich mir vor wie eine Karaffe auf zwei Beinen, bis obenhin mit Muttersein gefüllt. Es war, als hätte der Rest von mir einfach aufgehört, zu sein. Wenn Ben da war, nahm er mir die Jungen oft ab. Er ging mit ihnen einkaufen oder kickte mit Leon auf der Straße, während Julien mit dem Laufrad zwischen ihnen herumkurvte. Leons Therapeut betonte immer wieder, wie wichtig die Vaterbeziehung für Leon sei. Seit Herr Dunzek in unserem

Leben mitmischte, war es noch komplizierter geworden. Mit seinem dunklen Vollbart und den gewellten Haaren sah Herr Dunzek aus wie eine Art Jesus in Jeans und Strickpulli.

Anders als der Psychiater hielt er Leon für nicht gut gebunden in der Familie. Leon liebte die Stunden bei Herr Dunzek. Besonders der Sandspielkasten hatte es ihm angetan, und ein Tyrannosaurus Rex, von dem er viel erzählte.

Beim nächsten Elterngespräch wanderte mein Blick durch den Raum. Im Puppenhaus saß ein Dinosaurier auf dem Esstisch und eine Frau lag auf dem Boden, den Kopf unterm Sofa, mit dem Gesicht nach unten.

Herr Dunzek nahm sein Klemmbrett vom Bein, legte es auf dem Beistelltisch ab und hielt uns einen Vortrag über Neugeborene, und erst recht Frühgeborene, deren Mutter den Schrecken der Welt nicht für sie abmilderte. Er beschrieb die Todesangst, die Leon als Säugling erlebt haben musste. Leon habe mit anderthalb Jahren schon drei Beziehungsabbrüche hinter sich, und er sei dadurch traumatisiert worden.

Ich schob meine Hand in die von Ben. Das grüne Zweisitzer-Sofa, auf dem wir saßen, erinnerte mich an Loriot.

»Ein Kind, das im vorsprachlichen Bereich solche Erfahrungen macht, wird kaum Vertrauen in die Welt bilden können«, sagte Herr Dunzek, »es verinnerlicht, dass es alleine ist und sich nur auf sich selbst verlassen kann. Was für ein Kind zur Unmöglichkeit gerät.« Er sagte es so drängend, als klebe an der Unterseite jedes einzelnen Wortes ein Vorwurf. Nicht an uns. Aber irgendwie doch.

»Deshalb will er alles selbst bestimmen«, sagte Ben nachdenklich. »Wenn man zu ihm nein sagt, jetzt gibt es keine Schokolade, ist er nicht nur wütend oder trotzig. Für ihn ist das eine Kampfansage! Er wird ausfällig, wirft Sachen durch die Gegend, provoziert einen, bis man fast nicht mehr an sich halten kann.«

»Und nachts holt er sich die Schokolade dann heimlich, wenn alle schlafen.«, ergänzte ich, mal wieder ganz die Verräterin.

Herr Dunzek kratzte sich ungeniert an den Rippen. »Er akzeptiert die Regeln der Erwachsenen nicht. Er besteht auf seiner Pseudo-Autonomie. Da geht es nicht um Schokolade, sondern um einen inneren Überlebenskampf. Er ist böse auf Sie, weil er von Ihnen abhängig ist. Kinder rebellieren, aber nur bis zu einem gewissen Punkt. Sie riskieren nicht die Liebe ihrer Eltern. Bei Leon gibt es diese Grenze nicht. Er hält sich für unzerstörbar, omnipotent, weil er nur so über die erlebte Ohnmacht seiner ersten Zeit Herr wird. Mit normalen Erziehungsmitteln kommen Sie bei ihm nicht weit.«

»Aber wenn jede normale Reaktion zu Machtkämpfen führt«, sagte Ben, »wie sollen wir dann überhaupt auf ihn reagieren?«

»Es kann doch nicht die Lösung sein, dass wir ihm jedes Mal seinen Willen lassen«, sagte ich. Oder doch? Nein.

»Ich kann Ihnen leider auch kein Patentrezept sagen. Sie müssen ihn begrenzen, sonst verliert er jeden Halt. Haben Sie es mal mit Probedeutungen probiert, Frau Wolff, so wie wir es besprochen hatten?«

Ich nickte. »Zuerst war er sehr beeindruckt, als ich ihm sagte, dass er die Wand wohl anmalt, weil er nicht fernsehen darf und dass er Julien ärgert, weil er findet, ich kümmere mich gerade zu viel um den kleinen Bruder. Aber inzwischen überschreit er mich, um es nicht zu hören. Er will auch nicht aufs Trampolin oder auf seinen Punchingball schlagen, um seine Wut loszuwerden. Es muss etwas sein, das mich ärgert. Oder Julien wehtut. Vielleicht liege ich auch falsch mit meinen Deutungen?«

»Das macht nichts. Sie bringen ihn damit trotzdem zu seinen Gefühlen, die er nicht wahrnehmen will.«

Ich spickte eine Fussel von meiner Jeans. »Am liebsten würde ich meine Gefühle auch nicht wahrhaben, wenn ich mich so von ihm provozieren lasse, und wenn ich ihn anbrülle und ins Zimmer schicke und dann Schuldgefühle habe.« Seit der Erziehungsberatung bei Frau Jakobi war ein Dreivierteljahr vergangen. Und ich hatte nichts gelöst. Gar nichts.

»Aber Sie *sind* wütend. Sie *sind* enttäuscht über sein Verhalten! Damit dürfen Sie ihn konfrontieren. Das ist in Ordnung. Solange es Ihre eigenen Gefühle sind.«

»Natürlich sind es meine eigenen Gefühle – wessen Gefühle sollen es denn sonst sein?«

»Seine. Er spaltet unerträgliche Gefühle ab und sorgt durch seine Aktionen dafür, dass Sie seine Aggression in sich aufnehmen. Ideal wäre, wenn Sie diese Gefühle in sich entgiften und sie ihm dann in einer für ihn aushaltbaren Version wieder zurückgeben.« Herr Dunzek schob den Ärmel hoch und kratzte sich am Arm. Mir ging sein Gekratze allmählich auf die Nerven. »Dazu müssten Sie sich allerdings Ihre eigenen Gefühle erstmal erlauben, ohne sie gleich mit dem Verstand zu kontrollieren. Ihrem Mann fällt das, glaube ich, etwas leichter. Er zweifelt seine Gefühle nicht an.«

Ich sah zu Ben. Wie er selbstzufrieden neben mir saß und seine Gefühle nicht anzweifelte. Ich hatte immer gedacht, dass meine Fähigkeit zur Selbstkritik etwas Gutes war. Wie sollte das überhaupt gehen – die eigenen Gefühle nicht anzweifeln? Aber da hatte Herr Dunzek schon die nächste Schublade aufgezogen. »Und dann gibt es da noch den kleinen Bruder, mit dem Leon fertigwerden muss. Julien ist ein ansprechendes, hübsches Kind. Man sieht auf den ersten Blick, wie eng er mit Ihnen verbunden ist, Frau Wolff. Für Leon ist das ein seelisches Drama.«

Es traf mich völlig unerwartet. »Jetzt bin ich also schuld?«

»Sie fühlen sich angegriffen.«

»Was ist falsch an der Bindung zwischen Julien und mir?«

»Natürlich nichts, Toni, das sagt doch keiner!« Ben legte die Hand auf mein Bein, ihre Wärme drang durch den Stoff meiner Jeans. Ich schob sie weg.

»Ist es das, was Sie selbst denken?«, bohrte Herr Dunzek nach. »Fühlen Sie sich schuldig wegen Ihres leiblichen Sohnes?«

»Natürlich fühle ich mich schuldig! Ich versuche doch schon mit aller Kraft, beide gleich zu lieben.« Mir fiel auf, wie absurd das klang, aber da war es schon raus. Die Leichtigkeit, mit der ich Julien liebte, und die Anstrengung, Leon auf genau dieselbe Weise zu lieben. Es widerte mich selbst an. Eine Mutter, die sich *anstrengen* muss, ein Kind so zu lieben wie das andere.

»Sie können doch nicht beschließen, beide gleich zu lieben, und Sie müssen das auch nicht. Leon spürt Ihre Schuldgefühle. Er kontrolliert Sie damit.«

»Aber ich habe sie nun mal! Sie haben gesagt, ich soll meine Gefühle zulassen.«

»Wenn Sie die unterschiedlichen Gefühle für ihre Söhne wirklich akzeptieren, wie sie sind, dann brauchen Sie keine Schuldgefühle. Ich frage mich, woher dieser hohe Anspruch kommt, den Sie da an sich selber stellen? Was ist passiert in ihrem Leben, dass Sie sich so schuldig fühlen?«

Ich kramte im Kopf nach einer Antwort, wollte ihn für sein Interesse an mir belohnen. Aber Herr Dunzek war schon zu Leon zurückgekehrt. Er war sein Therapeut. Nicht meiner.

»Geben Sie Leon die Chance, ein anderes Kind zu sein als Julien«, sagte er.

Ich ließ mich ermattet gegen die Sofalehne sinken und sah hinüber zu der Frau im Puppenhaus mit dem Kopf unter dem Sofa.

»Geht das etwas konkreter?«, fragte Ben.

»Gehen Sie offen mit der Adoption um. Ich weiß, Leon will nichts davon wissen. Aber erzählen sie es ihm immer wieder in kleinen, kindgerechten Brocken. Er hört Sie trotzdem. Es ist wichtig für Adoptivkinder, die Geschichte der Herkunft offen zu gestalten. Machen Sie es zum Familienthema.«

Ich fädelte alles, was Herr Dunzek gesagt hatte, in mir auf wie Perlen auf eine Kette. Meine Gefühle zulassen, und schon wird alles klarer. Die Adoption zum Thema machen.

Und immer wieder spielte ich die Frage durch, was in meinem Leben passiert sei, dass ich mich so schuldig fühlte. Ich kannte die Antwort nicht. Und doch berührte mich die Frage so stark, dass ich nicht davon ablassen konnte. Ich wusste selbst nicht genau, warum. Und wie sollte ich unterscheiden, ob meine Gefühle mir gehörten oder Leon, wenn ich oft gar nicht wusste, was ich fühlte, außer dass es gut oder schlecht war? Meistens war ich wütend, hilflos, enttäuscht. Einsam. Es war frustrierend. Nach einer Weile fielen mir auch gute Gefühle ein. Wie dankbar ich für Julien war, wie geborgen ich mich fühlte, wenn Ben mich in die Arme nahm, wie berührt, wenn es mir einmal gelang, zu Leon durchzudringen. Im Alltag jedoch konnte ich meine Gefühle nie auf Knopfdruck erkennen. Zudem wehrte Leon immer noch jeden meiner Versuche, über Sabina zu reden, ab. Vielleicht ahnte er mit seinen knapp fünf Jahren schon, dass man sich in Dinge verwickeln kann, aus denen man ein Leben lang nicht mehr herausfindet.

***

Ich füllte den Wasserbehälter des Kaffeeautomaten mit frischem Wasser. Liv wollte später mit den Kinder rüberkommen. Draußen am Küchenfenster wirbelte ein früher Herbststurm die Blätter durch die Luft. Die Jungen saßen am Tisch und aßen Kekse. Leon erzählte Quatschgeschichten, die Julien nicht verstand, sich aber trotzdem halb totlachte darüber. Ein stilles Glücksgefühl rieselte durch mich hindurch.

»Du Mama, die Lara bei mir im Kindergarten, die kriegt ein Baby«, sagte Leon, »schwimmt das jetzt bei ihr im Bauch rum?« Er machte ein paar übertriebene Schwimmbewegungen, die Ben ihm beigebracht hatte. »So wie ich bei dir früher?«

Ich setzte mich zu den beiden. Hatte ein flaues Gefühl.

Als hätte er sich mit seinen Worten in meinem Bauch eingenistet und nun musste ich ihn wieder raus in die Kälte schicken. »Wir haben doch schon über deine leibliche Mama gesprochen.«

»Ichweißichweißichweiß.« Leon wedelte mit den Armen. »Meine Bauchmama.«

Julien wedelte zuerst mit, aber dann wechselte er vom Tripp Trapp auf meinen Schoß. Ich fasste seine dunklen Locken im Nacken zusammen. Sie reichten fast bis zu den Schultern. Er drehte sich zu mir um, setzte den winzigen Zeigefinger auf meine Brust. »Mama!«, sagte er feierlich, als verkünde er gerade eine bahnbrechende Neuigkeit.

»Ja, und ich bin auch die Mama von Leon. Du kommst aus meinem Bauch. Und Leon war bei einer andern Frau im Bauch.« Ich klang, als bespreche ich eine Lern-CD. Zu viel für einen Zweijährigen. Und auch für einen Fünfjährigen, wie es aussah, denn Leon rutschte vom Stuhl und flitzte aus der Küche. Aber dann kam er mit einem Bilderbuch zurück. *Ich bekomme ein Brüderchen.* Wir hatten das Buch in meiner Schwangerschaft unzählige Male miteinander durchgesehen. Er knallte es vor mir auf den Tisch und sah mich erwartungsvoll an.

Auf der Umschlagseite war eine Frau abgebildet, die einen Pappbauch zum Aufklappen hatte. Dahinter kam ein Baby zum Vorschein. Es lachte uns entgegen.

»So warst du bei Sabina im Bauch.«

»Warum nicht bei dir im Bauch?«

Mir fiel keine Antwort ein. »Sollen wir uns das Buch anschauen?«

»Jaaaa«, riefen beide. Leon hörte aufmerksam zu. Julien steckte alle Finger, die auf einmal hineinpassten, in den Mund.

»Aber«, sagte Leon, als ich das Buch zuklappte. Er fuhr mit dem Finger über den glatten Einband und über den Bauch der Frau. Sein Blick schweifte ab.

»Aber?«, hakte ich nach.

»Die Sabina ist doch ganz traurig gewesen, weil sie mich nicht mehr hatte, oder?«

»Ich bin sicher, dass sie das war.«

»Warum hat sie es dann gemacht? Man gibt doch nicht sein Kind her, Mama!«

Nein, das macht man nicht. Aber das konnte ich schlecht sagen. »Das wollte sie auch nicht. Aber sie hatte eine Krankheit, bei der man immer ganz traurig ist. Da konnte sie nicht auf ein kleines Baby aufpassen.« Und was wusste ich schon von einer Depression.

»Tante Carmen hat gesagt, dass ich eigentlich zu ihr hätte kommen sollen, Mama.«

Das war mal wieder typisch für Carmen. Ich räusperte mich. »Aber das wollte deine Mutter nicht.«

»Warum?«

»Vielleicht wollte sie, dass du Eltern kriegst, die noch keine Kinder haben und ganz für dich da sind.«

»Warum?«

»Weil sie dich lieb hatte?« Ich betonte es wie eine Frage.

»Mach mich in dein Bauch rein!« Er rammte den Kopf gegen meine Rippen wie ein kleiner Stier. Ich wehrte ihn sanft ab. Wollte ihm sagen, wie gerne ich ihn bei mir im Bauch gehabt hätte. Aber ich hatte gelesen, dass man mit solchen Aussagen die tatsächliche Herkunft abwerte, also sagte ich nichts. Doch es fühlte sich falsch an. Irgendwie fühlte sich alles verkehrt an, wenn es darum ging, einem Kind zu erklären, warum seine Mutter es nicht wollte.

Julien gab den Platz auf meinem Schoß für Leon frei, was er sonst nie tat. Vielleicht hatte er plötzlich gemerkt, dass er sich diese Großzügigkeit leisten konnte, weil er in meinem Bauch gewesen war und Leon nicht. Er tapste zu seiner Kinderküche und klapperte mit den Töpfen. Ich strich Leon übers Haar. Es stand mal wieder in alle Richtungen vom Kopf ab. Ich sagte ihm, dass es völlig egal war, aus welchem Bauch er kam. Manche Dinge muss man nur oft genug sagen.

Dann glaubt man es am Ende selbst.

Leon wurde unruhig und rutschte von meinem Schoß. »Du Juli, soll ich dir rote Legos als Tomatensoße bringen und dann mach ich eine Pizza? Los, mach mal Platz.«

Die Nähe zwischen Leon und mir war vorbei. Ich war enttäuscht und unwillig. Schon wieder machte er sich über Julien her. Aber ich konnte ihnen schlecht verbieten, miteinander zu spielen. Ich schob die unangenehmen Gefühle beiseite, wollte gerade aufstehen, noch ein paar Dinge erledigen, bevor Liv kam, da fiel mir die Sache mit den abgespaltenen Gefühlen ein. War es Leons Enttäuschung, die ich fühlte? Sein Unmut? Und rückte er nicht deshalb Julien immer so auf die Pelle, weil er im Grunde sein wollte wie er, aus meinem Bauch nämlich?

Leon ließ Legosteine in den Puppenküchentopf klackern.

»Nein Juli, du darfst jetzt nicht den Deckel drauf machen, verstehst du? Das darf nur ich! Geh mal weg.«

Ich sagte Leon, dass er lieber nochmal zu mir kommen soll. Er kletterte auf meinen Schoß und rückte so nah an mich heran, bis seine Stirn meine berührte und ich seine Augen viermal vor mir sah. Ich konnte seinen Kopf gerade noch mit beiden Händen halten, bevor er mir einen Kopfstoß verpasste.

»Nein, so nicht, Leon«, und dann, nach einer kurzen Pause, »du bist wütend, glaube ich.«

Leon bleckte seine strahlend weißen Haifischzähne.

»Vielleicht wäre ich das an deiner Stelle auch, weißt du? Wir haben über Sabina gesprochen, und es ist ja auch traurig, dass du nicht so wie Julien bei deiner Mama bist.«

»Bin ich doch.«

»Ja, natürlich, aber ich meine ...«

»Weil ich bei einer anderen Mama im Bauch war?«

»Genau. Weil es bei dir anders ...«

»Ich bin ein Frosch!«, unterbrach er mich. Er hüpfte mir vom Schoß, auf Julien zu. »Quak, fütter mich, ich bin der Pizzafresserfrosch, Quaaak!«

Ich fühlte mich abgehängt. Für ein paar Sekunden empfand ich Ohnmacht, und sie gehörte mir allein. Es war das Gefühl, nicht gesehen zu werden, egal, wie ich mich abmühte. Ich kannte es, seit ich ein kleines Mädchen war.

Julien weinte in dieser Nacht. Als ich ihn hochnahm, stemmte er die Arme gegen meine Brust. Er schrie panisch »nein« und »andere Mama«. Sein Blick wirkte verschleiert, entrückt, wie in einer inneren Welt gefangen, die ihn von mir trennte.

»Aber ich bin es doch, ich bin deine Mama, nur ich!« Mein Herz raste wild, ich glaubte für einen Moment ernsthaft, Julien habe beschlossen, wenn es eine Auswahl an Müttern gab, dann wollte er doch lieber eine andere haben als mich. Erst als ihn auf den Boden stellte, ging ein Ruck durch seinen Körper. Sein Blick wurde klar und er stand vor mir, so winzig, so hilflos, die verweinten Augen weit aufgerissen, zu Tode erschrocken sah er aus. Er hängte sich an meine Beine, umklammerte meinen Hals, als ich ihn auf den Arm nahm, und später, als er bei mir im Bett schlief, hielt er sich noch immer an mir fest. Ich blieb lange wach, hatte Angst, ihn im Stich zu lassen, wenn ich einschlief, anstatt über ihn zu wachen. In jener Nacht wurde mir erst so richtig klar, dass Leons Geschichte nicht nur seine war. Sie war auch Juliens Geschichte. Es war die von Ben und mir. Wenn einer sich bewegt, bewegen sich alle mit, und wir tanzten miteinander in etwas hinein, für das wir nie geprobt hatten.

Zwei Wochen später fing Leon ganz von selbst an, nach Sabina zu fragen. Er hatte die Tür geöffnet zu dem Raum, in dem es noch eine andere Mutter gab als mich. Wir betraten ihn gemeinsam, seine kleine Hand in meiner. Erst als Sabina aufhörte, ein Gespenst zu sein, nahm sie Gestalt in unserer Beziehung an. Nie zuvor hatte ich mich so sehr als Leons Mutter gefühlt, nie hatte er mich so angenommen.

Julien war abwechselnd schockiert und fasziniert darüber, dass man seine Mutter verlieren und dann sogar zwei haben konnte. Jeden Abend erzählte er mir mit den Worten eines Zweijährigen, dass er aus meinem Bauch kam, und Leon nicht. Es war wichtig für ihn, das festzuhalten. Eine Zeit lang glaubte ich, Sabina war das Mosaiksteinchen, das uns gefehlt hatte. Wenn ich Leon abends vorlas, konnte er sich nicht eng genug an mich schmiegen. Gelegentlich musste Julien dazwischengehen, damit wir es nicht übertrieben.

Eines Abends im November machte ich nach dem Sandmännchen den Fernseher aus. Leon schnellte vom Sofa wie ein Springteufel. »Mach das sofort wieder an, Mama. Sonst bringe ich dich zum Weinen. Ich kann das nämlich!«, und vor Schreck hätte ich wirklich fast angefangen zu weinen, denn seine Augen waren starr und etwas wässrig, und ich verstand, dass ich ihn gerade wieder verloren hatte. Einfach so, weil ich ohne Vorankündigung auf den roten Knopf der Fernbedienung gedrückt hatte.

Ich stöberte nächtelang im Kopf, was ich übersehen haben könnte. Ich wusste, dass Leon nichts weniger brauchte als eine Mutter, die an sich zweifelte. Aber ich fühlte mich hilflos, verloren. Brach in Tränen aus, wenn Ben vom Dienst nach Hause kam und mich fragte, wie mein Tag war. Auf Herrn Dunzeks Anraten beantragten wir Familienhilfe. Es kostete mich Überwindung. Als wäre ich unfähig zu tun, was andere nebenbei erledigen: ein Kind großziehen. Es reichte mir nicht, dass Leon mich fertigmachte, ich machte mich auch noch selbst fertig.

Das Jugendamt schickte uns eine junge Sozialpädagogin. Sie riet uns zu Aufklebern und Smileys, zu einer Wetterkarte für gutes Benehmen mit strahlender Sonne und schlechtem Benehmen mit bösen Wolken, und als Leon sich von all dem nicht beeindrucken ließ, sogar zu einem Kriegsbeil, das wir zusammen aus Pappe basteln und verzieren sollten. »Wenn Leon sich nicht an die Regeln hält«, erklärte sie uns, »hängen Sie das Kriegsbeil über seine Zimmertür. Solange es draußen ist, gibt es keine Süßigkeiten und kein Fernsehen. Leon kann den Zustand mit gutem Benehmen wieder aufheben.«

Leon war begeistert. Bis er merkte, dass es wirklich keine Süßigkeiten und kein Fernsehen gab. Aber dann benahm er sich nicht besser, sondern er rächte sich an uns. Mit jedem weiteren Tag ohne Fernsehen und Süßigkeiten wurde es schlimmer, bis Ben und ich zu Beginn der Adventszeit kapitulierten. Keiner von uns hatte Lust zu erfahren, was los wäre, würden wir Leon verbieten, den Adventskalender zu öffnen.

»Es war eine blöde Idee«, beschwerte ich mich bei Rebecca, die auf dem Heimweg von der Arbeit vorbeigekommen war. Sie hatte Scotty dabei, den altersschwachen Labrador ihrer Eltern, weil diese ihr neugeborenes Enkelkind in Stuttgart besuchten.

»Nichts funktioniert bei Leon«, sagte ich, »nicht der Ganztageskindergarten. Nicht die Therapeutenanweisungen.« Am Nachmittag erst hatte ich Leon vor lauter Wut die Probedeutung wie einen Vorwurf entgegengeschleudert. *Du hast Juliens Feuerwehrauto nur deshalb kaputt gemacht, weil er so schön alleine damit spielen kann und du nicht!*

Rebecca kraulte Scotty, der seine Schnauze in ihren Schoß gelegt hatte. »Ich möchte wirklich nicht mit dir tauschen, Anton. Da kommen mir die Streitereien mit meiner Mutter gleich viel harmloser vor. Als ich vorhin Scotty abholte, hat sie nicht mal danke gesagt, sondern nur, dass sie bei mir ja vergeblich auf ein Enkelkind warten kann. Und dann ging es nur noch um meine Schwester und ihr Baby, blabla ...«

Ich nahm zwei Sektgläser aus dem Hängeschrank. So war es oft. Ich wollte über Leon reden, und sie fing wieder mit ihrer Mutter an. Dann hatte sie als älteste von fünf Mädchen eben zu wenig Aufmerksamkeit von ihrer Mutter bekommen. Ich fand, irgendwann musste sie loslassen. Sie war erwachsen. Und ihrem Vater - einem verpeilten Uni-Professor - gegenüber viel gnädiger. Ich dagegen hatte wirklich Probleme mit Leon. Ich konnte es mir nicht leisten, in einer Dauerschleife in der Vergangenheit festzuhängen.

Ich zog den Ärmel meines Rollis über den Handballen, löste den Korken mit einem sanften Plopp.

»Wir landen noch bei den anonymen Alkoholikern, wenn wir nicht aufhören, unsere Sorgen im Sekt zu ersäufen«, sagte Rebecca, wirkte aber nicht sonderlich beunruhigt darüber.

Ich hatte mich wirklich danach gesehnt. Dass die Kinder schlafen und Rebecca kommt, Ben würde erst spät in der Nacht hier sein. Ich hatte mich gesehnt nach der beruhigenden Wirkung des Alkohols. Noch während ich uns einschenkte, nahm ich mir vor, weniger zu trinken. Egal, wie sehr Leon mir zusetzte. Lieber ein schönes Bad nehmen am Abend. Ein gutes Buch lesen. Oder endlich wieder zeichnen.

Ich setzte mich zu Rebecca und zündete mit einem Streichholz die Kerze des Adventsgestecks an. Leon hatte es im Kindergarten gebastelt.

»Hast du es eigentlich nie bereut? Das mit der Adoption?« Ich schüttelte das Streichholz hektisch aus. Was für eine Frage! Allein der Gedanke war so etwas wie die achte Todsünde. »Ich liebe Leon!«, sagte ich.

»Klar liebst du ihn. Aber du könntest es so schön haben mit Ben und Julien.« Rebecca sah mich an, als dürfe man sowas sagen.

»Wenn es Julien überhaupt gäbe, ohne Leon«, sagte ich.

»Ich finde, es wäre trotzdem normal, wenn du es manchmal bereust. Du bist keine Heilige, Anton. Manchmal kriegt man die Dinge eben nicht so hin, wie man es sich vorgestellt hat.«

Das hatte Ben kürzlich ebenfalls zu mir gesagt, nur nicht so nett. Ob ich einen Weltrekord im Beste-Mutter-Sein aufstellen wolle. Und dass er sowas aus seinem Elternhaus nicht kenne, wieder mal. Ob ich nicht ein bisschen gelassener sein könne. Und mehr Mut aufbringen, mal einen Fehler zu machen, ohne dass davon gleich die Welt untergeht. Frau Jakobi. Der Kinderpsychiater. Ben. Rebecca fand also auch, dass ich zu hohe Ansprüche an mich selbst stellte. Ich verabscheute es, Fehler zu machen. War immer stolz darauf gewesen, dass ich mir selbst so wenig durchließ.

Rebeccas Worte lagen so nah bei dem, was Ben gesagt hatte. Und so fern von dem, wie ich mich sehen wollte.

»Schön, dass du so viel weißt über Heilige und gut, dass Leon bei mir ist und nicht bei dir«, sagte ich, aber viel lieber hätte ich losgeschrien, warum eigentlich alle immer glauben, ich könnte einfach meine Meinung über mich selbst ändern.

»Ich an deiner Stelle hätte Leon schon längst an die Wand getackert«, sagte Rebecca. »So, wie er sich aufführt.«

Ich fuhr mit dem Fingernagel einen Wachsfleck nach, der sich auf der roten Filzunterlage krümmte wie ein Embryo.

»Du bist nur noch Mutter, Anton. Wann hast du zum letzten Mal gezeichnet?«

Ich merkte, wie ich müde wurde. Wenn sie doch nur damit aufhören würde. Ich hatte einfach keine Energie zum Zeichnen, obwohl es mir so sehr fehlte, dass es fast wehtat.

»Leon ist traumatisiert«, sagte ich, »sowas macht man nicht mal so nebenbei, Becca. Ich weiß, dass er sich nach Liebe sehnt. Aber er kann sie trotzdem nicht zulassen. Immer wenn es gut ist, zerstört er es wieder.«

Rebecca nippte an ihrem Sekt. »Vielleicht ist es einfach so: Du kommst auf die Welt, und dann hast du entweder eine Mutter, die dich liebt und dir das Gefühl gibt, liebenswert zu sein, oder eben nicht.«

Ich sah meine Freundin an, war nicht sicher, ob sie über Leon sprach oder über sich selbst. »Und wer sich nicht für liebenswert hält, kann sich nicht lieben und vom Gegenteil überzeugen lassen?«

Rebecca nickte.

»Aber vielleicht lässt sich ja doch was nachholen. Ich glaube, es ist nie alles für immer verloren. Für niemanden.«

»Ja, vielleicht«, sagte Rebecca. Stille trat zwischen uns ein. Das Licht eines Autoscheinwerfers drang durch die Ritzen zwischen den Lamellen und legte dünne Balken über die Spüle, auf den Boden, erhellte die Wohnküche für wenige Sekunden, dann zog es sich wieder zurück. Nur die Adventskerze flackerte zwischen Rebecca und mir auf dem Tisch. Wir schraken beide zusammen, als es klingelte.

Zweimal kurz, einmal lang. Scotty ließ unter dem Tisch einen lahmen Beller los. Ich stand auf. »Das ist Philipp. Ich habe ein Päckchen für ihn angenommen.«

»Lad ihn doch auf ein Bier ein. Wir könnten ein wenig Aufmunterung gebrauchen«, sagte Rebecca und sah zur Wanduhr, »Es ist neun. Ein halbes Stündchen noch, was meinst du?«

Ich musste lachen. »Aber Becca, was sind denn das für Herzchen in deinen Augen?«

Wir saßen zu dritt am Küchentisch, und die beiden flirteten miteinander, wie sie es schon seit zwei Jahren taten, ohne dass etwas geschah. Sie flirteten auf eine Art, die jeder bemerkte, nur sie selbst nicht. Rebecca war eine harte Nuss, wenn es um die Liebe ging. Sie sehnte sich nach einer Beziehung. Aber sie ließ Männer kaum an sich heran.

Manchmal kam sie mir trotzig vor wie Leon. Als warte sie noch immer auf den erlösenden Liebesbeweis ihrer Mutter, bevor sie zuließ, dass ein Mann ihr wirklich nahekam. Zum Beispiel Philipp. So wie man an einer verschlossenen Tür rüttelt und nicht sieht, dass daneben eine andere offensteht, durch die man ganz einfach hindurchgehen könnte, in einen neuen Raum.

6

»Alors, sind die Jungen noch wach?«, fragte meine Schwiegermutter am anderen Ende der Leitung in Frankreich.

»Ben hat sie ins Bett gebracht und ist mit ihnen eingeschlafen.« Ich räumte Spielzeug vom Wohnzimmerboden in die Kiste, den Hörer zwischen Ohr und Schulter geklemmt. »Morgen geht's nach Kroatien. Das erste Mal Segeln mit den Kindern, bevor Ben in den Pfingstferien wieder fliegen muss.«

»Das ist aber doch gefährlich, n'est-ce pas? Sie sind noch klein!«

»Rebecca und Philipp kommen mit. Vier Erwachsene auf zwei Kinder. Es wird uns allen guttun. Leon provoziert mich von morgens bis abends, und dann die blöde Kindergarteneingewöhnung mit Julien.« Seit Wochen versuchte ich es schon in einer Eltern-Kind-Gruppe, aber er hasste es, und wenn ich ehrlich war, ich inzwischen auch.

»Julien wird immer anhänglicher. Vielleicht ist er mit zweieinhalb einfach noch zu klein für sowas.« Aber der Platz war jetzt frei und bis zu seinem dritten Geburtstag längst vergeben.

»Du willst ihn herausnehmen? Das wäre ein Fehler!«

»Er weint morgens beim Aufstehen, er weint jeden Abend beim Einschlafen, er weint im Kindergarten.« Und ich weinte, wenn ich allein im Auto nach Hause fuhr, der leere Kindersitz neben mir wie eine stumme Anklage. »Sobald ich auch nur für eine Sekunde aus seinem Blickfeld verschwinde, wird er panisch. Er wirkt komplett überfordert. Ich bin es allmählich auch!«

»Er muss es lernen. Bei uns in Frankreich gibt es so etwas nicht. Julien weiß genau, dass er nur zu schreien braucht, wenn Leom ihn mal ärgert, und schon kommt einer von euch. Leon zieht immer den Kürzeren. Julien sollte nicht lernen, dass er damit durchkommt. Er muss Sozialverhalten lernen. Sich behaupten.«

»Leon ist älter. Er ist ihm überlegen.« Ich warf einen Puzzlewürfel in die Spielzeugbox. »Was ist mit *seinem* Sozialverhalten?«

»Leon ist auch noch klein. Vielleicht versteht er nicht, was du von ihm erwartest.«

Leon verstand mit seinen fünf Jahren eine ganze Menge. Am Vortag auf dem Waldspielplatz hatte er auf eine andere Mutter gezeigt, die an jeder Hand einen Jungen hielt. Leon blieb nie bei mir an der Hand. Er hatte auf sie gezeigt und gerufen, so dass der ganze Wald es hören konnte: *Schau mal Mama, so wie die da drüben, so hättest du das auch lieber mit mir und Julien.*

»Ich weiß, du bemühst dich um beide. Aber Leon sieht, wie deine Augen strahlen, wenn du Julien ansiehst. Jeder sieht das.«

Etwas in mir sank. Jetzt verrieten mich schon meine Augen. »Genau. Ich, die böse Stiefmutter, die noch ein rechtes Kind bekommen hat.«

»Mon Dieu! Lass dich nicht so schnell ins Boxhorn jagen! Ich finde nur, du tust Julien keinen Gefallen, wenn du ihn so beschützt. Leon hat auch in den Kindergarten müssen, als er drei war.«

Ich kickte mit der Fußspitze gegen das Bobbycar, es machte einen empörten kleinen Hüpfer. »Leon *wollte* unbedingt in den Kindergarten! Er hat sich vom ersten Tag an nicht einmal umgedreht nach mir, keine einzige Träne, so aufregend fand er das alles. Außerdem ist Julien noch nicht mal drei!« Ich wusste nicht, was mich mehr ärgerte. Dass ich mich ins Boxhorn jagen ließ, oder dass Cécile mich ins Boxhorn jagte und dann auch noch sagte, ich solle mich nicht ins Boxhorn jagen lassen. Der Vorwurf, ich behandle meine Kinder ungerecht, drang tief in mich ein. Es war ein Kampf, der Cécile zu gelten schien, aber eigentlich war es ein zähes Ringen mit mir selbst. Seit Jahren schon. Ich versuchte mit aller Kraft, gelassen zu sein. Aber ich *war* es einfach nicht. Ich versuchte, mir meine Gefühle zu erlauben, egal, wie mies sie waren und ungerecht, ich sehnte mich danach, die Dinge einfach laufen zu lassen. Ich flehte mich praktisch selbst um Gnade an. Dann liebte ich Julien eben anders als Leon. Es ist, was es ist, sagt die Liebe. Aber ich konnte nicht aufhören, mich schuldig zu fühlen. Die einzige Möglichkeit, nicht auszuflippen, wenn Leon mich provozierte, wenn er nicht auf mich hörte, wenn er mit Schimpfworten und Sachen nach mir warf, bestand darin, eine unsichtbare Wand zwischen ihm und mir hochzuziehen, an der solche Dinge abprallten. Dann blieb ich ruhig und gelassen und redete mit ihm wie eine Sozialarbeiterin. Wollte ich die Wand wieder runterfahren, knirschte sie wie eine Autoscheibe, die über Nacht vereist war. Ich wusste, dass ich von meinem Weg abgekommen war. Aber von welchem eigentlich? Ich konnte nicht innehalten, mich nicht umsehen. Ich versank immer tiefer im Treibsand meiner selbst.

***

Ben und ich waren uns einig. Juliens Kindergartenqual sollte ein Ende haben. Dann blieb er eben noch ein Jahr zuhause, und ich mit ihm. Er würde älter und reifer werden, und welche Rolle spielte ein Jahr im Vergleich zu einem ganzen Leben. Ben teilte nicht die Ansicht seiner Mutter, was ein kleines Triumpfgefühl in mir auslöste. Und er hatte auch keine Lust, in seiner freien Zeit in einer Eltern-Kind-Gruppe im Garten zu arbeiten oder Baumhäuser zu bauen. Ich fühlte mich befreit von einer grässlichen Bürde, war voller Vorfreude aufs Segeln. Leon konnte es kaum erwarten, aufs Boot zu kommen. Aber schon nach einem Tag hasste er es, auf so engem Raum mit vier Erwachsenen zu sein. Leon brauchte seine Geheimnisse, und wenn es nur ein versteckter Kaugummi war. Seine Laune wurde von Tag zu Tag übler.

Ben ließ ihn ans Steuer, aber Leon riss das Ruder blitzschnell herum, vereitelte eine Wende oder lockte Julien zur Reling und animierte ihn, dort herumzuturnen. Er akzeptierte Ben nicht als Käpt´n und ließ sich von niemandem etwas sagen, versteckte die Seekarte oder unseren Wein. Erst, wenn wir am späten Nachmittag in einer Bucht anlegten, hob sich seine Laune. Wenn Philipp und Ben mit ihm schnorchelten, wenn wir im Hafen waren und es etwas zu sehen gab.

Herr Dunzek kritzelte wild auf seinem Block herum. Dann sah er auf. »Klingt nicht nach einem erholsamen Urlaub.«

Wie verabredet zuckten wir beide mit den Schultern. Seit wann ist Urlaub erholsam, wenn man kleine Kinder hat?

»Leon ist froh, dass er jetzt wieder in den Kindergarten kann, trotz des vielen Ärgers, den er auch dort hat«, sagte ich.

»Und bei Julien? Sie haben vor den Ferien von der schwierigen Eingewöhnung im Kindergarten berichtet.«

Als ich Juliens Platz gekündigt hatte, war die Reaktion der Erzieherinnen kühl, etwas beleidigt ausgefallen. Ich rechnete damit, dass auch Herr Dunzek unsere Meinung nicht teilte, und ich lag richtig damit. Er klang wie meine Schwiegermutter. »Manchmal signalisiert die Mutter dem Kind unbewusst, dass es nicht gut ist, sich zu trennen.«

»Bei mir ist das nicht so. Mir fällt die Trennung nur schwer, weil er im Kindergarten weint und unglücklich ist.«

»*Bewusst* ist das sicher so«, sagte Herr Dunzek, »und doch vertrauen Sie nicht darauf, dass er den Trennungsschmerz überwinden kann.«

»Doch, habe ich. Aber wenn es nach vier Monaten immer schlimmer wird, dann frage ich mich, ob ich ihn damit noch fördere oder schon überfordere.« Etwas rollte sich in meinem Innersten zusammen, stellte die Stacheln auf.

»Wie gut können Sie denn Ihren eigenen Schmerz zulassen, wenn Julien von Ihnen getrennt ist?«

»Wenn er keinen hat, habe ich auch keinen!«

»Wo ist Julien jetzt?«

»Bei meiner Freundin. Ist das ein Verhör? Ich bin nicht die Glucke, für die Sie mich halten«, sagte ich mit Nachdruck und suchte in seinem Gesicht nach Anzeichen, dass er mir glaubte. Ich fand keine. Er sah zwischen Ben und mir hin und her, befühlte seine Unterlippe, und blieb an Ben hängen. »Ihre Söhne brauchen eine männliche Identifikationsfigur. Ihr kleiner Sohn braucht den Vater, um sich aus der engen Mutterbindung lösen zu können. Und Leon braucht Ihre Präsenz, damit er nicht all seine negativen Bindungserfahrungen ungefiltert auf Ihre Frau überträgt.«

»Das sagt sich leicht als Therapeut, der jeden Abend nachhause kommt«, sagte Ben gereizt, »außerdem bin ich an meinen flugfreien Tagen für meine Söhne da.«

»Aber wir sind uns einig, dass Sie oft tagelang nicht da sind? Und Sie sehen selbst die Schieflage. Julien schafft es nicht im Kindergarten. Und bei Leon scheint nichts zu wirken.« Herr Dunzek legte sein Klemmbrett beiseite. Der Auftakt zu einer gewichtigen Ansage. »Ich arbeite jetzt seit über einem Jahr mit Leon, aber ich sage Ihnen ganz offen, dass ich kaum an ihn herankomme. Ich sehe doch, dass Leon Sie ans Limit bringt. Ich möchte Ihnen deshalb etwas vorschlagen. Ich denke schon seit einer Weile darüber nach. Ist Ihnen der Birkhof in der Nähe von Augsburg ein Begriff?«

Wir schüttelten beide den Kopf.

»Ein psychotherapeutisches Heim für Kinder bis zwölf. Die Kinder leben in Wohngruppen mit ihren Therapeuten und deren Familien. Die Therapie findet dort nicht in Sitzungen, sondern durch das Übertragungsgeschehen im Alltag statt. Die Kinder entfalten im Laufe der Zeit ihre Problematik automatisch bei ihrer neuen, professionellen Bezugsperson. So wird eine therapeutische Bearbeitung ohne familiäre Verstrickungen möglich.«

Ein Anflug von Panik erfasste mich, ein riesiger Vogel, der seine Flügel in mir ausbreitete. Ich konnte nichts sagen.

»Wir sollen unseren knapp sechsjährigen Jungen in ein Heim geben?« Bens Worte klangen wie eine Drohung, nicht wie eine Frage.

»Für eine angemessene Zeit. In der Regel sind das etwa zwei Jahre.«

»Zwei Jahre?«, rief ich schockiert.

»Er kommt nächstes Jahr in die Schule«, sagte Ben.

»Beschulung findet auch auf dem Birkhof statt. Das wäre kein Problem. Man wird Leon nur in der Trennung von der Mutter erreichen können.«

Ich war am ganzen Körper erstarrt, atmete flach, wollte nichts aufnehmen von dem, was er gerade gesagt hatte.

»Und mit Trennung meine ich nicht nur Stunden oder Tage.«, fuhr Herr Dunzek mit unbeirrbarer Grausamkeit fort, »hier bei mir ist Leon glatt und kontrolliert. Er lässt sich in diesem Setting nicht in die Karten schauen.«

Ben stützte die Ellbogen auf seinen Knien ab. »Aber das ist ihr Job, an ihn heranzukommen, oder etwa nicht?«

»Ich bin Therapeut, kein Zauberer.« Herr Dunzek lehnte sich zurück. »Leon wird Sie testen, bis Sie dekompensieren, Frau Wolff.«

»Oder bis ich ihn weggebe. Zum Beispiel in ein psychotherapeutisches Heim. Damit er endgültig das Vertrauen verliert!« Mein Herz schlug hart, es schlug überall.

»Nicht, wenn er in professionelle Hände kommt. Natürlich würde eine Trennung zunächst einmal seine größte Furcht, verlassen zu werden, bestätigen. Aber dann wird er merken, dass Sie ihn nicht wirklich verlassen. Sie besuchen ihn und werden in die Therapie mit eingebunden.«

»Er würde uns diesen Verrat nicht verzeihen«, sagte ich. »Er kann nicht mal kleine Verbote hinnehmen, ohne sich dafür zu rächen.«

»Möglich. Vielleicht braucht er aber auch Zeit, zu genesen, Frau Wolff, und zwar ohne dabei jeden Tag zuzusehen, dass seine Mutter den leiblichen Sohn mehr liebt als ihn.«

Mein Herzschlag, der sich gerade beruhigt hatte, raste wieder los. »Ich dachte, ich brauche mich nicht schuldig zu fühlen wegen Julien?«

»Das brauchen Sie auch nicht. Aber es sieht so aus, als könnte Leon mit der Tatsache, dass Sie Julien bekommen haben, nicht umgehen.«

»Und da hilft es ihm, wenn er weggegeben wird in ein Heim?«, sagte Ben mit scharfer Stimme, »damit er nicht mehr sehen muss, dass die Mutter ein leibliches Kind hat?«

Herr Dunzek hob beide Hände wie zur Verteidigung. »Es ist mein Rat. Ihre Entscheidung. Ich habe mit Leon jetzt mehr als die Hälfte der kassenfinanzierten Stunden verbraucht. Im Birkhof gibt es Wartezeiten von Monaten. Wenn Sie sich dafür entscheiden, bliebe noch ausreichend Zeit, ihn darauf vorzubereiten. Denken Sie in Ruhe darüber nach.«

Die Straße lag dunkel eingefärbt vor uns. Die Luft dampfte. Es musste geregnet haben in der Zwischenzeit. Passanten mit hochgestellten Kragen und zusammengeklappten Regenschirmen oder Knirpsen in der Hand eilten vorbei. Ich stieg ins Auto. Ben setzte sich auf den Beifahrersitz. Keiner sagte etwas. Nicht mal das Radio lief. Nur das leise Brummen des Motors. Eine Baumallee glitt an uns vorüber, Häuser, Geschäfte, Leute, die an der Ampel warteten. Alles hatte nichts mit mir zu tun. In meinem Kopf hallte immer derselbe Satzfetzen wider, an dessen Worten ich mich entlanghangelte. *Ohne jeden Tag dabei zuzusehen, dass seine Mutter den leiblichen Sohn mehr liebt als ihn.*

Und wenn ich durch war, fing ich wieder von vorne an.

Ben und ich taten zwei Wochen lang so, als hätte dieses Elterngespräch nie stattgefunden. Manchmal braucht es Zeit, bis man dem Monster in die rotglühenden Augen blicken kann. Als Carmen Neubauer wegen eines Treffens anrief, kam mir das gerade recht. Ich lud sie fürs Wochenende ein. Mir war jede Ablenkung willkommen. Ich mähte den Rasen, obwohl Ben das sonst machte, kaufte ein, obwohl Ben und die Kinder das sowieso tun würden, buk Kuchen, obwohl ich backen hasste.

Und ich ölte den Holztisch auf der Terrasse, an dem Carmen und ich schließlich alleine saßen. Die Männer waren mit den Kindern im Park. Sie probierten den silberfarbenen BMW mit Fernbedienung aus, den die Neubauers Leon geschenkt hatten. Julien bekam nur eine Tafel Kinderschokolade. Er war erst zwei. Und er war nicht Carmens Neffe. Trotzdem ärgerte ich mich darüber. »Leon ist fünf und der BMW ab acht Jahren.« Ich stellte meinen Teller auf die Serviette, bevor sie im Wind davonflatterte. »Und überhaupt. Es ist nicht Ostern oder Geburtstag.«

Carmen winkte ab. »Ach, das hab ich gern getan. Man muss Leon fördern, schlau wie er ist.« Sie blinzelte in die Sonne, die zwischen den Wolken durchbrach. »Die Kinder sollen es besser haben als ich in meiner Kindheit.« Sie klang nicht wie eine 33-Jährige, sondern wie eine ältere Tante, die jede Menge Gepäck im Rucksack mit sich herumschleppt.

»Ich will doch etwas tun für das Kind meiner Sabina. Nichts gegen euch, Toni, aber Leon hätte eigentlich zu uns gehört.«

Ich fand, ich sollte etwas darauf sagen. Mich abgrenzen.

Aber ich hatte keine Idee, wie. Mein Kopf war leer.

»Ich hätte ihr doch geholfen mit dem Kind«, jammerte Carmen weiter.

»Dann hättest du jetzt vier, mit eurer Pflegetochter Cinzia fünf Kinder.« Ich fand, das war genug. »Wo ist Sabina eigentlich begraben? Auf Mallorca?«

Carmen nickte. »Ihr Mann wollte es so. Wir fliegen im Sommer hin. Leon nehmen wir auch mal mit, damit er das Grab seiner Mutter besuchen kann.«

Sie sagte das mit einer Bestimmtheit, als bräuchte sie dafür nicht unsere Zustimmung. Manchmal kam sie mir vor, als gäbe es für sie nur sich selbst, und nochmal sie, dann ihre Kinder, Leon inbegriffen, und erst weit hinten noch ein paar andere Statisten, die auch eine Rolle spielen dürfen. Wir zum Beispiel.

»Ich glaube, niemand kennt das Kind meiner Zwillingsschwester so gut wie ich. Er ist wie ein Sohn für mich.«

»Ich kenne ihn jetzt ja aber auch schon ein paar Jahre!«.

Und er war mein Sohn, nicht ihrer! Dieses ganze Zwillingsgetue ging mir allmählich auf die Nerven. Als wären wir Einlinge nur halbe Menschen und Adoptiveltern sowieso. Dann tippte mir ein hässlicher Gedanke von hinten auf die Schulter: Was, wenn Carmen Leon wirklich besser versteht, als ich es jemals tun werde? All die Schwierigkeiten. Wenn es doch so etwas wie eine Chemie der Gene gibt? Entweder, sie passt, oder sie passt nicht?

Vielleicht war es aber auch so schwierig für Leon und mich, weil sie sich so an ihm festkrallte?

»Hast du schonmal darüber nachgedacht, dir psychologische Unterstützung zu holen?«, sagte ich vorsichtig, »damit du Leon besser loslassen kannst?«

Carmen sah mich an, als wäre das Wort Empörung eigens für sie geschaffen worden. »Ich brauche keinen Psychologen«, sagte sie, »ich brauche den Jungen!«

»Leon ist nicht für deine Bedürfnisse zuständig, Carmen!« Ich wusste, dass meine Worte keinerlei Wirkung entfalten würden. Das war bei Carmen ähnlich wie bei Leon. Viel später erst wurde mir die emotionale Wucht ihrer Worte bewusst. Dass sie Leon brauchte. Und ich hatte nicht durchgegriffen und Leon davor geschützt. Weil ich einfach nicht sicher war, ob Leon seine Tante vielleicht genauso brauchte wie sie ihn. Als Ben und Robert mit den Kindern zurückkamen, grübelte ich immer noch darüber nach.

Es war immer dasselbe, wenn wir seine leibliche Familie getroffen hatten. Leon war außer Rand und Band. Er kreischte und flatterte mit den Armen wie ein überdrehtes Huhn, rannte und winkte dem Familienvan der Neubauers hinterher, dann drehte er sich zu uns um und pinkelte in die Hose. Später tanzte er im Wohnzimmer mit dem BMW vor Julien auf und ab und wollte ihm nichts von den Süßigkeiten geben, die er von Carmen bekommen hatte, bis Julien heulte.

»Hör auf damit, Leon, du bist ja richtig gemein zu ihm.«

»Ja, es reicht, Leon«, sagte Ben, »warum nimmst du nicht dein tolles Auto und spielst auf der Terrasse damit?«

»Okay Papa.«

Ben und ich sahen einander erstaunt an. Wir hatten Widerstand erwartet. Aber Leon klemmte sich das Auto unter den Arm. »Den nehm ich morgen mit in den Kindergarten.«, verkündete er im Rausgehen.

»Nein! Nicht Kindergarten!«, rief Julien.

»Nicht du.« Ben sah Julien nachdenklich an, »er ist wirklich noch nicht so weit«, sagte er zu mir und fischte eine Schokokugel aus der Schale vom Couchtisch. »Noch wer?«

Ich schüttelte den Kopf. Julien formte mit beiden Händen eine Schale, in die eine Menge Schokokugeln hineinpassten.

»Was treibt eigentlich Leon da draußen? Es ist so verdächtig still.« Ich hievte Julien von meinem auf Bens Schoß. »Ich seh mal nach ihm.«

Der BMW lag im Gras. Leon stand auf der Terrasse. Ich kannte dieses Lächeln, als zögen unsichtbare Fäden seine Mundwinkel nach oben, und ich kannte den leeren Blick. Ich sah die schwarze Masse, die an seinen Handflächen klebte, er streckte sie mir entgegen. Sah den Haufen orangefarbener Nacktschneckenleichen auf der Terrasse, deren Innereien hervorquollen und in der Sonne trockneten, von Fliegen umkreist. Er musste sie mit bloßen Händen zerquetscht haben. Mir wurde übel. Ich wollte ihn fragen, warum er das getan hatte. Aber meine Zunge fühlte sich riesig und taub an. Ben kam mit Julien raus, blieb neben mir stehen. Die Schneckenleichen hatten eine medusenhafte Wirkung. Wer sie sah, versteinerte. Nur Julien wollte von Bens Arm und ging in die Hocke, um sie zu genauer zu betrachten.

Es dauerte Tage, bis der zähe, schwarze Schleim vollständig entfernt war. Wir schrubbten mit Bürste und Seife, an seinen Händen und auf den Terrassenfliesen.

»Mama, warum geht das eklige Zeug nicht mehr weg?« Leon betrachtete die schwarzen Flecken auf seinen Handflächen.

»Das ist Angstschleim«, erklärte ich ihm, »ich habe im Internet gelesen, dass diese Schnecken ihn automatisch absondern, wenn sie Angst haben. Er ist so zäh, dass die Vögel diese Schnecken deshalb lieber nicht fressen, weil sie an dem Schleim ersticken würden. Du merkst ja selber, wie klebrig er ist.«

Leon warf sich in die Brust. »Und haben die Schnecken dann Angst gehabt vor mir? So richtig?«

»Es ist kein Kunststück, als großer Mensch so winzigen Schnecken Angst zu machen, findest du nicht?«

Er zuckte nur mit den Schultern. Ich rubbelte etwas fester an seiner Handfläche. »Warum hast du die Schnecken zerquetscht, Leon?«

Erneutes Schulterzucken. »Weiß nicht.«

»Vielleicht warst du traurig, weil der Besuch weg war? Oder wütend, weil wir dich rausgeschickt haben und Julien bei uns geblieben ist?«

»Irgendsowas«, sagte Leon. »Krieg ich was von den Gummibärchen von Carmen?«

»Nein!« Ich legte die Bürste weg und sah ihn an. »Es gibt jetzt keine Gummibärchen für dich.«

»Soll ich dich auch zerquetschen, Mama? Oder Juli? Soll ich den mal zerquetschen?«

»Und soll ich deine Süßigkeiten von Carmen in den Müll werfen?«, sagte ich ungehalten, »und den blöden BMW gleich hinterher?«

Leon wusste, dass ich nichts davon tun würde. Er wusste, dass ich Angst davor hatte, gemein zu sein. Er kannte mich durch und durch. Ich dagegen ließ mich immer wieder aufs Neue von ihm überraschen.

Ich war schon im Bett, als Ben das Fenster kippte und sich neben mich legte. »Was, wenn wir hier das Unmögliche versuchen und Herr Dunzek recht hat, mit diesem Heim?«

»Du meinst, wenn wir alles nur noch schlimmer machen, nur weil wir Angst vor diesem Schritt haben?« Endlich aufhören, es totzuschweigen. Und das beklemmende Gefühl des Verrats, das zwischen meinen Worten hervorlugte.

»Hast du seine Augen gesehen? Als würde er das alles genießen. Die Schnecken. Dass wir uns aufregen. Sogar die Bärumarmungen.«

»Bei den Bärumarmungen ist das ja auch der Sinn. Sie sollen ihm Halt geben«, sagte ich.

»Aber sein Verhalten ändert sich nicht. Hier ist immer der Teufel los. Seine Zimmertür müsste man auch mal abschleifen, so hat er sie zugerichtet.«

»Ich weiß. Aber Leon ist noch nicht mal sechs.« Ich atmete ein paarmal ein und aus, um ruhiger zu werden. Es wühlte mich alles so auf. »Er würde uns nie wieder vertrauen, wenn wir ihn da hingeben.«

»Vertraut er uns jetzt? Vertraut er überhaupt jemandem? Und denk doch mal an Julien.« Ben stützte sich auf dem Ellbogen ab und sah mich an. »Wir könnten doch mal anrufen und uns unverbindlich erkundigen. Nur mal sehen, ob es überhaupt eine Möglichkeit wäre.«

»Und ein Telefonat bedeutet schließlich noch gar nichts«, sagte ich mehr zu mir selbst als zu Ben und wusste schon, dass ich morgen anrufen würde. So lief es immer bei uns. Er delegierte die emotionalen Dinge an mich und ich nahm sie dankbar an, weil ich ein Gefühl von Kontrolle brauchte, wenn es schwierig wurde. Mein Brustkorb fühlte sich mit einem Mal angenehm weit an. »Wir können uns jederzeit dagegen entscheiden«, sagte ich und Ben nickte.

Am nächsten Morgen brachte ich Leon in den Kindergarten. Auf dem Rückweg joggte ich meine übliche Runde im Wald, wie immer, wenn Ben zuhause bei Julien war. Ich lief schneller als gewöhnlich, als könnte ich davonlaufen vor dem, was ich vorhatte. Und es passte auch nicht zu diesem warmen Frühsommermorgen, nicht zu der Magnolie vor Livs Haus nebenan, die schon in ihrer vollen Blüte stand. In einem Heim anrufen.

Die Leiterin des Birkhofs war kühl wie ein Gletscherbach. Sie erklärte mir, dass sie die Würde des Kindes respektierten und daher nur in seinem Beisein mit Eltern sprachen. Ein Kind habe das Recht, von Anfang an in die Überlegungen einer Heimunterbringung einbezogen zu werden. Ich war so verdattert über die Abfuhr, dass ich mich höflich dafür bedankte. Und dann stand ich mit dem Telefon in der Hand in der Küche und dachte darüber nach, ob wir die Würde unseres Kindes verletzt hatten. Was waren das überhaupt für ketzerische Gedanken. In einem Heim anrufen. Und Leon spielte nichtsahnend im Kindergarten. Ich räumte seine

Müslischüssel ab, wischte die Milchreste vom Tisch und deckte neu für unser Frühstück. Als Ben mit Julien auf dem Arm in der Küche erschien, hatte sich etwas in mir gedreht.

Während Ben sich einen Espresso zubereitete und Julien ins Wohnzimmer lief zu seiner Autoschlange, erzählte ich Ben von dem Telefonat. Er lehnte sich gegen die Arbeitsfläche und hörte mir zu. Ich regte mich immer mehr auf, warf den Kühlschrank zu, knallte die Butterdose auf den Tisch. Ben stellte seine Tasse zur Seite und nahm mich in die Arme. »Du willst Leon nicht dort hingeben«, sagte er.

Ich schüttelte den Kopf. Sein T-Shirt roch nach Ben. Und nach einem Zuhause.

»Dann machen wir es nicht. Wir haben es bis hier geschafft, wir schaffen es auch weiter. Ich kann endlich den Kapitänslehrgang machen und zur Kurzstrecke wechseln. Das wollte ich dir schon länger erzählen, aber es war nie der rechte Zeitpunkt. Meine Home Base bleibt München, dann bin ich fast jede Nacht zu Hause. Was hältst du davon?«

»Oh, Ben«, sagte ich, als wären wir Scarlett und Rhett.

Julien löffelte seine Cornflakes und wir schmiedeten am Küchentisch einen Plan. Ein Au-Pair-Mädchen sollte her. Sie würde sich nachmittags um Julien kümmern, und ich hätte mehr Zeit und Ruhe für Leon, wenn er aus dem Kindergarten kam. Er bräuchte nicht mehr um Aufmerksamkeit zu kämpfen, er bekäme sie einfach so.

Ben sah mich verschmitzt an. »Und wenn das Au Pair Mädchen sich in mich verliebt?«

»Das würde dir wohl gefallen, wie? Aber sie soll doch ein ganzes Jahr durchhalten. Bis Julien in den K kommt.«

»Kein Kindergarten!«, rief Julien, den Mund voller Cornflakes.

Wir lachten. »Erst, wenn du vier bist. Das haben wir doch besprochen.«

Julien hielt vier Finger hoch und sah mich verschwörerisch an.

Teil II

2010 – 2013

Apophis

7

Ich hatte nicht mit einem dritten Kind gerechnet. Fühlte mich überrumpelt, als ich merkte, dass ich wieder schwanger war. Mir fehlten die Worte. Angst schlich sich ein. Ich hatte die Hoffnung längst aufgegeben. Es kam mir mühsam vor, dass ich das, was ich mir wünschte, immer nur bekam, wenn ich aufhörte, es mir zu wünschen. So war es schon bei Julien gewesen.

Als der Schock nachließ, freute ich mich jeden Tag ein bisschen mehr. Ich konnte gar nicht anders. Leon, Julien, und nun ein Baby. Es übertraf meine kühnsten Träume. Ich würde es schon schaffen, obwohl ich in den zurückliegenden Jahren immer mehr das Gefühl gehabt hatte, es mit den beiden Jungs nicht zu schaffen.

Ein Mädchen vielleicht, hatte Ben mit leuchtenden Augen gesagt. Eine Tochter hatte ich mir immer gewünscht. Aber eigentlich war es mir egal. Inzwischen mochte ich die kleinen Jungs auf dem Spielplatz fast lieber als die Mädchen. Eine wohlige Energie breitete sich in mir aus. An manchen Tagen war ich fast euphorisch. Alles war möglich. Auch für mich.

Diesmal war es anders als damals bei Julien. Ich fühlte mich sicherer, freier, denn ob ich nun ein oder zwei leibliche Kinder hatte, spielte für Leon kaum eine Rolle. Ich war schwanger, ohne mich dafür schuldig zu fühlen. Das machte es so besonders. Ich schwebte fast. Es machte mich überglücklich, verband mich mit dem Leben, es tauchte mein Sein in goldenes Licht.

Vielleicht würde es diesmal weniger Komplikationen geben als bei Julien, trotz meines Alters. Ich war über vierzig. Ich wusste, es könnte schiefgehen.

Als ich wegen einer Blutung in der Notfallambulanz der Frauenklinik landete, war mir schlecht und elend und ich konnte kaum denken, schon gar nicht daran, dass es wirklich schiefging. Ich fühlte mich wie in einem Karussell, das sich immer schneller dreht. Man brachte mich in denselben Untersuchungsraum wie damals bei Julien mit den vorzeitigen Wehen. Shot Blue Marilyn hing immer noch an der Wand. Nach sieben Jahren. Damals war Sommer. Jetzt aber befanden wir uns mitten im Januar, und es herrschte frostige Kälte.

»Gut, dass Sie gleich gekommen sind.« Die Assistenzärztin lächelte mir aufmunternd zu. »Ich habe bis jetzt nur altes Blut gesehen. Das ist schon mal ein gutes Zeichen. Es können Einblutungen sein, wenn die Plazenta direkt vor dem Muttermund liegt. Ich werde jetzt im Ultraschall nach Ihrem Kind sehen.« Umständlich zog sie ein Kondom über den Untersuchungsstab. Ich verkrampfte mich. Ich hatte mich für dieses Kind entschieden, es durfte nicht einfach aufhören zu leben. Auf keinen Fall durfte es so enden. Nicht hier. Nicht jetzt.

Ein paar Jahre zuvor, kurz nach Juliens Eintritt in den Kindergarten, hatte mich die Sehnsucht nach einem Baby erneut in ihren Würgegriff genommen. Aber es klappte nicht mehr. Ich war darüber nicht so verzweifelt wie damals, als es darum ging, überhaupt ein Kind zu haben. Schließlich hatte ich inzwischen Leon bekommen und Julien geboren. Das konnte mir keiner mehr nehmen, daran hielt ich mich fest.

Aber ernüchtert war ich trotzdem. Ich hatte geglaubt, der Bann der Unfruchtbarkeit sei mit Juliens Geburt aufgelöst worden, aber er hatte wohl nur pausiert. Dann kam mein 40. Geburtstag. Ich überschritt die magische Grenze hinein in ein Land, in dem es lächerlich schien, sich weiterhin mit der eigenen Fortpflanzung zu beschäftigen. Außerdem plagte sich die Welt mit einer neuartigen Pandemie namens

Schweinegrippe herum. Sie war so etwas wie die kleine Schwester von Corona, nur zehn Jahre früher. Von den Medien zunächst hochgepusht, erwies sie sich später als harmlos, außer für Alte, Kranke und Schwangere. Ich malte mir aus, welche Ängste ich durchstehen müsste, wäre ich schwanger, in meinem Alter, mitten in einer Pandemie.

Irgendwie gelang es mir, den Wunsch nach einem neuen Baby hinter mir zu lassen. Ich wollte mich aktiv davon befreien. Nicht einfach nur damit abfinden, dass ich nicht nochmal schwanger geworden war. Ich fand zu dem zurück, was so lange brachgelegen hatte: Ich zeichnete endlich wieder. Ganze Vormittage verbrachte ich mit meinem Skizzenblock und vergaß alles um mich herum und in mir drin. Nur gelegentlich flackerte die Sehnsucht in mir auf. Ich hörte einfach auf, traurig zu sein. Dann würde ich eben kein zweites Kind mehr zur Welt bringen. Ich zeichnete mich von allem frei. Zuerst klassische Stillleben. Obst, Blumen, Gefäße. Dann suchte ich mir Motive im Freien, porträtierte Julien und Leon. Inzwischen gab ich Zeichenkurse für Kinder an der freien Kunstschule in unserem Stadtteil in Trudering.

Ich verdiente wieder Geld und es machte mir Freude, mit den Kindern zu arbeiten. Und noch bevor der erste Schnee auf dieses Neuland rieselte, kam das Ziehen in meinen Bauch zurück, konnte ich nicht mehr auf dem Bauch schlafen, weil die Brüste so wehtaten. Ich war mit einundvierzig Jahren still und leise noch einmal schwanger geworden.

Der Ultraschallstab überwand den ersten Widerstand. Er drang in mich ein, drückte auf die Blase, ich fühlte einen stechenden Schmerz.

»Wievielte Woche nochmal?«

»Dreizehnte.« Die kritische Phase war vorbei. Ich wollte dieses Kind mit jeder Faser, die mich ausmachte.

Der Monitor über mir an der Decke, auf dem Ben und ich damals Julien gesehen hatten, blieb schwarz. Den Bildschirm des Ultraschallgerätes hatte sie von mir weggedreht. Draußen vor dem Fenster bogen sich die Äste unter dem nassem Schnee. Mir war so kalt. All die Gedanken, die ich mir gemacht hatte, wegen meines Alters. Pränataldiagnostik ja oder nein. Ob das Kind ein Down-Syndrom, einen Wasserkopf oder einen Klumpfuß haben könnte. Der Alkohol, als ich noch nichts ahnte. Listerien im Käse, Toxoplasmose ...

Die Ärztin räusperte sich. »Ich möchte gerne noch den Oberarzt draufschauen lassen.« Ihr Blick klebte immer noch am Monitor.

Ich fühlte mich hilflos, wie ich mit gespreizten Beinen da lag und auf das Urteil wartete. Etwas in mir zitterte, es ließ sich nicht kontrollieren. »Es ist tot, nicht wahr?« Niemand sollte denken, dass ich mich törichten Hoffnungen hingab.

Nicht mal ich selbst.

»Ich kann keine Herzaktivität feststellen. Aber ich möchte sichergehen. Ich rufe den Oberarzt an.« Die Ärztin legte ein Handtuch über meine Beine, die in den Bügeln hingen, damit ich nicht so ungeschützt dalag, und ging zum Schreibtisch.

Das Handtuch war zu klein. Es rutschte langsam, in Zeitlupe, zuerst vom rechten, danach vom linken Schenkel, und dann fiel es in der Mitte zu Boden.

Die gegenüberliegende Tür neben Marylin flog auf. Ein glatzköpfiger Arzt in den Vierzigern eilte mit wehendem Kittel herein. Er nickte kurz in meine Richtung, zog ein neues Kondom über den Ultraschallstab. »Geht's?«, fragte er, als er schon drin war. Minutenlange Stille. Dann räusperte er sich.

»Da stimmt etwas nicht. Es tut mir so leid!«

Ich vernahm seine Worte von weit weg, inmitten einer leeren, düsteren Wüste.

»Ich kann keine Herzaktivität feststellen. Ihr Fetus ... es ist nicht in Ordnung. Die Nabelschnur müsste pulsieren, und ...«

Nichts drang mehr zu mir durch. Als der Ultraschallstab aus mir herausglitt, richtete ich mich auf. Ich dachte, ich sei blutüberströmt. Aber alles war sauber, als wäre nichts passiert. Auf Socken schlich ich quer durch den Raum zur Umkleidekabine. Ich hörte das Klackern auf der Computertastatur, als ich den Reißverschluss meiner Jeans hochzog. Eine Größere würde ich nun ja nicht mehr brauchen. Die beiden redeten leise miteinander, der Oberarzt telefonierte. Ich schlüpfte in meine Stiefel, nahm meine Jacke unter den Arm, schob den Vorhang beiseite. Mein Blick fiel direkt auf den Untersuchungsstuhl, und ich sah auf dem Monitor das eingefrorene Bild meines toten Kindes, sie hatten es nicht gelöscht und den Monitor nicht abgestellt. Ich schloss die Augen. Meine Beine fühlten sich an wie aus Knete, als würden sie jeden Augenblick wegsacken. Ich wollte mich irgendwo festhalten, aber da war nichts, ich griff ins Leere. In meinen Ohren begann es zu rauschen. Der Schock hatte mir jedes Gefühl genommen, die Angst, es war nur noch Leere in mir. Ich fühlte nichts mehr.

»Frau Wolff, alles in Ordnung?«, rief der Oberarzt.

Nichts war in Ordnung, er hatte es doch selbst gesagt. Die beiden führten mich wie eine alte Frau zum Stuhl vor dem Schreibtisch.

»Vielleicht sollten wir sie hinlegen«, sagte sie.

»Nach dem Blutdruck schauen«, sagte er.

»Geht schon wieder«, sagte ich, da zog sich die Blutdruckmanschette schon um meinen Oberarm zusammen. Ich schloss die Augen und sah das Bild meines toten Kindes. Ich war sicher, es hatte sich für die Ewigkeit in meine Netzhaut eingebrannt. Es würde für immer in mir bleiben.

Dieser Gedanke war gut, er war für ein paar Sekunden tröstlich und warm. Dann wurde er wieder schmerzhaft.

Sie erklärten mir, dass eine Ausschabung vorgenommen werden müsste. Sie sprachen es nicht aus: dass es tot war. Nicht ein einziges Mal. Aber sie würden ja kein lebendiges Kind aus meiner Gebärmutter herauskratzen wollen. Es konnte nicht tot sein, wie sollte ich leben, wenn es tot war? Und wenn es nur so tief geschlafen hat? Wenn sie übersehen haben, wie das winzige Herz in mir leise weiterpocht? Ich wollte etwas sagen, aber es ging nicht, ich war wie gelähmt. Alles war so unwirklich. Was passierte hier?

Der Oberarzt sah auf seine Armbanduhr. »Kurz nach fünf. Am besten führen wir den Eingriff heute Abend noch durch. Dann dürfen Sie morgen wieder nach Hause. Wann haben Sie zuletzt gegessen?«

»Zum Frühstück.« Ich spürte mit einem Mal ein bohrendes Gefühl im Bauch. Wie konnte ich nur sowas Profanes wie Hunger haben.

»Sie können auch morgen früh wieder kommen. Aber falls Sie in der Nacht starke Blutungen haben, müssen Sie sofort herkommen. Am besten den Rettungswagen rufen.«

Ich stellte mir eine Blutlache vor, in der mein winziges, totes Kind, das vom Monitor, liegen würde. Mein Herz schlug sofort wieder schneller. Ich sah zu der Ärztin. Sie war etwas jünger als ich. Sie machte nur ihren Job, ihre Welt war in Ordnung. Sie lächelte mitfühlend und legte ihre linke Hand auf meine Schulter, tauschte einen besorgten Blick mit dem Oberarzt aus.

»Ist der Mann nicht da?«, fragte der Oberarzt.

»Er sitzt draußen, mit dem kleinen Sohn«, sagte die Assistenzärztin.

»Ah! Sie haben schon ein Kind!« So viel Erleichterung in so wenigen Worten. Ich sehnte mich danach, Juliens zarten Körper gleich in meine Arme zu schließen. Wenn ich ihn nicht hätte, wenn ich nicht wüsste, ob ich je ein Kind haben würde, wäre alles noch schlimmer. Schmerz bohrte sich durch meinen Unterleib und holte mich zurück zu dem, was ich schon geliebt hatte und was nie sein würde.

»Wollen Sie sich mit Ihrem Mann besprechen und dann nochmal reinkommen, Frau Wolff?«, fragte die Ärztin. Sie stand mit dem Rücken zum Fenster. Hinter ihr fing es gerade wieder an, zu schneien.

Ich hätte dreimal in das mit Rauten bedruckte Patientenhemd hineingepasst. Julien lag neben mir, zupfte am Etikett seiner Apfelschorle-Flasche herum. Er war weinerlich und müde, dem Tod durch Verdursten nur knapp entronnen. Ben hatte ihn losgeschickt, sich am Automaten was zu holen. Ein Erstklässler müsse das schon alleine schaffen, hatte er gesagt, aber Julien war unter Tränen zurückgekehrt. Nicht stolz auf die Flasche in seiner Hand, sondern panisch, denn er hätte ja auch verlorengehen können. Es wäre mir auch lieber gewesen, Ben wäre mit ihm gegangen. Dass Julien weinend im Krankenhaus umherirrte, war wirklich das Letzte gewesen, was ich an diesem Tag noch brauchte. Ich vergrub die Nase in Juliens Locken, die etwas plattgedrückt waren von der Mütze, atmete den Duft nach Himbeershampoo und Apfelsaft, hielt ihn fest im Arm. Ich schaffte es kaum, daran zu denken, dass ich ein totes Kind im Bauch hatte.

Ben saß auf dem Bettrand und gab mir einen Kuss auf die Stirn. »Ich liebe dich«, sagte er.

»Ich weiß«, sagte ich, und lächelte. Es war so etwas wie ein Running Gag in unserer Familie geworden, die Szene aus Star Wars, in der Han Solo zu einer tödlichen Mission aufbrach und Prinzessin Lea zum Abschied *ich liebe dich*, sagte, und Han Solo einfach nur *ich weiß* antwortete, und dann ging, ohne sich noch einmal umzudrehen.

»Aber Papa, jetzt warst du ja Prinzessin Lea!« Julien kicherte, es kitzelte an meinem Hals.

Bens Züge entspannten sich. Ich wollte nicht wieder zurück zu der Schwere und dem Tod, den ich noch in mir trug. Nicht, solange die beiden hier warten. Ich fragte nach Leon. Der hatte lieber mit Robert zum Eishockey-Training gehen wollen als mit uns ins Krankenhaus. Er mochte Gefühlsdramen nur, solange er die Kontrolle darüber hatte. Meinem Schmerz über die Fehlgeburt wollte er sich nicht aussetzen, was ich gut verstand. Anders als Julien, der immer anklammernd reagierte, wenn es unsicher wurde.

»Rob nimmt Leon mit nach Hause. Da werden sie alle selig sein. Ich hole ihn dann ab.« Ben streichelte meinen Handrücken. »Wenn du willst, versuche ich für morgen Ersatz zu finden, damit ich bei dir bleiben kann, wenn du aus dem Krankenhaus kommst.«

»Nein. Geht schon.« Es gab mir Kraft, so zu tun, als wäre ich stark und tapfer. Nur so konnte ich mein Elend auch vor mir selbst verbergen und gleichzeitig Ben und Julien davor schützen. Ich fürchtete, mein Schmerz könnte sonst ausbrechen und alles niederwalzen. »Es reicht, wenn du mich morgen früh heimbringst, bevor du losmusst. Dann bleibt noch etwas Zeit, bis die Jungen aus der Schule kommen.«

Julien gähnte laut und kuschelte sich an mich. Ich legte auch den anderen Arm um ihn. Die Wärme, die von seinem Körper ausging, tröstete mich und stürzte mich zugleich in die Kälte, die mit dem leblosen Kind in mir verbunden war. Nie würde ich es halten können, nie unbequem schlafen, weil es sich nachts an mich quetschte, nie aufwachen, weil sein kleiner Fuß in meinem Gesicht gelandet war. Juliens Zuneigung berührte meinen Schmerz, und meine Tapferkeit, die ich mühsam aufrecht erhielt, wurde zu einer echten Herausforderung.

»Du solltest mit ihm heimgehen«, sagte ich zu Ben, der meinen Handrücken schon so lange streichelte, dass es allmählich weh tat. Die immer gleiche Bewegung entsprang seiner eigenen Hilflosigkeit. Ich wollte, dass er aufhört, es machte mich plötzlich wütend, ich hätte am liebsten geschrien, *kannst du nicht endlich damit aufhören!,* und fühlte mich sofort mies. Ich wusste, dass es nicht Ben galt. Mein Zorn war auf etwas Höheres gerichtet, er hatte Sprengkraft, wollte raus. Es kostete mich Kraft, ihn in mir zu halten. Ich nahm Bens Hand, verschränkte meine Finger mit seinen. »Du solltest vielleicht mit Julien heimgehen«, sagte ich, »er ist müde und hat noch nichts gegessen. Und Leon holen, wer weiß, wie es ihm wirklich geht. Die Straßen sind bestimmt auch rutschig.« Bitte. Geh.

Ben sah blass aus. Er konnte souverän durch die Welt fliegen, aber für eine Bruchlandung wie diese hier hatte er kein Notfallprogramm. »Sollen wir nicht bleiben, bis man dich in den OP bringt?«

»Die Narkoseärztin müsste jeden Augenblick kommen. Und ich kann ein bisschen Ruhe gebrauchen.« Ich wollte endlich ungestört in meinen Schmerz hineinkriechen, so tief es nur ging. »Gib Leon ein Küsschen von mir.«

Ein Küsschen für Leon. Ich starrte auf die breite Krankenzimmertür, die Ben hinter sich ins Schloss gezogen hatte. Vor zwei Wochen war Leon zehn geworden. Vier Jahre lang hatten wir uns nach der Entscheidung gegen den Birkhof von einer Krise zur nächsten geschleppt. Leon hatte gelogen, gestohlen, er hatte Julien drangsaliert. Kaum ein Tag war ohne dramatische Szenen vergangen. Weder die Therapie bei Herrn Dunzek noch die Exklusivzeit, in der ich Leon alle Aufmerksamkeit widmete, während das Au-Pair-Mädchen sich um Julien kümmerte, hatten etwas an der angespannten Situation geändert. Auch nicht Bens veränderte Dienstzeiten seit er Kurzstrecke flog.

Inzwischen lebte Leon von Montag bis Donnerstag in einer sozialpädagogisch betreuten Wohngruppe. Eine Art Light-Version zum Birkhof und der Versuch, uns alle zu entlasten. Vorübergehend nur. Von Donnerstag bis Montag versuchten wir als Familie, schöne Dinge zu unternehmen, um die Bindung mit Leon zu festigen. Den Schul- und Alltagsärger sollte die Bärengruppe auffangen. Sie lag nur zehn Busminuten von uns entfernt, sodass Leon die vierte Klasse an seiner Grundschule abschließen konnte. Alle Mahnungen, alle Gespräche darüber, dass uns am Ende nur ein solcher Schritt bleiben würde, wenn er so weitermachte, waren an Leon abgeprallt. Als wir schließlich ernst machten, war er fassungslos. Er weinte. Ich weinte. Sogar Ben, nur Julien nicht. Ben war traurig, dass es soweit gekommen war, aber dennoch davon überzeugt, dass wir alles getan und es trotzdem nicht geschafft hatten. Ich dagegen fühlte mich wieder mal schuldig, hatte versagt, mich nicht genug angestrengt, ich konnte es einfach nicht anders sehen. Ich wollte Leon nicht verlieren, er tat mir leid, aber ich fand auch keine Lösung, die besser wäre.

Doch dann war alles gar nicht so wild. Leon fügte sich erstaunlich schnell ein. Wie ein Scheidungskind im Wechselmodell kam er jeden Donnerstag nach der Schule nach Hause und blieb bis Montag bei uns. Heute war ein Donnerstag.

Aber hatte ich, weil ich mein Kind für ein paar Tage in der Woche weggab, mein Recht auf ein weiteres Kind verwirkt? Ich konnte mich nicht mit der Willkür des Zufalls abfinden, suchte nach einem Sinn, warum war mein ungeborenes Kind gestorben? Ich zog die steife Bettdecke bis zum Kinn hoch. Alles war still und weiß. Bis auf die Wandvertäfelung in hellem Gelb, den Tisch, die zwei Stühle. Ich kam mir winzig vor, wie ich da lag, an diesem kalten Januarabend, und wartete. Wie Rotkäppchens Großmutter, bevor der Wolf kam und sie mit einem Happs verschlang.

Wie lange schon hatte ich den Tod im Bauch spazieren getragen, ohne es zu bemerken? Wie hatte ich zeichnen, unterrichten, einkaufen, wie hatte ich *leben* können und das

Sterben in mir nicht mitbekommen? Wenn es keine Strafe war, und kein Zufall, was war es dann? Ein Irrtum?

Die Narkoseärztin kam und störte mich in meinen düsteren Gedanken. Ein weiterer Arzt verabreichte mir ein Wehen auslösendes Medikament. Wie falsch sich alles anfühlte. Was für ein Fehler, in dieser Situation auf Ben zu verzichten. Und dann kamen sie mich holen, so wie der Tod gekommen war, mein Kind zu holen. Ich weinte, wollte es nicht hergeben. Irgendeine vermummte Schwester im OP streichelte mir über die Wange. Sie fragte, ob es das erste Kind sei. Ich verneinte und ihre Augen über der OP-Maske lächelten. »Na, dann wissen Sie, dass Sie Kinder kriegen können. Beim nächsten Mal wird es sicher gut ausgehen.«

Wie konnte sie das sagen? Ein Kind ließ sich nicht ersetzen. Meinen Schmerz konnte kein anderes Kind ausradieren.

Außerdem war ich schon über vierzig, doch bevor ich diesen Gedanken mitteilten konnte, rollten meine Augen nach hinten in den Kopf und alles wurde dunkel.

***

Ben brachte die Kinder zur Schule, holte mich in der Klinik ab und frühstückte mit mir, bevor er zum Flughafen aufbrach. Als meine Mutter anrief, wollte ich gerade den Tisch abräumen. Aber meine Knie zitterten zu sehr. Auch meine Stimme zitterte, als müsse sich alles in mir wieder neu einpendeln. Ich schob ein halbes Brötchen auf dem Teller herum, wie Julien es immer machte und beantwortete ihre Fragen. Ja, ich war alleine, aber Becca würde in der Bank früher Schluss machen und am Nachmittag vorbeikommen.

Und nein, ich hatte keine Schmerzen. Es blutete nur wie verrückt. Ich musste jeden zweiten Tag zur Blutabnahme und kontrollieren lassen, ob das Schwangerschaftshormon abnahm. Wenn nicht, müsste man nochmal eine Ausschabung machen. Dann haben wir nicht alles an kindlichem Gewebe erwischt und müssen nochmal *ausräumen,* hatte der Arzt gesagt.

»Na, das stehst du jetzt auch noch durch. Sicher hat etwas nicht gestimmt bei dem Kind«, sagte meine Mutter »Mit meinem Kind hat alles gestimmt!« Ich atmete tief ein und aus.

»Wenigstens ist es früh passiert. So hast du noch keine richtige Beziehung aufgebaut.«

»Früh? Ich war im vierten Monat!« Als gäbe es ein Ranking, ab wann es ein Mensch war und eine Mutter berechtigt wäre, einen Verlust zu beklagen.

»Es wäre mit jedem Monat noch schwerer geworden. Glaub mir. Und wenn du es erst im Arm gehalten hast – darüber darf man gar nicht nachdenken!« Sie klang wie eine Spezialistin für den besten Zeitpunkt, ein Kind zu verlieren.

»Vielleicht wäre es behindert gewesen. Die Wahrscheinlichkeit steigt einfach mit dem Alter der Mutter. Darüber hast du ja viel nachgedacht.«

»Es waren nur zwei Prozent Risiko für ein Down-Syndrom in meinem Alter. Und wenn schon! Ich hätte es geliebt, egal, was mit ihm ist, solange es mir nicht einfach im Bauch wegstirbt.« Es war so unfair.

»Aber denk doch bloß an all die Schwierigkeiten mit Leon, und dann noch ein Baby. Julien ist mit seinen sieben Jahren auch noch so bedürftig. Du bist viel allein mit den beiden. Sie schlafen ja meistens schon, wenn Ben heimkommt. Und das mit Leons Wohngruppe scheint auch nicht so zu laufen, wie ihr euch das vorgestellt habt. Jetzt hat der Junge extra ein Handy bekommen, und trotzdem weißt du oft gar nicht, wo er sich eigentlich herumtreibt, bei all den Wechseln zwischen der Gruppe und euch.«

Mein linkes Ohr rauschte.

»Du musst jetzt stark sein für deine Söhne.«

Ich wollte nicht stark sein. Lieber wollte ich mich zum Sterben in ein Erdloch verkriechen. »Ich glaube, ich lege mich ein bisschen hin, Mama. Ist Papa in der Buchhandlung?«

»Natürlich. Ich soll dich von ihm grüßen. Er macht sich Sorgen um dich. Aber ich habe ihm gesagt, du schaffst das schon.«

»Klar«, sagte ich und verabschiedete mich. Ich schaffte nicht mal den Weg zum Schlafzimmer. Blieb einfach sitzen und starrte zum Fenster raus, wo dicke Schneeflocken lautlos zu Boden schwebten, ihrer Auflösung entgegen. Es schneite jeden Tag, draußen sah es aus wie in einer Wattelandschaft. Kurz nach zwölf zwang ich mich, in Bewegung zu kommen. Die Jungs kamen bald aus der Schule. Wenn Leon bei uns war, fuhren die beiden zusammen mit dem Bus zurück, und ich musste Julien nicht abholen. Ich zog eine Packung Farfalle aus dem Küchenschrank. Sah die beiden schon jubeln, wenn sie merkten, was es gab: Schmetterlingsnudeln mit Butter und Parmesan.

Und dann kamen die Kinder nicht. Nicht wie erwartet um halb eins, nicht um eins. Auf Leons Handy sprang nur die Mailbox an. Vielleicht hatten sie den Bus nicht erwischt. Aber der nächste war längst durch. Wie ein gehetztes Tier lief ich in der Wohnung hin und her, schaute zum Küchenfenster hinaus, wütend auf jede Gestalt, die durch den verschneiten Park stapfte und doch keines meiner Kinder war. Was tun? Zur Schule fahren? Aber wenn sie in der Zwischenzeit nach Hause kommen, und niemand ist da? Ich rief in der Schule an. Aber das Sekretariat war nicht mehr besetzt. Um halb zwei fing ich an, mit Gott zu verhandeln. Kein drittes Kind mehr. Hauptsache, er ließ mir die Jungen. Ich gab ihnen Zeit bis zwei, bevor ich einen Suchtrupp organisieren würde. Oder doch gleich die Polizei? Ich sank auf dem Küchenstuhl zusammen. Ein merkwürdiger Ton kam aus meiner Kehle, wie das Wehklagen einer Fremden. So hatte ich nicht mehr geweint, seit ich ein kleines Kind gewesen war. Laut. Verzweifelt. Ich hatte das Gefühl, alles zu verlieren.

Kurz vor zwei klingelte es. Ich rannte zur Tür, riss sie auf.

»Meine-Güte-wo-wart-ihr-denn-bloß!«

Leon quetschte sich an mir vorbei. »Wir haben den ersten Bus nicht erwischt. Hatte noch was Wichtiges zu erledigen. Und der nächste ist nicht gekommen.« Er warf seinen Schulrucksack auf den Boden und ging in die Küche. »Was gibt´s zu essen?«

Juliens Gesicht war verquollen, die Augen rotgeweint, er wollte auf meinen Arm. Ich nahm ihn hoch. Das durfte ich ja wieder, jetzt, wo mein Bauch leer war. Ich schloss die Tür, nicht ohne einen glücklichen, stillen Dank ins Universum zu schicken, und folgte Leon in die Küche. Ich wollte wissen, wie sie heimgekommen waren. Leon erklärte mir, dass er sich entschieden hatte, zu einer anderen Haltestelle zu gehen, weil der Bus nicht gekommen war. Sie hatten die Linie Richtung Innenstadt genommen, mit zweimal umsteigen und einem zwanzigminütigen Fußmarsch quer durch den Wald nach Hause. Während Leon erzählte, begann Julien erneut zu schluchzen.

»Wie kommst du darauf, durch den Wald zu laufen, so einen Umweg nach Hause zu nehmen?«, fragte ich Leon.

»Naja, ich kenn mich halt aus. Bin viel unterwegs«, antwortete er wie ein kleiner Geschäftsmann.

»Warum seid ihr nicht das kurze Stück zurück zur Schule, als der Bus nicht kam? Warum habt ihr mich nicht anrufen lassen, so wie es ausgemacht war für solche Fälle?« Etwas Schrilles hatte sich in meine Stimme gemischt, ungeachtet der Erleichterung, die durch meinen ganzen Körper strömte.

»Dadadas«, setzte Julien aufgeregt an, »das wollte ich ja. Ich habe gesagt, wir müssen zurückgehen, weil du das gesagt hast! Aber er hat gesagt, das kannst du alleine machen. Ich geh auch ohne dich zur anderen Bushaltestelle.« Wieder rannen die Tränen haltlos über sein kleines Gesicht. »Ich wollte nicht ganz alleine sein.«

Leon verdrehte die Augen.

»Lass das!«, fuhr ich ihn an. »Warum bist du nicht mit ihm zurück?«

»Wieso? Ich weiß doch, wie ich fahren muss, wenn ich wo hinwill.«

»Weil ich es gesagt habe!«

»Weiß ich. Aber ich wollte halt nicht.«

»Was ist mit deinem Handy?«

»Hab ich ausgemacht. Akku war fast alle.«

»Vom Zocken? Heute Morgen war er noch voll. Und dass dein Bruder geweint hat und Angst hatte, war dir egal?« Ich sah zu Julien, der inzwischen am Tisch saß, den Kopf in beide Hände gestützt.

»Ach der! Der heult doch immer rum ...«

»Gar nicht!«, schrie Julien.

»Du kannst nicht alles selbst entscheiden!«, sagte ich und schüttete aus Versehen den ganzen Inhalt der Pasta-Packung ins kochende Salzwasser. »Es gab eine klare Abmachung für solche Fälle! Warum hältst du dich nie an etwas? Ich will nicht, dass du kreuz und quer durch München fährst! Was, wenn etwas passiert, wie soll man dich dann finden, wenn ich nicht mal weiß, welche Linie du nimmst?« Was alles hätte passieren können. Seit gestern gab es keine Katastrophe mehr, die mir nicht zustoßen könnte.

Die beiden machten sich heißhungrig über die Pasta her.

Ich aß ebenfalls zwei oder drei Nudeln, schluckte den teigigen Brei mit Mühe runter und legte meine Gabel wieder hin. Alles wirkte wieder normal. In mir war es das nicht. Die Angst hallte noch immer nach. Ich war so dankbar, dass sie heil zuhause angekommen waren. Es lenkte mich von der Wunde in meinem Bauch ab. Aber zugleich überrollte mich wieder ein altbekanntes, hilfloses Gefühl, weil Leon einfach machte, was er wollte, und nicht, was ich ihm sagte. Ich war hin- und hergerissen, froh, dass beide hier am Tisch saßen und Nudeln mampften, aber wütend und ohnmächtig über Leons Verhalten, wie ein Pendel, das nie an Schwung verliert, denn sonst wäre es über dem Abgrund des Verlusts zum Stillstand gekommen.

Rebecca kam mit Philipp. Sie hatte den Todessprung in eine Beziehung geschafft. Philipp liebte sie so unbeirrbar und über ihren Widerstand hinweg, dass es mit der Zeit nebensächlich wurde, was sie von ihrer Mutter bekommen hatte und was nicht. Rebecca ließ sich endlich lieben. Sie umarmten mich beide vorsichtig, als könnte ich sonst zerbrechen. Philipp bot an, die Jungen mit nach oben zu nehmen, um mit ihnen auf der Wii *Star Wars* zu spielen. »Was ist, ihr Jedi-Krieger: Bereit zu kämpfen ihr seid?«, und sie hatten beide gejubelt.

Kaum waren sie zur Tür raus, fing ich an zu weinen.

Rebecca schob mich Richtung Sofa, legte die Wolldecke über meine Beine, flößte mir von dem Sekt ein, den sie mitgebracht hatte. »Hier, Medizin. Eisgekühlt, gegen Schock und Trauer. Es tut mir so leid, Anton! Mir sind nur noch die Tränen runtergelaufen, als Ben angerufen hat. Mein Kollege war gerade bei mir im Büro. Er hat sich dann diskret verzogen.«

Nach der monatelangen Abstinenz wirkte der Alkohol sofort. Er dimmte den Schmerz herunter und löste meine Zunge. Wie vorher meine Tränen purzelten die Worte nur so aus mir heraus und Rebecca fing sie alle auf. Alles in mir wurde weich, der Schmerz in meiner Brust verwandelte sich in Wärme. Rebecca hörte zu, ohne mich zu unterbrechen, sie ließ es einfach geschehen. Je länger ich sprach, desto mehr gelang es mir, Abstand von mir zu nehmen. Ich spürte auf einmal eine angenehme Distanz zu mir selbst, als wäre all dies meiner Doppelgängerin zugestoßen und nicht mir.

»Ich versteh schon, was du meinst«, sagte Rebecca und sah mich so vorsichtig an, dass ich misstrauisch wurde. Es war derselbe Ton, wie wenn jemand sagte, er wolle einem ja nicht zu nahe treten, und einem dann zu nahe trat.

»Leon ist erst zehn«, sagte Rebecca, »aber dafür ist er ganz schön selbstständig. Muss man das nicht auch würdigen?«

Etwas in meiner Brust brannte. Es fühlte sich an, als habe Rebecca mich plötzlich im Stich gelassen, nur weil sie Mitleid mit Leon zeigte. Ich wusste, es war nicht gegen mich gerichtet, aber ich fühlte mich kritisiert, und das heute, an so einem Tag. »Du findest, ich bin zu streng mit ihm?«

»Und auch mit dir selbst. Du hast gerade dein Baby verloren, und selbst dann grämst du dich noch, weil Leon sich nicht an Regeln hält? Sie sind gesund zurückgekommen.«

Ich nahm einen Schluck Sekt und behielt ihn im Mund, bis meine Zunge sich taub anfühlte. Rebecca war immer ehrlich, und ich wollte auch gar keine Freundin, die mir etwas vormachte. Aber ich fühlte mich unverstanden, mein Ärger fand plötzlich kein Ventil mehr, ich war einsam und verlassen, und ich hatte ein Loch in meinem Bauch.

Julien hatte bei mir einschlafen wollen. Ben würde erst spät heimkommen. Ich konnte nicht schlafen. Die Wut hockte wie eine Feuerkröte auf meiner Brust. Da konnte Rebecca abwiegeln, so viel sie wollte, und vielleicht hatte sie sogar recht. Ich konnte nicht mehr aufhören, mich zu ärgern. Nicht nur über Leons Eigenmächtigkeit, sondern auch über Rebeccas Reaktion. Darunter brodelte der Schmerz über mein verlorenes Kind. Er kam in Wellen hoch, ebbte wieder ab, kam wieder hoch. Lieber wollte ich wütend sein, auch wenn ich wusste, dass ich Leon und mich damit nicht weiterbrachte, dass er es nicht besser verstehen würde und ich mich dadurch mit ihm nicht besser fühlen würde.

Irgendwann griff die Wut auf mich selbst über. Mein ganzes Leben war ich davon überzeugt gewesen, alles alleine zu können. Nie wollte ich mir helfen lassen, nie bedürftig wirken. Ben hatte angeboten, den Dienst zu tauschen. Aber ich hatte die Heldin spielen müssen und gesagt, dass das nicht notwendig sei. Ich wollte stark sein vor Ben, und noch mehr mir selbst gegenüber. Dabei hätte einer die Kinder suchen können, wäre er da gewesen, während der andere die Stellung zu Hause hielt. Ben wäre auch im Krankenhaus geblieben, als sie unser Kind aus mir herausgeholt hatten. So aber war ich allein. Ohne Ben. Ohne unser Kind, das nie in der Welt gelebt und doch existiert hat, das ich nie im Arm gehalten und doch in mir getragen hatte. Wie eine Fata Morgana, nur real.

8

Als es an der Haustür klingelte, stand Ben widerwillig auf und schlüpfte in Jeans und ein T-Shirt. Wer immer das war, an einem Samstagnachmittag, ich zog die Decke hoch bis zu meinen Schultern. Noch etwas liegen bleiben, damit nichts von dem kostbaren Samen aus mir rauslief. Die Chance auf eine Folgeschwangerschaft soll im ersten Zyklus nach einer Fehlgeburt besonders hoch sein. Ich hielt mich heimlich daran fest, dass die Seele meines Kindes zu mir zurückkehren könnte. Ich wollte das Loch stopfen, die Dunkelheit in mir nicht ertragen. Ich war noch lange nicht bereit für den Schmerz in seiner vollen Wucht, und auch nicht für das Wissen, dass er sich nicht umgehen, nicht einmal abkürzen lässt.

Die Kerze auf der Kommode flackerte tapfer gegen das fahle Februarlicht an, das durchs Fenster ins Schlafzimmer fiel. War das nicht Livs Stimme an der Haustür? Leon und Julien waren zum Waffelbacken bei ihr drüben. Ich zog einen Pulli über und ging in Yogahose und Socken zur offenen Wohnungstür, spürte die Kälte, die in unsere Wohnung kam. Liv hatte Julien rübergebracht. Als er mich sah, schlang er die Arme um meine Hüften und versteckte das Gesicht in meinem Schoß. Er hatte geweint.

»Eure zwei haben sich gestritten.« Liv fuhr mit den Fingern durch ihren platinblonden Bob, der anschließend direkt wieder in Form fiel. Ich fasste unwillkürlich an das Knäuel an meinem Hinterkopf. »Leon wollte ja noch vernünftig reden, aber Julien ist total ausgetickt. Am Ende hat er mit Waffeln nach Leon geworfen.«

Ich kniff die Augen zusammen. Bitte nicht!

»Halb so schlimm, er hat es selber aufgeputzt.« Liv hatte trotz der Kälte für den kurzen Weg zu uns rüber nur eine Strickjacke an, die sie mit verschränkten Armen vor der

Brust zusammenhielt. Irgendetwas an ihr sah anders aus. »Aber klar, trotzdem, das geht nicht«, sagte sie.

»Klar.« Ich schämte mich. »Entschuldige, Liv. Und Leon? Hatte keine Ahnung, was los ist?«

»Nein, völlig ahnungslos!«

Julien schnaubte empört in meinen Pulli. Sein warmer Atem drang durch die Wolle an meinen Bauch.

»Ich geh dann mal wieder. Die Kids sind alleine«, sagte Liv, »auch wenn die drei ja vernünftig sind.« Als sie sich umdrehte, fiel mir auf, was anders an ihr war. Sie hatte etwas zugenommen. »Sorry nochmal«, sagte ich und zog die Wohnungstür eine Spur heftiger zu als notwendig. Julien ging in meiner Bewegung mit, damit er sein Gesicht weiter in meinem Pulli verstecken konnte. Ben hatte die ganze Zeit über nichts gesagt. Seine Kiefermuskeln waren deutlich hervorgetreten. »Wir wissen schon, dass Leon dich ärgert. Wir wissen auch, dass andere das oft gar nicht mitbekommen. Aber so ein Verhalten akzeptiere ich nicht von dir, Julien!«

»Lass ihn doch erst mal erzählen, was los war, Ben.«

»Ist mir egal, was los war. Man schmeißt keine Waffeln durch die Gegend!«

Julien riss sich von mir los. »Du bist ja so gemein, Papa!«, schrie er. Die Tränen strömten nur so über seine Wangen.

»Naja ... Papa hat nicht ganz unrecht, aber ...«, setzte ich an, doch ich kam nicht weit.

»Das ist immer alles so ungerecht!« Julien zog seine Daunenjacke aus, zerrte daran herum, als wolle er sie in Stücke reißen, und schleuderte sie zu Boden. »Ich hab sowieso nie ne Chance!«, schrie er, »Leon soll nicht mein Bruder sein!« Damit endete fast jede Auseinandersetzung. Leon sollte nicht sein Bruder sein. Heute ging er einen Schritt weiter. »Tot soll der sein! Tot! Tot!«, schrie Julien und stampfte bei jedem »tot« mit dem Stiefel auf die Jacke, bis Ben ihn stoppte und barsch in sein Zimmer schickte. Julien rannte weinend in sein Zimmer und schrie, dass er lieber sterben wolle, als Leons Bruder zu sein.

»Was sollte das, Ben?« Meine Stimme zitterte vor Wut.»Wieso hast du ihm nicht wenigstens zugehört?«

»Er muss lernen mit Konflikten umzugehen, ohne dabei so durchzudrehen.«

»Trotzdem muss man ihm zuhören! Sein Verhalten ist ein Zeichen von Ohnmacht!«

»Du musst es ja wissen! Du weißt ja immer alles!«, sagte Ben mit einer Stimme, so frostig wie die Luft, die in unsere Wohnung gelangt war. Dann ließ er mich einfach stehen.

Ich ging ins Kinderzimmer und tröstete Julien, der sich auf seinem Bett zusammengerollt hatte und schluchzend erzählte, wie gemein Leon zu ihm gewesen war, und dass Lena und Maxi nur gekichert und Liv überhaupt nichts davon mitbekommen hätte. Ich konnte seine Wut verstehen und hörte Bens Schritte, die sich dem Kinderzimmer näherten.

Als er hereinkam, ließ ich die beiden allein.

Die Kerze im Schlafzimmer war weit heruntergebrannt und ausgehöhlt. Ich neigte sie etwas zur Seite, bis das Glimmen des Dochts im flüssigen Wachs erlosch. Kippte das Fenster, drehte die Heizung herunter. Das Bett war zerwühlt. Draußen dämmerte es schon. Ich ging zur Küche, hörte Bens Stimme, sie wieder klang freundlich und warm. Er ließ Julien reden, hörte ihm zu, wenigstens das.

Schlechtgelaunt öffnete ich den Kühlschrank, auf der Suche nach Inspiration fürs Abendessen. Aber das Einzige, was mich inspirierte, war der Weißwein im Seitenfach. Ich widerstand dem Bedürfnis, mir ein Glas einzuschenken. Mein Blick fiel auf den Reis vom Vortag. Den konnte ich anbraten, mit Ei und Schinken. Die Jungen hatten sicher nicht viel Hunger nach den Waffeln, aber ganz ohne Abendessen würden sie spätestens, wenn's ins Bett ging, hungrig sein und quengeln.

Julien und Leon schaufelten den Reis in sich hinein, als hätten sie den ganzen Tag nichts bekommen. Mir war nicht nach Essen. Ich setzte mich zu ihnen und sah die Post durch. Ben hatte den Stapel Briefe am Mittag mit hereingebracht und ungeöffnet auf die Kücheninsel gelegt, weil es Wichtigeres zu tun gab. Für ihn, Sex zu haben. Für mich, ein Kind zu zeugen. Aber es störte nicht, dass wir unterschiedliche Motivationen hatten. Wir waren uns nahe gewesen, hatten herumgealbert wie früher und es genossen, einen Samstagnachmittag zusammen im Bett zu verbringen. Aber seit Liv geklingelt hatte, war die Stimmung zwischen uns abgekühlt. Ben hatte noch etwas Lego gebaut mit Julien und sich dann hingelegt. Kopfschmerzen. »Warte mit dem Essen nicht auf mich. Ich muss sowieso früh ins Bett und morgen um vier raus«, hatte er schmallippig gesagt.

In der Post war ein Brief von der Krankenhausseelsorge: *Liebe Eltern, Sie müssen die schwere Erfahrung machen, von ihrem Kind Abschied zu nehmen, ohne dass es das Licht der Welt erblickt hat.*

Die Buchstaben verschwammen vor meinen Augen. Ich blinzelte ein paar Mal und las weiter. Es ging um die gesetzliche Pflicht, ein Kind auch dann zu bestatten, wenn es weniger als 500 Gramm wog. Die Klinik bot eine Sammelbestattung auf dem Kindergrabfeld des Friedhofs an. Ich hatte noch nie von so etwas gehört.

»Hast du gewusst, dass Liv schwanger ist?«, sagte Leon plötzlich mit vollem Mund.

Liv? Ich starrte auf den Brief, ohne weiterzulesen. »Wer sagt das?«

»Leni und Max! Liv hat geschimpft, weil sie es dir selber erzählen wollte.«

Wenn Sie an der Trauerfeier nicht teilnehmen möchten, können sie jederzeit über uns erfahren, wo Ihr Kind bestattet ist, falls Sie es später einmal wissen oder aufsuchen wollen.

»Dann kriegen die beiden also ein Geschwisterchen? Das ist ja schön«, würgte ich hervor. Warum Liv? Sie hatte doch schon zwei eigene Kinder, die sich außerdem nicht gegenseitig den Tod wünschten!

Julien beobachtete mich von der Seite. »Jetzt bist du traurig.«

»In Schina würde sowas gar nicht gehen«, sagte Leon, »unser Sachkundelehrer sagt, dass die Schinesen nur ein Kind bekommen dürfen, weil es dort sonst zu voll wird. Dich würde es in Schina gar nicht geben, Juli. Nur mich! Ätsch!«

»Gar nicht!«, schrie Julien. Er riss die Gabel hoch, als wolle er nach Leon stechen. Ich legte die Hand beschwichtigend auf seine. Ich musste mich zusammennehmen. Liv hin oder her. »Das stimmt schon mit der Geburtenkontrolle in China, Leon.« Dann sah ich Julien an. »Aber du bist das erste Kind, das ich geboren habe. Also gäbe es dich auf jeden Fall. Ich könnte euch beide haben, wenn wir in China leben würden. Noch jemand Reis?« Beide streckten mir ihre Teller entgegen. Eine Weile löffelten sie schweigend.

Anbei finden Sie den Flyer einer Selbsthilfegruppe für Eltern von Sternenkindern, las ich weiter.

»Stimmt nicht Juli, dich würde es in Schina nicht geben ...«, flüsterte Leon.

»Schluss damit, Leon. Und hör auf mit diesem *Schina*.«

»Ja, Leon, wieso sagst du eigentlich Schina und nicht China?«, sagte Julien. »Es heißt ja auch nicht *drei Schinesen mit dem Kontrabass*.« Er sang die erste Zeile. »Hört sich doch voll bescheuert an.«

Wir wünschen Ihnen, dass Sie Menschen finden, die Sie verstehen und begleiten. Ihre Krankenhausseelsorgerin, Claudia Peters.

Nicht weinen. Ich faltete den Brief zusammen. Bloß nicht weinen.

»Außerdem gibt es in Schina einen gelben Fluss. Voll witzig, oder?«, sagte Leon. Er hatte schon eine ganze Weile ein Reiskorn an der Unterlippe hängen, das musste er doch merken.

»Wieso ist das witzig mit dem gelben Fluss?«, fragte Julien.

»Na wegen dem Gelb. Die Schinesen sind doch gelb.«

»Großer Gott, Leon, hör endlich auf damit!« Ich stopfte den Brief samt Flyer zurück in den Umschlag. »Und Julien hat recht. Bei uns in Süddeutschland sagt man China. Nicht Schina.«

»Schiiina«, sang Leon leise. Er ließ den Reis von der Gabel kippen. »Ist das schinesischer Reis, Mum? Sag, ist der aus Schina?«

Ich starrte ihn böse an und stellte mir vor, wie ich ihn packe und vom Stuhl reiße. Mir wurde heiß.

»Waaas?« Er riss übertrieben die Augen auf. »Meine Tante Carmen lobt mich immer, wenn ich was lerne in der Schule!«

»Carmen ist mir vollkommen egal«, fuhr ich ihn an.

»Heute Nachmittag bei Liv hast du Julien geärgert, bis er ausgerastet ist. Und jetzt willst du mich ärgern? Noch ein Schina und du kannst auf dein Zimmer gehen. Und mach endlich dieses Reiskorn von deiner Lippe!« Wieder war ich in die Falle getappt. Wie konnte ich mich derart provozieren lassen, nur weil es ihm nun mal gefiel, Schina zu sagen?

Leon nahm das Reiskorn von seiner Lippe und spickte es mit dem Finger über den Tisch, in Juliens Richtung.

»Schschschiiiieee ...«

»Mann, du blöder Arsch, hör auf!«, schrie Julien.

»In dein Zimmer, Leon! Sofort!« Ben war im Türrahmen erschienen, mit einem Gesichtsausdruck, den ich kannte und nicht mochte. Ich hatte das ungute Gefühl, er galt nicht nur Leon.

»Ich hab nichts getan! Immer ich! Ich bin ein Kind! Ich habe ein Recht darauf, mich satt zu essen!«, maulte Leon, stand in Zeitlupe auf, kickte gegen seinen Stuhl und stampfte aus der Küche.

»Warum lässt du ihn immer so lange machen«, fuhr Ben jetzt mich an, »schick ihn ins Zimmer und fertig!«

Wie Ben mit mir redete! Warum ließ ich mir so etwas gefallen? Ich wollte mich wehren. Aber ich tat es nicht. Alle Energie war aus mir rausgesaugt. Und ich wollte nicht vor Julien mit ihm streiten. Ben war das egal. Immer kümmerte ich mich darum, dass die Stimmung nicht kippte. Fand tausend Gründe, warum Harmonie wichtiger war als das Risiko, für mich einzustehen. »Wenn ich ihn wegen sowas jedes Mal wegschicken müsste, käme er ja gar nicht mehr raus aus seinem Zimmer«, verteidigte ich mich immerhin. Bei Ben war es immer so einfach. Diese Diskussionen mit Ben machten mich so müde. Immer diese Zankereien der Kinder und dann noch die Auseinandersetzung mit Ben. Eigentlich sollten wir zusammenstehen. Wer, wenn nicht wir beide. »So schlimm war es ja auch wieder nicht«, schob ich lahm hinterher.

»Nicht so schlimm? Warum ist dann hier so ein Geschrei? Wie soll ich da schlafen?« Ben nahm den Orangensaft aus dem Kühlschrank und schenkte sich ein Glas ein, bevor er wieder Richtung Schlafzimmer abzog. Die eine Schulter hatte er hochgezogen, die andere hing nach unten. Zum ersten Mal störte es mich.

Abends durften die Jungen Kinderprogramm schauen. Ich setzte mich ins Arbeitszimmer, ließ die Tür einen Spalt offen, damit ich es hörte, falls sie umschalteten oder sich wieder stritten. Ein paar Fotos, die ich draußen geschossen hatte, lagen ausgedruckt auf dem Schreibtisch. Sie dienten mir als Vorlage beim Zeichnen. Ich legte ein Papier in die Mitte des Tisches und verteilte die Fotos drumherum. Kahle Bäume, gefrorene Wege, leichte Schneeverwehungen. Es war ein kalter Winter in diesem Jahr. Ich setzte den ersten Strich aufs Papier. Zeichnen half immer, wenn ich mich aus einem schwierigen Gefühl nicht lösen konnte. Was häufig vorkam. Mit jedem Strich gingen mir die Szenen des Tages durch den Kopf. Er hatte so schön angefangen. Ein Gefühl von Einsamkeit überrollte mich. Mein Herz war schwer und pochte traurig vor sich hin. Am Nachmittag war die Verbundenheit zwischen Ben und mir noch so stark gewesen. Vielleicht würde ein Kind daraus hervorgehen, dann hätte der Tag im Nachhinein noch etwas Gutes gehabt. Ich wusste selbst, dass etwas nicht stimmte mit meiner Vorstellung, ich müsse nur erneut schwanger werden, dann bekäme ich alles hin, aber ich konnte sie nicht aufgeben. Sie hielt mich aufrecht. Mit der Fehlgeburt war ein Stück Kraft aus mir herausgebrochen. Ich funktionierte nur noch, alles war mit einem grauen Schleier überzogen, und nur das Schwangerschaftshormon würde meine Welt wieder farbig machen. Ich zeichnete einen dünnen Baumstamm. Und Leon? Ich hielt ihn aus. Irgendwie. War froh, wenn er montags das Haus verließ und erst donnerstags wiederkam. So eine Mutter war ich geworden. Ich gab es ungern vor mir selbst zu, aber bei Julien hätte ich mich nicht so aufgeregt, nur weil er Schina statt China gesagt hätte. Manchmal fiel mir selbst auf, dass ich mit Julien in einem anderen Tonfall sprach als mit Leon, und gab mir große Mühe, mit Leon genauso zu reden. Dann fühlte ich mich falsch und verlogen. Ich badete schon so viele Jahre im Schuldgefühl, kein Wunder, dass mich kaum noch eine Schutzhülle umgab, sie löste sich nach und nach auf. Durfte man Kinder unterschiedlich lieben, wenn sie leiblich waren? Und welche moralische Instanz war überhaupt dafür zuständig, nur die eigene? Wenn Ben mal barsch zu Leon war, konnte ich es besser aushalten. Aber bei Julien nicht. Ich wusste, dass Ben fürchtete, Julien würde sich zum Opfer machen, wenn er nicht lernte, sich angemessen zu wehren. Und natürlich bot Julien Angriffsfläche, wenn er so überreagierte. Aber wie brachte man einem Kind bei, sich angemessen zu wehren? Vielleicht war ich selbst nicht immer das beste Vorbild darin, wie man sich angemessen wehrt, das hatte ich erst heute wieder mal bewiesen und schämte mich sofort dafür. Aber trotzdem konnte ich mein Kind stärken, ihm zeigen, wie wertvoll es war. Ich hasste es, mich zwischen den wichtigsten Menschen in meinem Leben entscheiden zu müssen. Ich wollte mich nicht gegen Ben stellen. Wirklich nicht. Aber noch weniger wollte ich Julien mit seinen Gefühlen abweisen. Zu oft hatte ich selbst als Kind mit der inneren Einsamkeit gekämpft. Ich hatte oft keine Worte gefunden, mich meinen Eltern mitzuteilen. Vielleicht lag es an meinem Hang zur Verschlossenheit. Oder daran, dass meine Mutter mich nicht verstanden und mein Vater mir gleich wieder ein Buch in die Hand gedrückt hätte.

Irgendwann will man das alles nicht mehr fühlen. Aber mit den verbannten Gefühlen ist das so eine Sache. Irgendwann kommen sie durch die Hintertür wieder rein und rächen sich. Ich starrte auf das dürre Bäumlein, das ich mittlerweile fabriziert hatte, in seiner weißen Ödnis, und gab auf. Es war schon halb zehn.

Kaum waren die Kinder im Bett, rief Liv an.

»Jetzt, wo die Kids es ausgeplaudert haben, wollte ich es dir auch noch persönlich sagen. Ich bin im fünften Monat.«

Und wieso glaubst du, dass ich das wissen will? Ich kratzte ein festgetrocknetes Reiskorn vom Umschlag der Krankenhauspost, die auf der Kücheninsel lag. Zwang mich, zu gratulierten, obwohl alles in mir schrie. Ich hatte ihr nie von meiner Schwangerschaft erzählt. Ich wusste nicht, warum. Nach dem Telefonat brauchte ich doch ein Gläschen Wein. Nach dem Anruf sah ich keinen Grund mehr, mich beherrschen zu müssen. Ich nippte an dem Wein und fing an, den Flyer zu lesen, in dem etwas von geteiltem Schmerz stand und davon, den Tod unserer Sternenkinder ins Leben zu integrieren und wieder nach vorne zu schauen. Wieder verschwammen die Buchstaben vor meinen Augen. Ich sah auf. Mein Blick fiel auf die Fotos am Kühlschrank. Die Kinder am Bondi Beach in Sidney. Das war im vergangenen Winter. Unsere große Reise. Beide strahlten in die Kamera. Braungebrannt, in Badehosen, mit roten Weihnachtsmützen auf ihren Köpfen. Keine Spur von den Eskalationen, die es mit Leon auch dort gegeben hatte. Es war ein aufregendes Jahr gewesen. Der Jahreswechsel in Australien. Danach die schmerzliche Entscheidung für die Bärengruppe. Die unverhoffte Schwangerschaft im Herbst. Jetzt war das neue Jahr fast schon zwei Monate alt und ich wäre im fünften Monat, wie Liv. Ich hasste das Jahr schon jetzt. Es hätte das Geburtsjahr meines dritten Kindes werden sollen, und nun war es ein Jahr des Abschieds geworden. Ich kringelte mit dem Kuli die Kontaktnummer auf dem Flyer ein. Wenn mich hier schon keiner verstand, dann vielleicht dort.

Die Sternenkindergruppe traf sich in den Praxisräumen einer Heilpraktikerin in der Münchner Innenstadt. Ich trat durch die angelehnte Tür ein. Wärme schlug mir entgegen und der leicht modrige Geruch nach Altbau und Süßholzwurzel. Die Holzdielen unter mir gaben bei jedem Schritt knarzend nach. Ich wickelte den Schal vom Hals, stopfte ihn in den Ärmel meines Mantels und betrat den Gruppenraum. Wir saßen im Stuhlkreis und stellten uns reihum vor, erzählten, was uns zugestoßen war. In der Mitte auf dem Boden brannte ein Teelicht. Eli, die auch zum ersten Mal teilnahm, sprach von ihrem Sohn, der nach der Geburt nicht hatte sehen können, nicht hören, nicht atmen. »Er war drei Tage alt, als wir die Maschinen abstellen ließen.« Elis Stimme brach. Ihre hellbraunen Augen sahen aus wie zwei trockengelegte Seen. Ich musste blinzeln, stellte mir vor, wie es wäre, mein totes Kind im Arm zu halten. Aber es gäbe wenigstens noch eine

Erinnerung. Wie es ausgesehen, wie es sich angefühlt, wie es gerochen hatte. Etwas, das bleibt. Ein Foto, ein Fußabdruck. Ich hatte nichts. Aber das wagte ich nicht zu sagen. Stattdessen erzählte ich von meinen Jungen, spähte vorsichtig in die Runde. Und weil ich lauter wohlwollende Blicke registrierte, schob ich mein Problem mit Liv gleich hinterher. »Dafür kann ich jetzt meiner Nachbarin zusehen, wie sie mit dem dritten Kind schwanger ist. Ungefähr so weit, wie ich jetzt wäre. Ich schaffe es einfach nicht, mich mit ihr zu freuen!«

»Das ist doch verständlich«, sagte Leona, die Gruppenleiterin, »sie bekommt, was dir genommen wurde.«

Eli nickte. »Würde mir genauso gehen.«

»Seither gehe ich Liv aus dem Weg. Diesen Neid zu empfinden ist wie durchs Feuer gehen. Sie wirkt so sicher, so stolz, als käme sie gar nicht auf die Idee, dass noch was schiefgehen könnte.« Ich starrte auf das Teelicht. Was für ein merkwürdiges Gefühl – auszusprechen, dass man neidisch ist. Niemand sagte etwas. Aber es war kein betretenes Schweigen, sondern mitfühlend und warm. Die Stille im Raum umgab uns wie eine schützende Blase, in der sich mein Schmerz ausbreiten und wieder zusammenziehen durfte, so oft es nötig war. Am liebsten wäre ich stundenlang reglos in dieser Blase verharrt. Aber pünktlich um neun beendete Leonie das Treffen und schickte uns hinaus in die Kälte. Auf dem Weg zur U-Bahn tauschten Eli und ich mit klammen Fingern unsere Telefonnummern aus.

»Ich finde es mutig von euch, dass ihr ein Kind adoptiert habt.« Eli steckte ihr Handy zurück in die Tasche ihrer Daunenjacke. »Ich habe schon so oft gehört, wie schwierig es für Adoptivkinder und ihre Familien ist.«

»Wir wollten ein Kind und ich bin nicht schwanger geworden. Es ist nicht besonders altruistisch.«

»Ich hätte viel zu viel Angst, was da für fremde Gene in meine Familie kommen.«

»Früher dachte ich, das ist totaler Blödsinn mit den Genen. Ich weiß nicht, ob das Fremde zwischen Leon und mir von den Genen kommt. Oder von seinem Trauma.« Ich zog meine Mütze tiefer in die Stirn. Oder ob es an mir liegt. Der Zweifel, der ewig an mir nagte.

»Ich finde es logisch, dass er dir fremder ist als dein eigenes Kind.« Ich mochte Eli. Sie verstand auf Anhieb, wusste, wie es war, ein eigenes Kind zu haben. Rebecca konnte das nicht fühlen, auch wenn sie sich anstrengte. Für sie war ein Kind ein Kind, ob leiblich oder nicht.

Der Wind auf dem U-Bahnsteig war eisig. Eli hatte sich ihre mit Kunstfell umrandete Kapuze über den Kopf gezogen, sodass ihr Gesicht fast vollständig darin verstand. Wie ein Eskimo sah sie aus.

»Ob es solche Gruppen auch für Adoptiveltern gibt?«, sagte ich, »es hat so gutgetan mit euch.«

»Es gibt für fast alles eine Selbsthilfegruppe. In einer Stadt wie München müsste es doch auch ein paar Adoptivmütter geben, denen es genauso geht wie dir.«

Als meine Bahn kam, flüchtete ich mich in die stickige Wärme des Wagens. Eli hatte recht. Warum sollte es da draußen nicht viel mehr Verbundenheit geben, als ich ahnte. Es fühlte sich an, als hätte sich mir an diesem Abend eine neue Welt erschlossen. Weiter und reicher als mein eigener Kosmos. Noch nie hatte ich so intensiv erlebt, dass ich meinen Schmerz mit anderen teilen kann. Rebecca war voller Mitgefühl, aber sie hatte sich nie ein Baby gewünscht. Sie wusste nicht, wie es war, ein Kind zu verlieren. Und nicht, wie es sich anfühlte, ständig von einem bindungsgestörten Kind traktiert zu werden. Auch Ben erlebte nicht dasselbe wie ich. Er war viel pragmatischer in allem. Irgendwie hatte er unser Kind schon losgelassen, *Teilen macht ganz*, habe ich Jahre später einmal in großen Lettern an der Außenfassade des Bildungszentrums in Heidelberg gelesen.

Ich lehnte den Kopf gegen die Fensterscheibe. Sie vibrierte durch die Mütze an meiner Schläfe. Dabei beobachtete ich die müden, gleichgültigen Gesichter der Fahrgäste. Mir gegenüber saß eine junge Frau mit ihrem schlafenden Baby im Tragetuch. Sie hielt es dicht an ihren Körper gedrückt. Der Anblick riss meine frische Wunde wieder auf. Und nicht nur diese, auch die alte Wunde aus meiner Kindheit: Die fehlende Nähe zwischen meiner Mutter und mir. Julien linderte diesen Schmerz. Leon riss ihn ständig wieder auf.

Zuhause setzte ich mich sofort an den Computer. Ben schnarchte neben Julien im Bett, das Buch von *Seeräuber Moses* aufgeklappt auf seiner Brust. Ich stellte den Computer im Büro an, obwohl es schon spät war. Suchte im Internet nach einer Selbsthilfegruppe für solche wie mich. Aber ich fand keine, und aller Trost des Abends stemmte sich vergeblich gegen die Enttäuschung und das Gefühl, am Ende doch immer alleine dazustehen. Dann fand ich ein Seminar in der Ludwigvorstadt, das im Mai stattfinden sollte. *Kleine Kämpfer – große Not: das Bindungsverhalten von Pflege- und Adoptivkindern.* Es war erst Februar, und es schien mir ewig, noch drei Monate warten zu müssen.

Kurz nach Mitternacht speicherte ich das Formular und weckte Ben.

Um vier klingelte der Wecker für Ben, um sechs für mich. Ich kam kaum aus dem Bett. Doch nach dem ersten Kaffee und einem Streit mit Leon, bevor er zur Schule musste, war ich wach. Ich brachte Julien zur zweiten Stunde zum Unterricht und erledigte ein paar Einkäufe. Beim Heimfahren brannten meine Augen, als hätte ich die ganze Nacht durchgemacht. Die Scheibenwischer verschmierten den Schnee auf der Windschutzscheibe, das Wischwasser war alle. Ich war kurz vor dem Blindflug, als ich in unsere

Straße einbog. Mit der Fernbedienung zielte ich auf das Tor der Garage, aber sie hielt ihr Maul bockig verschlossen. Die Batterien waren schon seit Wochen schwach. Ich hatte genug Zeit gehabt, sie zu wechseln. Ben hätte es auch tun können.

Er kam immer durch damit, und bei mir war es dann alle. Kraftlos blieb ich im Auto sitzen und starrte auf das widerspenstige Tor, wie ein Versuch, es mit purer Willenskraft dazu zu bringen, sich zu öffnen. Ich dachte an Leon und unseren Streit, früh am Morgen um sieben, als die Welt aller anderen noch in Ordnung war. Nur unsere mal wieder nicht.

»Du kannst bei diesem Matschwetter nicht in den Nikes zur Schule.« Carmen hatte sie ihm geschenkt. Als hätte er nicht genug Schuhe. »Sie gehen kaputt. Du bekommst nasse Füße. Du erkältest dich. Nimm die Winterstiefel, die hast du dir selbst ausgesucht«, hatte ich gesagt, wie Mütter das eben sagen.

»Die sind aber scheiße! So läuft kein Mensch rum!«, hatte er geschrien und gegen das Geländer gekickt, dass es durchs ganze Treppenhaus hallte. Er wusste genau, dass ich mich darüber ärgerte, weil er mit dem Krach das ganze Haus aufweckte und jeder mitbekam, was bei uns wieder mal los war.

»Dann nimm sie in deinem Sportbeutel mit. Und zieh sie erst in der Schule an. Die Stiefel kannst du in dein Schließfach stellen«, hatte ich nach einigem Hin und Her vorgeschlagen. Leon hatte die Augen verdreht, die Nikes dann aber zu den Turnsachen gestopft, bevor er in den Stiefeln polternd und ohne sich zu verabschieden zum Bus gerannt war. Es war nur ein kleiner Kompromiss. Aber ich war stolz auf mich, weil ich ihn dazu gebracht hatte, sich darauf einzulassen.

Der Motor knackte, es wurde kalt im Auto. Ich gab mir einen Ruck und stieg aus, um das Garagentor mit dem Schlüssel zu öffnen. Während es gemächlich nach oben rollte, fiel mein Blick auf einen verschneiten Strauch, hinter dessen Zweigen etwas Dunkles saß, etwa in der Größe einer Amsel. Daneben noch etwas. Ich sah genauer hin. Es waren Leons Winterstiefel. »Verdammt«, stieß ich hervor, und als ich sie aus dem Gebüsch zog, rieselte Schnee in meinen Kragen. »Verdammt, Leon!«

Ich stellte die Stiefel vor der Wohnungstür ab. Er würde sie nicht übersehen können, wenn er von der Schule kam. Er brauchte nicht glauben, dass er damit durchkommt. In der Wohnung investierte ich meine wütende Energie in den Haushalt. Ich sammelte in den Kinderzimmern die Wäsche vom Boden auf. Bei Leon lagen die Socken bis unters Bett verstreut, und als ich halb darunter kroch, um nach ihnen zu fischen, bemerkte ich eine Schachtel, die mit viel Klebeband am Lattenrost befestigt worden war. Der Staub juckte in meiner Nase. Ich musste zweimal niesen, bis ich die Schachtel abgelöst hatte und mit meiner Beute wieder unterm Bett hervorgekrochen kam. Mit Socken und Wollmäusen und der versiegelten Originalverpackung einer Herrenarmbanduhr. Ich hielt die Luft an. Legte die Uhr auf Leons Bett und musste erstmal raus aus seinem Zimmer.

Mein Herz schlug laut und ungehalten, ich hätte am liebsten meine Jacke geschnappt, um draußen eine Runde zu drehen. Aber es war nicht mehr genug Zeit. Ich lief sinnlos in der Wohnung umher und landete in der Küche, es war schon fast zu viel, überhaupt etwas für Mittagessen zu fabrizieren.

Als Leon heimkam, ging er einfach an den Stiefeln vorbei, tat so, als stünden sie nicht da, und ich ließ es auf sich beruhen. Ich hatte jetzt ein neues Problem, das schwerer wog. Nach dem Mittagessen legte ich die Uhr kommentarlos auf den Tisch und war gespannt, was er sagen würde. Ich hatte selten Vorsprung vor Leon. Vorsichtshalber hatte ich die Schale mit dem Obst als potentielle Wurfgeschosse auf den Küchenschrank hochgestellt.

»Was schnüffelst du in meinem Zimmer rum!«, fuhr Leon mich an. »Dylan hat sie mir gegeben. Ich soll sie für ihn aufbewahren.«

»Dylan? Aus der Bärengruppe?«

»Welcher sonst?«

»Wenn ich ihn frage, ob das stimmt, wird er mir dasselbe sagen?«

»Frag ihn doch!«, rief Leon empört. »Und du, glotz nicht so dämlich«, sagte er zu Julien, der gebannt zwischen uns hin und her sah.

»Lass ihn.« Ich stand auf, um das Telefon von der Kücheninsel zu holen. »Dann rufe ich jetzt in der Gruppe an.«

»Was? Jetzt gleich? Nein, warte! Ich hab sie nicht von Dylan. Ich hab sie gefunden! Auf der Straße.«

»So ein Blödsinn!« Was dachte er, was man mir alles auftischen kann?

»Ein Fremder hat sie mir geschenkt. Einfach so, an der Bushaltestelle.«

Ich zog die Augenbrauen hoch.

»Also gut. Letzte Woche nach der Saxophonstunde bin ich auf dem Weg zur Gruppe noch zum Einkaufszentrum, Kaugummis kaufen. Da hab ich sie mitgenommen.«

»Und es erwischt dich keiner, wenn du dort eine Uhr klaust? Die sind doch gesichert.«

»Ich bin halt geschickt.« Er weidete sich an meinem Gesichtsausdruck, vermutlich eine Mischung aus Erstaunen und Ungläubigkeit.

»Du klaust eine Herrenuhr, die fast genauso aussieht wie die, die du dir zum Geburtstag gewünscht und auch bekommen hast? Warum?«

»Weiß nicht. Wollte beide haben. Die sieht besser aus als meine. Ist noch größer.« Er schüttelte sein dünnes Handgelenk, an dem die klobige, viel zu große Uhr baumelte.

Mich rührte der Anblick, der so deutlich machte, dass Leon trotz all seiner Abgebrühtheit noch ein Kind war, das es zu schützen galt, wenn auch am meisten vor sich selbst.

»Wie fühlt es sich eigentlich an, mit einer gestohlenen Uhr unterm Bett zu schlafen?«, fragte ich ihn.

Leon sah mich an, als verstehe er die Frage nicht. Dann senkte er den Blick. »Nicht so gut. Man soll ja nicht klauen.«

Julien hatte inzwischen sein Mäppchen und einen Block aus seinem Ranzen gezogen. Er zeichnete Jedi-Krieger mit bunten Laserschwertern.

»Soll ich dir zeigen, Juli, wie man ...«

»Nein, Leon! Wir sprechen über Diebstahl! Schlimm genug, dass du Geld aus meinem Geldbeutel stiehlst, wann immer sich eine Gelegenheit bietet. Aber Ladendiebstahl? Das hat Konsequenzen. Das ist dir doch klar?«

»Hättest du echt in der Gruppe angerufen?«

»Ich rufe da auf jeden Fall an. Du hast die Uhr gestohlen an einem der Tage, die du in der Bärengruppe verbringst. Soll Berkan sich darum kümmern. Er ist dein Bezugserzieher!« Ich legte mir in Gedanken zurecht, was ich zu Berkan sagen würde.

»Schöner Bezugserzieher, der Berkan! Einer, der säuft. Dylan und ich haben's gesehen.«

Leons Worte waren an mir vorbeigezogen. »Was redest du da?«

Julien sah von seiner Zeichnung auf. »Was säuft der Berkan?«

»Hartes Zeug. Whisky glaub ich. Sowas wie Papa und Philipp manchmal trinken«, antwortete Leon. »Und er kifft im Dienst, stell dir das mal vor! Dylan hat's gerochen.«

»Lol«, sagte Julien beeindruckt. Ich sah ihn kurz an und fragte mich, woher ein Siebenjähriger weiß, was kiffen ist.

»Das ist eine schwere Anschuldigung«, sagte ich zu Leon. »Du weißt schon, dass du damit großen Schaden anrichten kannst?«

»Das hätte er sich mal früher überlegen sollen! Der tut immer bloß so cool, aber der nervt total! Und dann säuft und kifft der auch noch. Unverantwortlich. Und dem habt ihr mich ausgeliefert.« Leon konnte sich genauso gut empören wie Carmen. Er setzte eine gewichtige Miene auf. »Dabei bin ich sein Schutzbefohlener!«

»Sagt wer?«

»Dylans Dad! Der hat voll den Durchblick.«

»Und warum ist Dylan in der Gruppe, wenn sein Vater voll den Durchblick hat?«

»Naja ... Dylans Mutter macht den immer schlecht beim Jugendamt. Dabei darf Dylan bei seinem Dad Filme ab sechzehn sehen obwohl er erst elf ist. Und Süßigkeiten kriegt er noch mehr als ich von Carmen.«

»Deshalb ist Dylan ja auch so schlank und klug, nicht?«

»Mama!« Leon riss die Augen auf. »Dylan ist fett und doof! Das weißt du doch!«

Julien richtete sich auf. »Aber das hat sie doch meronisch gemeint.«

»Was heißt meronisch, Mum?«

Leon stellte mir eine Frage. Er *redete* mit mir. Er schrie nicht. Er warf nichts durch die Gegend. Etwas Warmes rieselte durch mich hindurch. Ich war plötzlich glücklich über dieses Gespräch mit meinen beiden Jungen, Diebstahl hin oder her.

»Ironisch«, sagte ich, »das heißt, dass man genau das Gegenteil von dem meint, was man sagt.«

Leon schnaubte. »Wie bescheuert ist das denn?«

»Du hast recht. Ich sollte so nicht mit dir reden. Was ich meine ist, dass Dylan dick ist und sein Vater ihm trotzdem so viele Süßigkeiten gibt. Und das mit den Filmen ab sechzehn – du sagst selbst, dass Dylan sich nicht konzentrieren kann und immer gleich zuschlägt.«

Leon grinste. »Wenn du wüsstest, was ich in der Gruppe alles erlebe!«

Ich ging nicht darauf ein. Doch er hatte es längst geschafft, mich in Unsicherheit zu wiegen. Später einmal gab Leon sogar zu, dass er meine Zweifel an der Bärengruppe ganz bewusst genährt hatte, damit ich seine Rückkehr nach Hause durchsetzte. Aber selbst da war ich nie sicher, ob ich ihm das glauben sollte. Er war damals schon durchtrieben.

Aber er doch war er auch erst zehn Jahre alt.

9

Als wir Berkan beim Elterngespräch mit Leons und Dylans Vorwürfen konfrontierten, blickte er durch seine randlose Nickelbrille drein wie Scotty, der nicht wusste, ob er Sitz oder Platz machen soll. »Wie wollen die beiden mich nachts mit Whisky und Joint gesehen haben, wenn der Weg zur Toilette gar nicht hier am Erzieherbüro vorbeiführt?«

Ben und ich sahen uns von der Sitzgruppe aus, in der wir saßen, um. Vollgestopfte Regale, ein Schreibtisch, eine Kommode. Selbst, wenn die Tür nachts sperrangelweit offen wäre, bräuchte man eine Kamera mit Teleskoparm, um den Schreibtisch oder die Sitzecke einsehen zu können.

Irgendwann drehte Berkan den Spieß der Anschuldigungen herum. Leon halte sich nicht an Regeln. Sanktionen schreckten ihn nicht ab, sondern steigerten sein *oppositionelles Verhalten.* Er ärgere die Schwächeren, sein Verhalten gegenüber den älteren Gruppenbewohnern und Erziehern sei von Respektlosigkeit geprägt. Er provoziere, mache komische Tiergeräusche beim Essen, die keiner außer ihm witzig fände. Er stehle, lüge und betrüge, als wäre er fünfzehn, nicht zehn. Berkan klang genauso wütend und ohnmächtig, wie ich mich oft mit Leon fühlte. Selbst professionelle Helfer schafften es nicht besser, Leon zu bändigen. Zuerst fühlte ich mich bestätigt, empfand so etwas wie Genugtuung, aber dann fiel mir auf, dass dadurch alles nur noch schlimmer wurde. Wenn es hier nicht ging, wo dann überhaupt? Ich hatte immer noch die Vorstellung im Kopf, dass es mit Leon eines Tages besser werden würde.

»Leon braucht einen klaren Bezugspunkt«, sagte Berkan.

Er beugte sich auf seinem Stuhl nach vorne. Sein Norweger-Pulli wirkte aus der Zeit gefallen. »Wir können nur erfolgreich auf ihn einwirken, wenn er dauerhaft in der Gruppe wohnt, so wie die anderen Jugendlichen auch. Für mindestens zwei Jahre, inklusive Ferien. Maximal ein Wochenende im Monat bei Ihnen.«

In mir gefror alles zu Eis. Die magischen zwei Jahre.

Zuerst der Birkhof, jetzt die Bärengruppe. Als könne man in zwei Jahren nicht alles verlieren. Jede so mühsam errungene, zarte Bindung zu Leon, jede Möglichkeit, eine Familie zu sein, in der es allen gutging. Ich sah zu Ben. Er starrte auf einen Fleck im Teppich, der aussah, als hätte sich vor langer Zeit jemand darauf erbrochen.

Ich richtete mich auf. »Nein! Leon braucht seine Familie als Bezugspunkt, keine Wohngruppe.«

Ben sah überrascht auf. Meine Entschlossenheit beeindruckte mich selbst ein wenig.

»Dann müssen Sie Leon ganz zu sich nehmen und wir vergeben seinen Platz nach den Ferien neu«, sagte Berkan.

»Sie setzen uns die Pistole auf die Brust?«, fragte Ben ungläubig.

»Wir haben das für uns so entschieden. Heute ist Donnerstag, ich nehme an, Leon fährt mit Ihnen nach Hause? Dann können Sie sich übers Wochenende in Ruhe beraten.«

»Ich glaube, da gibt es nicht viel zu beraten«, sagte ich, um sicherzugehen, dass er mich verstanden hatte.

Im Auto musterte Ben mich neugierig von der Seite, ohne etwas zu sagen. Auch Leon war schweigsam. Ich wusste selbst nicht so recht, warum ich Ben übergangen hatte, aber er schien es mir nicht übelzunehmen. Die Sonne blitzte zwischen dichten Winterwolken hindurch. Wir holten Julien bei seinem Freund Jaro ab. Er kletterte in den Kindersitz, schnallte sich an und hielt Leon die Hand zum High Five entgegen. »Hi Bro.«

Leon klatschte ihn ab. »Hey Buddy. Spielen wir daheim was?«

»Logisch! Ich muss euch was erzählen, Mum und Dad.« Julien hatte die Anrede von Leon inzwischen übernommen.

»Leon hat mich heute verteidigt! Auf dem Schulhof ist Bosse aus der Dritten auf mich losgegangen, weil Jaro und ich ihn immer Bosse Flosse nennen. Und dann ist Leon gekommen, hat ihn am Kragen gepackt und hat gesagt ...« Julien senkte seine Stimme und zog die Augenbrauen zusammen: »Ey Alter, du weißt schon, dass das mein Bro ist? Von dem lässt du gefälligst deine Flossen, sonst kriegst du die Faust von mir! Der steht unter meinem Schutz! Und alle seine Freunde auch! Kapische?«

Ich hasste es, wenn Leon so redete. Außer, er verteidigte Julien. Ich drehte mich zu ihm um. »Das hast du wirklich getan, Leon?« Meine Stimme schwappte fast über vor Begeisterung. »Also, natürlich ist Gewalt keine Lösung, aber das gilt auch für Bosse. Du hast deinen kleinen Bruder beschützt! Das finde ich ziemlich cool.«

Die Jungen sahen sich verschwörerisch an. Ben lächelte in den Rückspiegel. Für einen Augenblick war alles gut. Ich fühlte mich verbunden und glücklich. Wir waren eine Familie, und Leon gehörte dazu. Daran gab es für mich in diesem Moment nichts zu rütteln.

Doch in den Tagen danach fiel alles wieder wild durcheinander. Wie meistens, wenn ich versuchte, mir ein klares Bild zu machen von etwas, das nicht klar war. Mein Vertrauen in Berkan hatte feine Risse erhalten, in deren winzigen Verästelungen sich Zweifel ausbreitete. Zweifel an der Gruppe und daran, Leon ganz nach Hause zu holen. Ben sagte, wir kriegen das schon hin. Seine Gelassenheit war oft wie ein Anker für mich, wenn ich wieder mal aufgewühlt war wegen irgendetwas. Aber jetzt ging sie mir auf die Nerven.

Wieder drehte ich mich allein im Kreis. Leon gehört zu uns, sagte mein Herz, mein Bauch, das Bild einer Mutter in mir. Aber schaffst du es diesmal?, warf mein Verstand ein. Der täglichen Zermürbung standhalten? Der Aggression, den Provokationen, dem Lügen und Stehlen? Wenn ich mich sehr anstrenge und für Ausgleich sorge? Julien gut im Auge behalte? Dann kann ich endlich aufhören, mich zu schämen. Vor den Eltern seiner Klassenkameraden. Vor den Lehrern.

Ich wusste, dass sie über uns redeten. Wer gibt schon freiwillig sein Kind in eine Jugendhilfeeinrichtung? Das Wort Heim kam mir nie über die Lippen. Oder, noch schlimmer: Sie denken, das Jugendamt hat uns Leon weggenommen?

Und Carmen? Sie weiß nicht einmal davon.

Als Ben spät am Abend heimkam, lag ich noch wach. Ich knipste das Licht an. »Es ist doch richtig, dass wir Leon zurückholen?«

»Seit wann wissen wir bei Leon, was das Richtige ist? Hallo, übrigens.« Er gab mir einen Kuss, setzte sich auf den Bettrand seiner Seite und knöpfte das Hemd auf. »Für Leon ist es sicher besser, bei uns zu leben als in dieser Wohngruppe. Aber ist es das auch für uns?« Ben schlüpfte unter die Decke und legte den Arm bereit. Ich rutschte zu ihm rüber, schmiegte mich an ihn.

»Du wirst die Hauptlast tragen, Toni. Wenn du dir sicher bist, holen wir ihn nach Hause. Aber nur dann.«

»Wir holen ihn da raus«, sagte ich, als müssten wir ihn aus Guantanamo befreien. Ich hob den Kopf, um Ben anzusehen. Er nickte.

»Leon braucht Stabilität«, rechtfertigte ich mich, obwohl Ben mir längst zugestimmt hatte. Ich sagte es mehr zu mir selbst, auf der Suche nach Gewissheit, nach Sicherheit. »Ein Kind gehört in seine Familie, nicht in eine Bärengruppe. Und auch nicht in ein Kühlfach, wo es auf seine Beisetzung warten muss.« Die Einladung zur Sammelbestattung im Mai war mittags endlich in der Post gewesen. Das gelbe Kuvert war mir zwischen der VISA-Abrechnung und den Abbuchungsbelegen fürs Schulessen sofort ins Auge gestochen. Drei lange Monate noch bis zur Beisetzung und auch bis zu dem Seminar, für das ich uns angemeldet hatte.

Leons Rückkehr nach Hause dagegen war jetzt, und er jubelte, als wir ihm unsere Entscheidung mitteilten, wollte unbedingt feiern. Wir gingen mit den Jungen zu Sergio, unserem Italiener eine Straße weiter, und feierten, wie wir es lange nicht gemacht hatten. Fisch und Wein für uns und Pizza, Cola und Eis für die Jungen. Wann hatte ich zuletzt so unbeschwert gelacht? Auch Ben war gelöst, mein stabiler Anker, ich betrachtete ihn voller Liebe, wie er mit Leon blödelte. Die Hoffnung in mir wuchs nicht, sie wucherte. Die Leute an den Tischen neben uns lächelten uns an, so eine fröhliche Familie.

Es war schon nach elf, als wir uns auf den Heimweg machten. Die Straßenlaternen flackerten leicht, als wäre es ihnen zu kalt hier draußen. Die Jungs schienen die Kälte nicht zu spüren, so vertieft waren sie in ihren Plan für ein gigantisches Lego-Projekt, das sie am nächsten Tag, einem Samstag, bauen wollten. Sie überschlugen sich gegenseitig an Ideen. Ben und ich gingen Hand in Hand hinter ihnen her.

Ich war glücklich und weinselig. »Weißt du was?«, sagte ich zu Ben, »Berkan kann uns mal.«

Ben lächelte nur und legte den Arm um meine Schulter. Als ich Julien ins Bett brachte, fing er plötzlich an zu weinen. Weil wir Leon feierten, obwohl er wegen schlechten Benehmens aus der Gruppe musste. Während er, Julien, immer nett war, und trotzdem wollte keiner wegen ihm feiern. Ich konnte ihn irgendwie verstehen, es war ungerecht. Ich fühlte mich ernüchtert. Es strengte mich an. Egal, was ich tat – immer gab es eine andere Seite, die ich nicht gesehen hatte. Ich hätte überall im Kopf Augen gebraucht, damit mir nichts entging, ich alles voraussah und endlich mal alles gut war. Zum tausendsten Mal erklärte ich Julien, dass Leon als Baby so schlechte Erfahrungen gemacht hatte, dass er niemanden mehr brauchen wollte. Unsere Aufgabe als Familie sei es, ihm zu zeigen, dass er bei uns sicher war und sich nicht so sehr selbst zu schützen brauchte. »Dann bräuchte er auch nicht so viel Macht über unsere Gefühle«, sagte ich mit schlechtem Gewissen, weil ich einem Siebenjährigen so etwas aufbürdete.

»Das ist nämlich ziemlich doof für uns.« Julien zog eine Schnute.

»Ja, vor allem für dich.« Ich strich eine Haarsträhne aus seiner Stirn. »Du weißt schon, dass es einem selbst besser geht, wenn man nett zueinander ist. Da bist du schon weiter als Leon. Und stärker.«

»Echt? Yeah«, flüsterte er und kuschelte sich an mich.

Obwohl er Leon immer noch regelmäßig den Tod wünschte, wollte auch Julien, dass wir zusammen waren. Wir waren eine Familie. Wir wollten es alle vier. Am Ende münden alle Flüsse ins Meer. Bis dahin aber hat jeder Fluss seinen eigenen Verlauf, dem er folgen muss.

Leon zurückzuholen war unserer.

***

Die Sonne spiegelte sich im Chrom der Urne. Mir trieb es Tränen in die Augen. Wie groß mochte der Anteil meines Kindes darin sein? Fünf Zentimeter Mensch, oder waren es sechs? Wie viele Krümel Asche, die von ihm blieben? Ob es nicht doch ein Fehler war, so viele Monate nach der Fehlgeburt noch an der Trauerfeier teilzunehmen? Aller Kummer brach erneut auf. Ich war traurig und zornig zugleich. Suchte in den Gesichtern der anderen nach dem Schmerz, den ich fühlte, zwei Paare und eine Frau mit ihrer kleinen Tochter, ich fand ihn bei allen drei Frauen. Die Männer schauten eher betreten oder zumindest gefasst, die Kinder neugierig. Ich wollte nicht weinen. Ich hätte vielleicht nie wieder damit aufgehört.

Das Sammelgrab lag im Zentrum des Kindergrabfeldes, bestückt mit Blumen, Engeln und Steinen, sogar ein kleiner Teddy lag darauf. Aus der Mitte ragte eine moderne Skulptur in Weiß. Windräder drehten sich träge in der warmen Mailuft. Eine Frau sang ohne Mikro, etwas Getragenes, es war mystisch-keltisch, es könnte von Enya gewesen sein. Der Himmel dämpfte den Klang ihrer Stimme. Ich wollte, sie würde ewig so weitersingen, so traurig, so schön.

»Ich lasse dich nicht fallen und ich verlasse dich nicht«, begann der Pfarrer zu reden, »so steht es im Buche Jesaja. Das gilt auch für unsere kleinsten Kinder. Ihr Leben ist nicht vorüber. Es wächst auf seine Art weiter und verwandelt sich. Wir wissen nicht, wie und wann. Aber *er* weiß es.«

Ich wischte mit dem Handrücken über mein Gesicht. Die Jungen hatten mich fest im Blick. Ich riss mich zusammen, wollte nicht, dass meine Kinder mich für schwach hielten und dachten, sie müssten sich um mich kümmern. Seit der Fehlgeburt riss ich mich ständig zusammen. Es wäre besser gewesen, ich hätte den Mut gehabt, meinen Kindern zu zeigen, wie man trauert. Ihnen zugetraut, dass sie meinen Schmerz aushalten. Und mir selbst auch. Diesen rasenden Schmerz, der jede Faser, die mich ausmacht, durchdrang. Ich hätte ihnen zeigen sollen, dass man sogar durch so etwas hindurchgehen und sich wieder erholen kann. Aber ich glaubte nicht daran. Ich dachte, ich würde auseinanderbrechen. Deshalb riss ich mich zusammen. Die Wunde war wieder offen, alles tat weh.

Jede Familie zündete ein Grablicht an. Die vier gelben Rosen, die ich in der Friedhofsgärtnerei gekauft hatte, für jeden eine, ließen wir zum Abschied in das Loch mit der Urne fallen, traten zurück, machten Platz für die nächsten. Julien schob sich dicht an Ben. Leon suchte meine Hand, drückte sie leicht, und ich drückte zurück. Er gab sich so viel Mühe, ich fühlte mich ihm nahe, seit er wieder ganz bei uns war.

Frau Peters, die Seelsorgerin des Krankenhauses, kam auf mich zu. Sie schob mir einen Umschlag in die Hand. »Für später«, sagte sie.

Auf dem Heimweg machten wir bei Sergio Stopp für ein frühes Abendessen. Wir erklärten den Kindern die Bedeutung des Wortes Leichenschmaus. Sie fanden, es klinge, als esse man eine Leiche auf.

Zuhause legte ich mich mit Kopfschmerzen hin. Ben kickte draußen mit den Jungen, spielte mit ihnen Star Wars.

Später brachte er sie ins Bett. Auf seine Art. Sie tobten kreischend vor Vergnügen durch die Wohnung. Wie sollten sie da wieder runterkommen und einschlafen? Wenigstens hatten meine Schmerzen nachgelassen. Ich richtete mich auf und öffnete den Umschlag von Frau Peters. Die Karte zeigte die Zeichnung eines winzigen Kindes. Es lag zusammengerollt in einer geöffneten Hand. Ich wusste sofort, dass ich es nachzeichnen würde. Einen Wimpernschlag lang freute ich mich schon darauf. Unter der Zeichnung stand ein Text von Rilke: *Wenn etwas uns fortgenommen wird, womit wir tief und wunderbar zusammenhängen, so ist viel von uns selber mit fortgegangen. Gott aber will, dass wir uns wiederfinden, reicher um alles Verlorene und vermehrt um jenen unendlichen Schmerz.* Meine Seele war zu klein für so etwas. Sie lief über vor Schmerz. Als wäre mit diesem winzigen Kind auch ein Teil meines eigenen Selbst gestorben. Noch immer hatte ich sein schnell pochendes, kleines Herz vor Augen. Alles verbrannt. Mein großes Herz machte alleine weiter, mühsam und aus dem Takt geraten. Ich hörte Schritte auf dem Flur. Die Tür ging auf und Ben kam ins Schlafzimmer, knipste das Licht an. »Warum sitzt du hier im Dunkeln auf dem Bett?«

»Es ist einfach dunkel geworden ...« Ich hielt ihm die Karte entgegen. Er zögerte kurz, nahm sie dann aber und überflog die Zeilen.

»Wie fandest du es heute?«, fragte ich.

»Es war ein schöner Abschluss bei Sergio. Leon hat sich für dich zusammengenommen, das rechne ich ihm hoch an. Und das auf dem Friedhof war auch ganz in Ordnung. Hier.« Er reichte mir die Karte mit einem Lächeln, das unsicher wirkte, zurück.

»Ganz in Ordnung?«

»Du weißt, dass ich nicht viel von Beerdigungen halte. Ich kann auch so trauern. Ich habe mich darauf gefreut, aber es war noch kein richtiges Kind für mich, mehr wie eine Möglichkeit, die jetzt verloren ist. Ich weiß, für dich war es schon viel mehr. Du brauchst einen Ort zum Trauern. Deshalb sind wir doch heute alle zusammen dahingegangen.« Er stopfte die Wäsche aus seinem Trolley in den Korb. Ben reagierte immer geschäftig, wenn es emotional wurde. Es war seine Art, sich zu schützen. Weitermachen. Nicht stehenbleiben. Manchmal gab es mir Halt. Aber gerade nicht. Wen kümmert schon seine Wäsche, an so einem Tag?

»Immerhin liegt unser Kleines jetzt nicht mehr mit den anderen in einer Kühlbox im Krankenhaus herum«, sagte ich.

»Ist es besser, wenn es das als Asche in einer Urne tut?«

»Ist das wirklich alles, was dir dazu einfällt?« Ich sah Ben ungläubig an, aber da war so viel Stress in seinen Augen, dass er mir irgendwie leidtat. »Der Friedhof ist ein würdevollerer Ort als eine Kühlbox, findest du nicht?«

Ben hob die Schultern. »Ich glaube, wichtig ist nur, wie du es in dir …«, er zögerte, und ich fürchtete schon, er würde sagen, wie ich es *in mir trage.*

»… bewahrst. Welchen Platz es in dir findet«, sagte er.

Ich fuhr mit dem Finger über das geborgene, kleine Kind auf der Karte. »Ich denke immer noch darüber nach, was ich falsch gemacht habe. Der Alkohol, als ich es noch nicht wusste, oder die Schweinegrippe ...«

»Die hat Julien gehabt. Nicht du!«

»Ich habe auch Antikörper gegen Röteln, obwohl ich sie nie hatte.«

»Kinder kommen unter den widrigsten Umständen trotzdem zur Welt. Du kannst nicht alles steuern, Toni. Vielleicht hat sich dieses Kind einfach entschieden, nicht zu bleiben.«

»Als ihm klar geworden ist, dass ich seine Mutter bin?«

Ben hielt inne, sah mich leicht verzweifelt an. Dann ließ er sich neben mir aufs Bett sinken. »Du machst es dir aber auch schwer. Warum sollte jemand dich nicht zur Mutter haben wollen? Frag mal Julien und Leon.« Ben nahm mich in den Arm. »Du kannst nichts dafür, was passiert ist. Niemand kann das.«

Ich lehnte den Kopf an seine Schulter. »Vielleicht findet seine Seele noch einmal den Weg zu mir.«

Ben wiegte mich wie ein Kind. »Vielleicht. Aber wir müssen weitermachen. Unsere Söhne brauchen dich. Ich brauche dich. Du schaffst das, Toni«, sagte er, so, wie meine Mutter es immer sagte. Ich wollte immer alles schaffen. Aber wenn andere es zu mir sagten, wollte ich es nicht. Ich wollte verzweifeln. Aber ich traute mich nicht. Schon seit ich denken konnte, hielt ich meine Gefühle für zu intensiv. Sie machten anderen Angst und mir selbst auch.

Ben küsste mich zärtlich auf die Schläfe. »Hab ein bisschen Vertrauen ins Leben.«

In ein Leben, das sich meinem Kind verweigert? Es klang wie Hohn in meinen Ohren. Aber ich nickte. Für Ben.

***

Liv schob ihren Kugelbauch zur Tür herein. Obwohl ich hoffte, sie würde nur Max holen und gleich wieder gehen, bot ich ihr was zu trinken an. Ich ertrug es immer weniger, ihren Bauch, in dem ein Kind heranwuchs, zu sehen. Sie watschelte auf die Terrasse, während ich Melonenwasser aus dem Kühlschrank holte. Beim Einschenken fiel mir ein feiner Sprung in der Karaffe auf. Er ging vom oberen Rand bis in den Boden hinab. »War alles in Ordnung bei der Vorsorge?«, fragte ich, weil ich dachte, ich müsste das fragen.

»Putzmunter, der junge Mann.« Sie legte die Hand auf ihren Bauch. »Keine vier Wochen mehr, und wir haben unseren kleinen Konstantin.«

Es kam wie aus dem Nichts. Endlich sagen, was ich so lange für mich behalten hatte. Bevor Konstantin zur Welt kam. Als wäre ich es meinem Kind schuldig, seine kurze Existenz nicht länger totzuschweigen. Ich überfiel Liv ohne jede Vorwarnung mit dem, was mir zugestoßen war, und sie sog die Luft ein, als habe sie sich die Zunge verbrannt. »Shit! Warum hast du denn nie was gesagt? Jetzt komme ich mir vor wie der Elefant im Porzellanladen mit meinem ganzen Babygerede!« Liv raufte ihr platinblondes Haar. »Du Ärmste. Was du durchgemacht haben musst.«

Ich knetete den Zipfel meines T-Shirts, bis er völlig ausgelutscht aussah.

»Aber jetzt, wo Leon wieder ganz da ist, kannst du dich ohne Baby auf die zwei Kinder konzentrieren, die du hast. Und du hast vielleicht sogar mehr Zeit fürs Zeichnen.« Liv seufzte theatralisch. »Zeit und Hobby, davon kann *ich* ja bald nur noch träumen.«

In einer schwachen Stunde hatte ich ihr mal ein paar meiner Werke gezeigt. Das war, bevor ich nur noch tote Kinder und Engel zeichnete wie eine Besessene. Auch wenn es mir verrückt vorkam. Ich konnte den Schmerz so besser kanalisieren.

»Unsere Nummer drei kommt eigentlich etwas ungelegen. Es kann nämlich sein«, plapperte Liv weiter, »dass Peter nach Kapstadt versetzt wird. Hoffentlich wird unser Kleiner genauso pflegeleicht wie Maxi und Lena.«

»Kapstadt? Ich bin mit Ben viel gereist, bevor die Kinder kamen. Südafrika ist das schönste Land, das ich jemals gesehen habe. Aber sicher ist es nicht.«

»Wir würden natürlich safe untergebracht sein. In einer bewachten Siedlung für Expats.«

Ein drittes Kind. Pflegeleicht. Kapstadt. Safe. Kann man auch vom Glück verfolgt werden?

»Jetzt halt mal die Fresse, Scheißwichser, du nervst!«, schrie Leon im Kinderzimmer so laut, dass man es bis auf die Terrasse hinaus verstand.

Liv sah mich mit großen Augen an, als hätte ich es gesagt.

»Halt du selber mal deine eigene blöde Fresse, du blöder Blödarsch!« Das war Julien. »Hey, gib sofort meinen Millennium-Falcon wieder her!«

»Hol ihn doch, hol ihn doch!« Dann krachte es, es klang nach einem Lego-Crash, gefolgt von Juliens Geschrei und Leons Gelächter, auch Max gackerte mit. Es wäre vermutlich eine Frage der Zeit gewesen, bis Liv ihren Kindern den Umgang mit meinen verboten hätte. Wenn sie nicht vorher nach Südafrika zog, mit ihrem Baby, das sicher von Anfang an durchschlief.

***

Ich hatte dem Seminar so entgegengefiebert. *Kleine Kämpfer - große Not*. Eine Weile lang hatte es den Anschein gehabt, als bräuchten wir es gar nicht. Ich hatte sogar überlegt, es abzusagen, so gerne wollte ich glauben, dass alles für immer gut war. Aber zuerst kamen kleine Ausreißer in Leons Verhalten, und bald war alles wieder so, wie es immer war.

Meine Eltern kamen übers Wochenende, um bei den Jungen zu bleiben, während wir das Seminar besuchten.

Am Abend des ersten Tages durften die Jungen eine DVD schauen. Wir Erwachsenen saßen auf der Terrasse. Man konnte wieder länger draußen sitzen. Ich genoss den milden Maiabend nach einem aufregenden Tag.

»Ihr beiden klingt richtig begeistert«, sagte meine Mutter.

»Aber du erzählst nur von Pflegeeltern. Gibt es keine anderen Adoptiveltern?«

Ich schüttelte den Kopf. »Keine Ahnung, wo die hin sind. Alle glücklich vielleicht? Aber die Pflegeeltern, die da sind, brauchen genauso Hilfe wie wir.« Ein halbes Dutzend Elternpaare, die die Worte des Dozenten gierig in sich aufgesaugt hatten wie die eines Messias. Als stünde der Linderung unserer Schmerzen nun endlich nichts mehr im Weg. Ich erzählte meinen Eltern von den Beispielen, die wir im Seminar durchgegangen waren. Wie bindungsgestörte Kinder Höchstleistungen darin bringen, ihre Beziehungspersonen zu verstricken. Wie sie um Kontrolle ringen. Dass sie sich wegen Kleinigkeiten ihrer Autonomie beraubt fühlen und Machtkämpfe anzetteln. Wir waren nicht die Einzigen, bei denen Sachen durch die Gegend flogen. Auch andere Kinder koteten sich extra ein, wenn sie zornig waren. Ich spürte beim Erzählen erneut die Erregung vom Nachmittag. Manchmal hatte ich fast das Atmen vergessen.

Mein Vater fuhr mit dem Zeigefinger an der Tischkante entlang. »Hat man euch denn auch konkrete Hilfestellung gegeben?«

»Der Dozent hat uns am Beispiel eines Kindergeburtstages gezeigt, wie traumatisierte Kinder auf Übergänge reagieren«, sagte Ben, »wenn man sein Kind abholt, und das Kind will aber noch bleiben. Wenn man sein schreiendes Kind einfach rausträgt, hat man schon verloren, sagt er. Dann würde das Kind sich nämlich rächen ...«, Ben kniff die Augen zusammen, »wie hat er nochmal gesagt, Toni?«

»Er sagte: Ihr Kind wird sich fantasievoll an Ihnen rächen und dann genüsslich dabei zusehen, wie Sie langsam den Verstand verlieren.« Ich rollte mit den Augen.

»Und dass das Kind«, sagte Ben, »bei so etwas immer den längeren Atem hätte als wir.«

Mein Vater nickte, als hätte er das schon längst erkannt.

»Ein bindungsgestörtes Kind eskaliert munter weiter«, ergänzte ich, »weil es genau weiß, dass wir als Erwachsene nicht im selben Ausmaß zurückeskalieren können.«

Meine Mutter stapelte die Teller aufeinander. »Aber was macht man denn jetzt mit dem schreienden Kind, das nicht heim will nach dem Geburtstag?«

»Erstmal die Gefühle benennen, die das Kind hat.« Das kannte ich schon von den Probedeutungen. »Und sich mit dem Kind gegen die Umstände verbünden. Also Verständnis zeigen, ihm vorschlagen, dass wir zu Hause noch was Schönes machen oder so. Ihm etwas anbieten, das zeigt, man ist auf seiner Seite und die Umstände sind trotzdem so, wie sie sind.«

Ben hob die Weinflasche hoch und schenkte uns allen nach. Grillen zirpten, eine Fledermaus huschte durch die Dunkelheit, aus dem Inneren der Wohnung erklang Darth Vaders Stimme.

»Morgen geht's weiter.« Ich betrachtete die Flamme des Windlichts auf dem Tisch. »Ich kann Leon jetzt besser verstehen. Ich habe mich viel zu sehr von ihm verstricken lassen. Das wird mir nicht mehr passieren.« Nähe führt bei solchen Kindern schnell zur Verstrickung, hatte der Professor gesagt, bewahren Sie sich eine innere Distanz. Seine Worte hatten sich tief in mich eingebrannt. »Und wenn er im September aufs Gymnasium kommt, werden die Karten sowieso wieder neu gemischt.« In meinen Worten schwang Leichtigkeit mit, doch als ich in die sorgenvollen Gesichter meiner Eltern schaute, wechselte ich lieber das Thema.

»Schicke Brille übrigens, Mama. Steht dir!«

Sie fasste mit den Fingerspitzen an das rote Gestell.

»War meine Empfehlung.« Mein Vater zog seinen Pullover, den er über die Schultern gelegt hatte, an. Es wurde kühl, auch ich zog mein Sweatshirt über.

»Deine Mutter ist übrigens neuerdings an zwei Abenden unter der Woche ausgebucht. Der Krimi-Leseclub am Mittwoch reicht ihr nicht mehr. Jetzt treffen sie sich auch noch an den Freitagen, um selber Krimis zu schreiben!«

»Was?« Ich sah von ihm zu ihr. »Du schreibst?«

»Jetzt hör aber auf, Victor ...«

»Ehre, wem Ehre gebührt!« Mein Vater amüsierte sich über ihre Verlegenheit.

Ich war so überrascht, dass ich das aufregende Seminar völlig vergaß. Wie immer musste man ihr alles aus der Nase ziehen.

»Es hat mich schon lange in den Fingern gejuckt, nicht nur Krimis zu lesen, sondern auch mal einen zu schreiben. Ich habe einen Kurs bei der Volkshochschule besucht.« Sie wirkte verlegen, zog die hochgeschobenen Ärmel ihrer Strickjacke nach unten. »Ein paar aus dem Krimi-Club waren auch dabei. So ist das entstanden. Es macht uns allen Spaß.«

Sie hatte nie über ihre Träume gesprochen. Ich wusste nicht mal, dass sie welche hatte. Meine Mutter hatte noch nie viel über sich gesprochen. Sie handelte. Ich kann gar nicht zählen, wie oft sie mich damit vor den Kopf gestoßen hatte. Wie fremd sie mir geblieben war. Ich habe lange nicht gesehen, dass es bei aller Verschiedenheit auch eine Gemeinsamkeit gibt zwischen ihr und mir. Beide zeigen wir den Menschen, die wir lieben, manchmal zu wenig von dem, was in uns vorgeht.

Selbst Ben zeigte ich nicht, wie es wirklich in mir aussah, als Liv kurz vor den Pfingstferien ihr Baby bekam. Und als hätte ich nicht alle Hände voll mit den Vorbereitungen für unseren Toskana-Urlaub zu tun gehabt, pilgerte ich einen Tag vor unserer Abreise zu ihr rüber. Mit einem Nikki-Jäckchen für den kleinen Konstantin, das mir beim Kauf beinahe das Herz gebrochen hatte, und Blumen für die Mutter. Als ich ihn im Arm hielt, so hilflos und warm, hätte ich fast geweint. Der Kummer über mein verlorenes Kind mischte sich mit der Dankbarkeit, Julien zu haben. Liv hatte einen Piccolo aufgemacht. Ein halbes Glas trank sie, weil Sekt die Milchbildung anregt. Den Rest bekam ich. Als ich nach Hause kam, hing der betörende Babyduft überall an mir. Ich stellte das Radio an, um die Stille zu füllen. Räumte die Spülmaschine ein, um die Leere zu füllen. Ich fuhr mit dem Finger über den Schriftzug von Juliens Tasse, die er in der Schule selbst bemalt hatte. *King Juli* stand auf der Tasse, und ich musste lächeln. Sollten die Livs dieser Welt doch ein drittes Kind haben. Ich hatte Julien. Er und meine Mission, Leon zu lieben und großzuziehen, füllten mich aus. Meine Arbeit für die Zeichenschule und die für Rebeccas Bankfiliale erledigte ich, wenn die Kinder in der Schule waren oder schliefen, wenn das Mittagessen gekocht war, wenn die Küche aufgeräumt, die Wasche gewaschen war.

Ich zwackte mir manchmal etwas Zeit zum Zeichnen ab. Und doch hatte der kleine Konstantin erneut dieses Gefühl des Mangels in mir losgetreten, eine Sehnsucht, von der ich stets geglaubt hatte, es sei die nach einem Kind. Dieses Gefühl, nicht vollständig zu sein, hatte seit meiner Kindheit immer wieder die Membran zu meinem Bewusstsein durchbrochen. Es zeigte sich in meinem sich ständig erneuernden Wunsch, schwanger zu werden. Aber sie waren da, Julien und Leon. Auch ein neues Baby würde die Sehnsucht nicht stillen, ein Teil in mir verstand das, der andere nicht.

***

Ich öffnete die Augen. Es war inzwischen hell geworden. Rosa Schlieren verloren sich in einem noch blassen Morgenhimmel. Im Autoradio lief *Somewhere over the Rainbow*. Auf dem Rücksitz war ein wilder Streit entbrannt. Ben fuhr Leon scharf an, er solle seinen Bruder endlich in Frieden lassen. Meine Blase drückte, mein Mund war trocken. »Vertragt euch. Wir halten bald an und frühstücken.«

»Jetzt schon?«, sagte Ben entgeistert.

»Ich muss aufs Klo.«, sagte Julien, »und Hunger hab ich auch.«

»Was essen!« Leon klang blechern.

Ich drehte mich zu ihm um. Bitte nicht dieser Blick »Was ist los mit dir?«, fragte ich.

Statt einer Antwort winselte Leon wie ein Welpe, zog Grimassen, tat so, als habe er Zuckungen am ganzen Körper und traf Julien mit der Hand im Gesicht. Nicht fest, aber Julien schrie auf, als habe er einen Stein ins Gesicht bekommen.

»Wenn du so weiter machst, steigst du aus, Leon!« Bens Gereiztheit zum Urlaubsauftakt war so etwas wie ein Naturgesetz.

»Können wir *Rico, Oscar und die Tieferschatten* hören?«, fragte Julien.

»Oh, ja, Rico, Oscar, Tieferschatten«, näselte Leon mit öliger Stimme.

Ich holte Luft, sagte aber nichts. Legte die CD ein. Nicht auf jeden Zug aufspringen. Wahren Sie eine innere Distanz, hatte der Dozent gesagt.

Als Leon begann, rhythmisch gegen den Fahrersitz zu treten, riss Ben das Lenkrad herum. Im letzten Augenblick wechselte er auf die Spur zum Parkplatz. Es gab nur noch Ben und Leon, während Julien und ich wie Geister in unseren Sitzen saßen. Ohne ein Wort stieg Ben aus, ging ums Auto herum und riss die hintere Tür auf. Ein Schwall Wärme kam ins Auto. »Aussteigen!« Seine Stimme klang harsch. »Ich habe dich gewarnt!«

»Nein! Das bestimme ich selber! Du kannst mich nicht zwingen!« Leon verschränkte bockig die Arme. Ein Krieger, der lieber umkam, als sich zu ergeben. Ben sollte ihn jetzt sanft durch diese Situation lenken, ohne seine Autonomie zu untergraben, so wie wir das im Seminar gelernt hatten.

»Ich zähle bis drei. Dann zieh ich dich raus!«

»Versuch´s doch!«

»Eins ...«

Ein älteres Paar, das ein paar Meter entfernt geparkt hatte, sah pikiert zu uns herüber.

»Dann schrei ich laut um Hilfe!«, sagte Leon mit Blick auf das Ehepaar.

»Zwei ...« Ben machte eine lange Pause. Bei »Drei« gab es eine Rangelei. Ben löste den Gurt, was Leon nach Kräften zu verhindern versuchte.

»Aua! Hilfe! Lass los! Scheiß-Papa! Kacka-Pisse-Papa«, kreischte Leon, als wäre er wieder fünf.

Ben zog ihn aus dem Auto und schlug die Tür zu. Etwas Kaltes zog sich in mir zusammen, ein leichtes Überfrieren meiner Gefühle für Ben. Sein Verhalten hatte nichts zu tun mit dem, was wir im Seminar gelernt hatten.

»Du, Mama? Lässt Papa Leon jetzt hier und wir fahren ohne ihn in die Toskana?«

»Nein, natürlich nicht.«, beruhigte ich ihn.

Nach einer Weile sagte Julien »Schade.«

Ich drehte mich zu ihm um, wollte in seinem Gesicht das verschmitzte Lächeln sehen, das seinen Kommentar nur einen Scherz sein ließ. Aber er lächelte kein bisschen und sein Blick wirkte uralt.

Die Autotür ging auf. Ich hatte für ein paar Minuten nicht mitbekommen, was draußen vor sich gegangen war. Ben und Leon stiegen ein und wir fuhren weiter. Was immer

Ben ihm angedroht hatte. Leon war freundlich und ärgerte niemanden mehr. Ich nahm mir vor, Ben am Abend danach zu fragen.

Als die Kinder im Bett waren, überlegte ich es mir anders. Ich wollte nur, dass es gut war, und wenn Ben es auf diese Weise geschafft hatte, dann war es eben so.

10

Ich gab zwei Beutel Reis ins kochende Wasser. Rebecca lehnte sich mit einem Weinglas in der Hand gegen die Arbeitsplatte. »Ich soll dich grüßen von deiner nordischen Nachbarin. Sie ist gerade nach Hause gekommen, als ich aus dem Auto gestiegen bin. Mit ihrem Baby.«

Mein Herz schnurrte zusammen wie eine Dörrpflaume. »Konstantin ist so alt, wie meines wäre. Wenn ich Liv mit ihm treffe, wird mir immer bewusst, was ich verloren habe. Ich stelle mir im Alltag so oft vor, wie es wäre mit meinem dritten Kind. Es begleitet mich wie eine Fata Morgana. Jetzt zum Beispiel hättest du das Kleine im Arm, damit ich kochen kann. Es hätte dunkle Haare und Augen wie Julien, und wäre genauso zierlich. Wenn es ein Mädchen gewesen wäre, meinst du, ich hätte ihr Rüschchensachen angezogen?«

»Ach, Anton, es tut mir so leid. Aber vielleicht hätte dir so ein kleiner, wenn auch süßer Vampir auch den letzten Saft aus deinen Knochen gesaugt, jetzt, da du Leon wieder 24/7 hier hast. Wie läuft es eigentlich mit ihm?«

Ich öffnete das Fenster, ließ warme Septemberluft in die Küche und kippte Kokosmilch ins Curry. »Ich mutiere zur Meisterin der Deeskalation. Beim Essen zum Beispiel. Er schmatzt, grunzt oder lässt alles aus dem Mund fallen, nur um zu sehen, wie ich reagiere. Früher hätte mich das auf die Palme gebracht. Jetzt bleibe ich eisern ruhig und versuche, seine Aufmerksamkeit auf etwas anderes zu lenken, wie bei einem Kleinkind. Gott, es ist so anstrengend. Diese Woche nimmt er am Ferienprogramm seiner Eishockey-Mannschaft teil und darf bei Carmen übernachten. Ehrlich gesagt habe ich mich mindestens so sehr auf diese Woche gefreut wie er.« Ich hatte es kaum erwarten können. »Und dann lernt er zurzeit so dämliche Mutter-Witze auswendig, aber eine halbe Seite Vokabeln kann er sich nicht merken.«

Rebecca zog die Augenbrauen hoch. »Mutter-Witze?«

»Sie beleidigen sich damit gegenseitig in der Schule. ‚Deine Mutter ist so dumm, sie wirft Fischstäbchen ins Meer und sagt: Ihr seid frei.' Oder: ‚Auf deiner Mutter ist mehr Verkehr als auf dem Hauptbahnhof.' Und das sind noch die harmlosen Witze. Sie übertrumpfen sich gegenseitig. Für Leon ist es Ehrensache, die Mütter der anderen Jungen noch übler zu beleidigen als sie mich.«

Rebecca stellte ihr Weinglas scheppernd auf der Küchentheke ab. »Sowas habe ich ja noch nie gehört! Wenigstens macht er Witze über andere Mütter und nicht über dich.«

»Mich stellt er auf andere Weise infrage. Bei Carmen ist nämlich immer alles viel besser. Sie versteht, dass er dauernd Action braucht und Süßigkeiten. Computerspiele. Fernsehen. Manchmal denke ich schon, er passt viel besser zu ihnen als zu uns. Immer Trubel, Eishockey, Freibad, Indoor-Spielplatz, Freizeitpark.« Ich goss den Reis ab. »Mir war klar, dass es nicht einfach wird. Aber wenn nächste Woche die Schule losgeht, muss ich mich erstmal erholen von den langen Sommerferien. Ich habe mir vorgenommen, meine Vormittage endlich wieder mit Zeichnen zu verbringen. Vielleicht besuche ich Workshops, probiere neue Techniken aus.« Etwas machen, das nur mir allein gehört.

Rebecca kramte in der Schublade nach Besteck. »Gute Idee. Ich freue mich auf neue Bilder von dir. Vielleicht brauchen Phil und ich bald welche für unsere neue Wohnung?« Gespannt sah sie mich an.

»Ihr wollt zusammenziehen?« Ich riss die Augen auf. »So überstürzt? Nach fünf Jahren schon?«

»Mach du ruhig Witze.« Rebecca lachte kurz auf, dann wurde sie ernst. »Ich war noch nie mit jemandem so lange zusammen wie mit Phil. Meinst du, er liebt mich noch, wenn er mich Tag und Nacht ertragen muss? Ich bin so schrecklich unordentlich. Und launisch.«

»Er liebt dich, und er kennt dich. Und ich auch, Becca.«

Sie fuhr sich mit dem Handrücken über die Stirn. »Wird schon schiefgehen. Soll ich auf der Terrasse decken? Wer weiß, wie viele Abende der September noch zum Draußensitzen hergibt. Soll ich Julien holen? Was macht er eigentlich?«

»Er liegt den ganzen Nachmittag über schon in seinem Zimmer auf dem Boden und zeichnet blutrünstige Mangas!«

Ich hörte, wie Rebecca an Juliens Tür klopfte, und mit ihm sprach. Ich hatte sie einmal gefragt, ob sie Julien zu sich nehmen würde, wenn Ben und mir etwas zustieß. Sie hatte die Hände in die Hüften gestemmt und mit gespielter Empörung gefragt, ob ich glaube, sie würde zulassen, dass er woandershin käme. Rebecca war wie Familie. Ich konnte mir nicht vorstellen, je nicht mehr mit ihr verbunden zu sein.

Der Geruch nach Curry erfüllte die Küche. Ich schaltete den Herd aus und schob eine Kühlmanschette über den Weißwein. Rebecca und Julien klapperten draußen mit dem Besteck, sie redeten und lachten miteinander.

Am Morgen hatte er sich, wie so oft, auf dem Badvorleger zusammengerollt, um möglichst viel warme Luft abzubekommen, während ich mir die Haare über Kopf föhnte. Als habe sein Körper die Geborgenheit der ersten Lebensmonate, wenn ich ihn auf dem Wickeltisch trockengeföhnt hatte, nie vergessen. Die Erinnerung, wie sich alle Verkrampfung bei ihm gelöst, wie die Anspannung aus seinem Babygesicht gewichen, wie still, beinahe andächtig er dann immer geworden war, ließ mich lächeln.

Jetzt war er sieben. Immer noch liebte er das Haareföhnen am Morgen. Und abends zeichnete er Monster mit abgeschlagenen Köpfen.

***

Ben wollte eigentlich kein weiteres Kind mehr. Er sagte es nie zu mir. Er hatte sich gefreut, als ich schwanger gewesen war. Aber ich spürte genau, dass er es nicht unbedingt wiederholen wollte. Zwar stellte er mir sein Sperma klaglos zur Verfügung, doch es war, als kreuze er hinter dem Rücken jedes Mal die Finger, damit seine Samenzellen rechtzeitig abbogen, bevor sie in meine Eizelle rasten. Ich habe einmal gelesen, dass die Trauer nach einem Verlust nicht weniger wird. Dass man sich aber mit den Jahren an sie gewöhnt, sie zu einem Teil wird, der zu einem gehört. Aber ich war inzwischen zweiundvierzig. Der Wunsch nach einem Baby hatte sich in mir verselbständigt. Er trotzte aller Vernunft.

Wie ein pelziges Tier hockte er in mir. An der Kasse im Supermarkt sprangen mir die Schlagzeilen vom Zeitungsständer nur so entgegen:

Babyglück mit 42: Céline Dion bekommt nach Fehlgeburt Zwillinge.

Verona Poth mit 42 nach Fehlgeburt kurz vor Entbindung.

Mariah Carey, 41, schwanger nach Fehlgeburt

Ich fühlte mich abgehängt vom Leben. Womöglich war Julien nur ein Versehen der Natur. Eine verirrte Eizelle. Ein fehlgeleitetes Spermium. Julien. Auf der Rückfahrt aus dem Urlaub wollte er in der Raststätte nicht aufs Männerklo. Auch nicht mit Ben, weil er da, anders als bei mir, allein in die Klokabine musste. »Vielleicht komm ich da nie wieder raus und muss sterben, und dann bist du wenigstens bei mir, Mama«, hatte er gesagt, als gäbe es an der Tatsache nichts zu rütteln, und folgte mir zur Damentoilette. Ich fragte mich, ob die Fehlgeburt solche Ängste in ihm ausgelöst hatte. Oder war es eine Phase, in der Kinder sich eben mit dem Tod befassen? Ich konnte mich nicht erinnern, wann ich diese in meiner Kindheit durchlaufen hatte. Nicht mal, ob überhaupt. Meine Katze war irgendwann verschwunden. Meine Eltern hatten nie mit mir über den Tod gesprochen, sie hatten das Thema einfach umschifft. Die Eltern meiner Mutter in

Norddeutschland waren mir fremd geblieben, ihr Tod war mir nicht nahe gegangen. Mein Vater hatte seine Eltern in den letzten Kriegsjahren verloren, als er selbst noch ein Kind war. Die Fehlgeburt war meine erste direkte Erfahrung mit Tod und Trauer. Von den Schnecken mal abgesehen, die so allein und traurig draußen rumgekrochen waren, dass ich sie als Kind gesammelt und ihnen im Garten ein Häuschen aus bemalten Steinen gebaut hatte, in dem sie alle beisammen sein konnten und nie wieder einsam. Ich hatte die Ritzen gut abgedichtet, damit sie nicht rauskamen in die gefährliche Welt. Obwohl ich meinen Schnecken jeden Tag Salatreste brachte und ihnen Geschichten erzählte, hatte zu meiner Bestürzung nicht eine einzige von ihnen meine Fürsorge überlebt.

Eines Tages in diesem nasskalten Oktober, die Kinder waren in der Schule, zeichnete ich mal wieder Engelbilder. Zehn Monate waren inzwischen vergangen. Etwas stimmte nicht mit meiner Trauer. Sie schaute zwar regelmäßig herein, aber sie heilte nicht. Sie saugte lieber alle Farben aus mir heraus, bis nur noch ein schwarzes Loch in mir übrigblieb, dem ich mich viel zu oft bereitwillig hingab.

Aber nicht an jenem Tag. Ich weiß nicht, woran es lag.

Ein plötzliches Aufbegehren, als wäre mein Selbsterhaltungstrieb aus seinem Dornröschenschlaf hochgeschreckt. Ich riss mich los. Ich zog Schuhe und Jacke an, schnappte Autoschlüssel und Handy und machte mich auf den Weg zu jenem Ort, der mich und meine Trauer in aller Stille willkommen hieß. Egal, wie viel Zeit ich dazu brauchte.

Ich sah die Störenfriede auf dem Kindergrabfeld trotz des Nebels schon von Weitem. Ich tippte auf eine griechische Familie, und sie feierten! Sektkorken ploppten. Kinder flitzten um die kleinen Gräber. Sie aßen Kuchen und redeten alle durcheinander, sangen ein fröhliches Lied und banden dem Grabwächter-Teddy einen mit Helium befüllten Luftballon um den Bauch. Ich musste unbedingt wissen, wen sie da feierten. Obwohl ich vor Kälte schlotterte und die Bank mit Tempos trockenreiben musste, blieb ich am Sammelgrab sitzen, bis sie endlich wieder abgezogen waren und die Stille schwer über den Gräbern hing.

Eleni Nikopolidou, 29.10.2000 – 10.05.2003, stand auf dem Grabstein. Sie hatten den zehnten Geburtstag am Grab ihres Kindes gefeiert, das seit sieben Jahren tot war. Was für eine skurrile Art, mit dem Tod umzugehen. Ich konnte Sterben und Feiern nicht zusammenbringen. Aber es berührte mich, erschien mir wie ein Triumph über den Tod. Es war hingebungsvoll. Und meine Art zu trauern, war sie besser?

Ich hatte eine Fata Morgana, ein Phantomkind in mein Leben integriert. Ich zeichnete Engel und tote Kinder, wollte unbedingt noch eins bekommen, um jeden Preis. Ich war wieder zu einem Zyklusjunkie geworden. Gäbe es ein Zwölf-Schritte-Programm für solche wie mich, ich hätte daran teilgenommen. Ich wollte wiedergutmachen, dass ich mein Kind nicht in mir hatte halten können, wie eine gute, schützende Mutter es tut. Vor Kälte zitternd stand ich an Elenis Grab. Von Scham durchdrungen, denn ich hatte Julien bekommen, warum wollte ich mehr und mehr? Von Wut durchdrungen über diesen Mangel an Selbstbestimmung.

Warum durfte ich nicht so viele Kinder haben, wie ich wollte? Warum andere und nicht ich?

Nachdem es eine Weile in mir getobt hatte, hörte ich endlich auf zu zittern. Etwas in mir löste sich. Elenis Familie hatte mich mit zarten Fingern berührt. Wie sie dem Tod trotzten und ihn zugleich akzeptierten. Ihnen war egal, ob es sich gehörte, auf dem Friedhof zu feiern. Ob jemand wie ich das für passend hielt, war nicht wichtig. Es stand mir nicht zu, ein Urteil darüber zu fällen.

Vielleicht gibt es nichts Persönlicheres als die Trauer. Jeder muss für sich selbst herausfinden, wie es geht. Weil es keine Reaktion gibt, die angemessen oder normal ist, wenn ein Mensch sein Kind verliert. Sich wiederfinden, hatte Rilke geschrieben. Sich überhaupt finden, dachte ich.

Leon hockte auf der Stufe vor unserer Haustür und stocherte mit einem Zweig im Kies herum. Missmutig blickte er mir entgegen.

»Was machst du denn schon hier?«, fragte ich entgeistert, noch tief in mir selbst vergraben und in Gedanken bei Eleni.

»Hausaufgabenbetreuung fällt aus.« Er zwängte sich vor mir durch die Haustür.

»Wir haben ausgemacht, dass du anrufst, wenn du früher Schluss hast oder später kommst!«

»Du immer mit deinem Anrufen. Wo ist Juli?«

»In der Kernzeitbetreuung. Ich hole ihn später. Hast du Hunger?«

»Ach so. Nö. Kein Hunger«, sagte er, schulterte den Schulrucksack und schlappte in sein Zimmer. Seit er so viele Geheimnisse hatte, gehörte das Problem herumliegender Ranzen der Vergangenheit an. Ich ignorierte das Rascheln der Chipstüte aus seinem Zimmer. Er aß unter der Woche wenig zu Hause, obwohl der Beitrag für sein Mittagessen in der Schule nur selten vom Essenskonto abgebucht wurde. Ich hatte keine Ahnung, wovon er sich tagsüber ernährte. Er war nicht groß, aber kräftig vom Eishockey, seine Schulten waren breit, er war kein bisschen abgemagert. Und doch war er erst ein Fünftklässler, der nicht einfach essen konnte, wann und was er wollte, und ich fragte mich, woher er das Geld dafür nahm, denn Taschengeld hatte er immer übrig. Wenn ich nachhakte, tat er geheimnisvoll, verriet aber nichts, was in der Regel den Auftakt zu einem Streit darstellte.

Seit einiger Zeit fehlte in meinem Geldbeutel regelmäßig Geld, heute war es sogar ein 20-Euro-Schein. Leon hatte mir am Morgen geschworen, mit Hand auf der Herzgegend, dass er ihn nicht genommen hatte. Aber im Augenblick wollte ich nichts davon wissen. Ich setzte mich vor meinen Skizzenblock. Zum ersten Mal seit zehn Monaten zeichnete ich etwas anderes als einen Engel oder ein Kind, das nie vom Leben wachgeküsst worden war. Ich zeichnete das Gesicht eines kleinen Mädchens mit großen, dunklen Augen und schwarzem, gewelltem Haar. Ein Bild von Eleni, wie ich sie mir vorstellte mit ihren drei Jahren, bevor sie starb. Erst als ich fertig war, fiel mir eine gewisse Ähnlichkeit auf mit dem kleinen Mädchen, das ich selbst einmal war, auch wenn meine Haare braun gewesen waren und glatt. Als blicke ich mir selbst in die Augen. Denn ich lebte und sie war tot.

Am Abend kam ein Anruf von Leons Lehrer. Man habe Leon heute wegen eines Eklats früher aus der Hausaufgabenbetreuung heimgeschickt und ihn für zwei Wochen von der Teilnahme ausgeschlossen.

»Das sind halt Arschlöcher dort!«, erklärte Leon mir am Küchentisch. Frisch geduscht und im Schlafanzug, das Haar mit Gel stachelig hochgestellt, obwohl die nächste Station das Bett sein würde.

»Alle, nur du nicht?«

»Ich bin kein Arschloch, sag das nie wieder!« Er hob die Faust, ließ sie aber sofort wieder sinken. »Ich muss mir diese Beleidigungen nicht bieten lassen!«

»Aber die Betreuer in der Schule von dir schon?«

Leon stöhnte. »Wenn die auch so bescheuert sind ... Ich war halt wütend.«

»Das reicht nicht als Begründung, Leon. Wir sind alle mal wütend. Das bedeutet aber nicht, dass man sich so aufführen darf! Warum warst du überhaupt so wütend. Was ist passiert?«

»Ich hab Rafael in der Mittagspause halt geärgert, der

will es einfach nicht anders. Aber weißt du, was diese fette Schwuchtel heute zu mir gesagt hat? Es wäre kein Wunder, dass meine Mutter mich nicht haben wollte, und dass ihr ganz schön blöd seid, euch sowas wie mich freiwillig ans Bein zu binden! Du musst mit seiner Mutter reden!«

»Weil Rafael jetzt auch gemein zu dir war? Er hat den Finger bei dir in die Wunde gelegt, so wie du es bei ihm ständig machst.«

»Du bist wie die!«, brauste Leon auf. »Die waren heute alle gegen mich!«

»Und da hast du´s ihnen allen gezeigt. Du hast die Betreuungskräfte, die dich rausgeworfen haben, im Klassenzimmer eingesperrt, indem du von außen einen Tisch vor die Tür geschoben hast und Bücher zwischen Tisch und Türklinke?«

»Ja! Was sollte ich denn sonst machen.« Er klickte mit einem Kugelschreiber, der auf dem Tisch lag, herum, bis ich ihn ihm aus der Hand nahm.

»Und du hast Bücher nach den älteren Schülern geworfen, als sie einschreiten wollten, und ein Mädchen dabei im Gesicht verletzt?«

»Die war doch selber schuld, wenn sie sich einmi ...«

»Und du hast sogar nach deinem Lehrer Bücher geworfen. Du hast ihn beschimpft mit Worten, die er am Telefon nicht wiederholen wollte? Hast du eigentlich jedes Gefühl für Grenzen verloren?«

Ein Lächeln umspielte Leons Lippen, als erinnere er sich voller Genugtuung an seinen Auftritt.

»Das ist nicht lustig, Leon! Du wirst dich entschuldigen. Es ist nicht mal sicher, dass du nach der Sperre überhaupt wieder zur Betreuung darfst.«

»Hab eh keinen Bock auf den Scheiß. Ich will Freiheit!«

»Und ich will nicht, dass du jeden Nachmittag hier Terror machst.« Mir waren die Worte so ehrlich über die Lippen gerutscht, dass sie trotz ihres Inhalts etwas Unschuldiges an sich hatten.

»Ich kann ja nach der Schule zu Carmen gehen, wenn du mich nicht willst«, konterte Leon, »Nachmittagsbetreuung ist eh für'n Arsch. Niemand, der cool ist, geht da hin. Da sind nur Mofs. Rafael zum Beispiel!«

»Mofs?«

Julien war in die Küche gekommen. »Menschen ohne Freunde«, erklärte er und schenkte sich ein Glas Milch ein. »Wann kommt Dad heim?«

»Er müsste schon im Auto sein.« Ich wandte mich wieder Leon zu. »Du kommst in den nächsten zwei Wochen direkt nach der Schule heim. Du machst Hausaufgaben und benimmst dich anständig. Das Nintendo gibt es erst abends, und nur, wenn alles funktioniert hat. Du entschuldigst dich bei allen und in zwei Wochen gehst du wieder in die Betreuung.« Zwei Wochen durchhalten. Zwei lange Wochen!

Julien sah aus, als würde er dasselbe denken. Er wischte sich mit dem Ärmel über den Milchbart und ging aus der Küche.

»'nen Scheiß werd ich!«, Leon stand langsam auf, kippte mit einer aufreizenden Geste die Lehne nach hinten, bis der Stuhl zu Boden fiel, und verließ ebenfalls die Küche.

Dann knallte er seine Zimmertür hinter sich zu.

Der umgekippte Stuhl streckte mir seine vier Beine entgegen, als hätte er was gegen mich. Ich war unentschlossen, ob ich ihn wieder aufstellen oder es Leon überlassen sollte, wenn er zurückkam. In meinem Gehirn ploppte es, als wäre Knallbrause darin. Leon war zu weit gegangen.

Als ich in sein Zimmer kam, war er nicht mehr im Schlafanzug. Er hatte Jeans und seinen schwarzen Hoodie an, das Fenster stand weit offen, es war kühl im Zimmer.

Blitzschnell warf Leon etwas Gelbes aus dem Fenster in die Dunkelheit hinaus, es sah aus wie die Kapsel eines

Überraschungseis. Auf dem Boden lagen Schulbücher und ein paar Brotdosen, die er nie freiwillig zurückbrachte, sondern irgendwo im Zimmer versteckte, bis der Inhalt schimmlig war. »Ich hau ab von hier!«, verkündete er und wollte aus dem Fenster steigen. Ich hielt ihn fest, er stieß mich zurück, nahm eine Box mit der Aufschrift *Aktion Gesundes Schulbrot* vom Boden und warf sie nach mir. Sie flog an meinem Kopf vorbei gegen die Wand. Der Deckel sprang auf und entließ seinen pelzigen Inhalt ins Freie.

»Bist du verrückt geworden, Leon? Hör sofort auf!«

»Ich entschuldige mich nicht in der Schule. Und deine Kackbrote kannst du selber fressen. Die will keiner!« Wieder flog eine Box, und gleich die nächste hinterher, bis ich ihn erneut festhielt. Leon wehrte sich und schlug um sich. Dann stand Julien neben mir, hielt das Telefon vor mein Gesicht. »Papa ist dran«, brüllte er, um Leons Geschrei zu übertönen und stellte den Lautsprecher an, weil ich keine Hand frei hatte.

»Ben? Hier ist der Teufel los!«, rief ich außer Atem.

»Oh, Ben, rette mich vor dem bösen Leon«, äffte Leon meinen Tonfall nach und riss sich los.

»Ich bin fast da, Toni«, schepperte es aus dem Hörer, »und du Leon, du hörst mir jetzt mal genau zu!«

»Nein! Mit dir rede ich gar nicht, Papa! Und es interessiert mich nen Scheiß, was du sagen willst. Ich bin schon weg, wenn du kommst. Hier hält es keiner aus. So beschissen wie ihr seid!«, schrie Leon und schlug Julien das Telefon aus der Hand. Die Abdeckung sprang vom Hörer, zwei Batterien kullerten über den Boden. Leon lachte kehlig, sein Blick irrlichterte durch den Raum, landete bei dem Bild eines Dinosauriers, das wir vor ein paar Jahren zusammen gezeichnet hatten. Als er den Glasrahmen von der Wand riss, um damit nach mir zu werfen, stürzte ich mich auf ihn. Ich rang ihn nieder, bis er auf dem Rücken lag und schrie, während ich über ihm kniete und seine Handgelenke auf den Boden drückte. Es war ein einziger Albtraum. »Wenn du dich beruhigt hast«, keuchte ich, »lass ich dich los.«

»Ich hab mich beruhigt«, kreischte Leon und rammte mir sein Knie in die Niere. Ich packte seine Handgelenke fester, sah im Augenwinkel, dass Ben im Türrahmen stand und Julien die Arme um seine Hüfte schlang. Ben schob ihn sanft beiseite. Seine eisige Stimme durchschnitt Leons Gekreische.

»Steh auf, Leon. Komm mit!«

Leon rappelte sich verdattert hoch und ging hinter Ben her nach draußen. Das Dinobild lag auf dem Boden, ein Riss zog sich durchs Glas. Ich schloss das Fenster. Mir wurde bewusst, dass Licht brannte und man uns von draußen nicht nur hatte hören können, sondern auch sehen. Alles in mir krümmte sich vor Scham. Ich folgte den beiden zur Wohnungstür, aber da schlug schon die Haustür zu. Wieder so eine Ben-Aktion.

Leons Nikes, ohne die er nie das Haus verließ, standen neben dem Schuhabstreifer. »Aber seine Schuhe ...«, sagte ich tonlos, mein Herz pochte immer noch, als habe es nicht mitbekommen, dass der Kampf inzwischen zu Ende war.

Julien sah verwirrt zu mir hoch.

»Und keine Jacke«, sagte ich, »es ist Oktober. Es ist kalt draußen.«

»Das macht dem doch nichts aus.« Julien zog die Nase kraus. »Aber schon komisch, ohne Schuhe, oder?« Er begann zu kichern und legte beide Hände auf den Mund.

Wider Willen musste ich auch kichern. Dann straffte ich die Schultern. »Bestimmt sind sie gleich wieder zurück.«

»Hilfst du mir solange beim Manga zeichnen?«

»Zuerst Zähneputzen und Schlafanzug anziehen. Ich räume solange das Chaos auf.«

Julien zögerte kurz, als überlege er, ob er mich alleinlassen konnte. Dann rannte er ins Bad. Ich zog Gummihandschuhe über und stellte mich den Scherben und den Schimmelbroten. Beim Aufsammeln hielt ich den Atem an. Ich dachte an die körperliche Auseinandersetzung mit Leon, den Anblick, den wir Ben geboten hatten, als ich auf meinem Sohn saß und seine Hände neben dem Kopf festhielt. Mein Herz, das sich inzwischen beruhigt hatte, schlug wieder schneller. Scham und Übelkeit stiegen in mir auf. Ich schüttelte den Kopf, um die grässlichen Bilder loszuwerden. Ben hatte kein Wort zu mir gesagt. Er war einfach gegangen.

Nachdem die restlichen Kampfspuren beseitigt waren, fiel mir wieder ein, dass Leon etwas nach draußen geworfen hatte. Ich zog die Schuhe an und ging nachschauen. Es war die Kapsel eines Überraschungseis. Ich fand sie sofort auf dem Rasen unter dem Fenster. Ich schüttelte sie. Etwas klackerte darin. Es war ein klein zusammengefalteter Zwanzig-Euro-Schein. Leon hatte es mir geschworen, dass er diesmal wirklich nichts rausgenommen hatte. Ich konnte nicht mal wütend sein. Julien kam im Schlafanzug in die Küche und breitete seine Zeichenutensilien auf dem Tisch aus. Ich hatte Angst, die Kontrolle zu verlieren. Über mich, Leon, mein ganzes Leben. Hatte Angst, Ben würde die Kontrolle verlieren. Ich brauchte etwas gegen die Angst und das Herzrasen, damit ich Julien nicht damit ansteckte, öffnete den Kühlschrank, aber es war kein Wein kaltgestellt. Nur eine Flasche Crémant fürs Wochenende. Das ging auch. Es war ein Notfall. Eine Saite in mir, die angeschlagen war und nicht mehr aufhörte, zu vibrieren. Sie beruhigte sich schon, als ich den Korken löste, und nach dem ersten Schluck ließ die Angst nach. Ich hatte ein schlechtes Gewissen, weil ich trank, um mich zu beruhigen und nahm mir vor, für den Rest der Woche die Finger vom Alkohol zu lassen. Zum Ausgleich. Und übers Wochenende auch, zur Strafe, weil ich den Crémant schon jetzt aufgemacht hatte.

Nach dem Zeichnen waren sie noch immer nicht zurück und das erste Glas Sekt leer. Auf Bens Mobiltelefon nur die Mailbox. Ich schaute mit Julien eine Wissenssendung an, von der ich nichts mitbekam. Als das Telefon endlich klingelte, fing mein Herz wieder an zu rasen. Aber es war nicht Ben, sondern seine Mutter Cécile, die uns einlud, über Weihnachten zu ihr nach Frankreich zu kommen. Ich versuchte, sie schnell wieder loszuwerden. Weihnachten war mir gerade völlig egal, und ich wollte auch nicht zugeben, dass ich nicht wusste, wo Ben mit Leon war. Niemand sollte sehen, was bei uns los war.

Anderthalb Stunden und eine halbe Flasche Crémant später kamen sie zurück. Ich hatte inzwischen alle möglichen Szenarien durchgespielt und wieder verworfen. Ich hatte schreckliche Visionen durchlitten und versucht, Ben zu vertrauen, er konnte ja nicht plötzlich verrückt geworden sein.

Leon stapfte auf Socken direkt in sein Zimmer. Ohne mich anzusehen, zog er die Tür hinter sich zu. Julien rannte im Schlafanzug auf Ben zu. »Dad, endlich! Bringst du mich heute ins Bett?«

»Klar, mein Großer.« Er nahm Julien auf den Arm und trug ihn in sein Zimmer. Meinem Blick wich er aus.

Ich stand da wie ein übriggebliebener Schirm im Ständer einer Arztpraxis. Ich muss nach Leon sehen, schoss es in meinen Kopf. Vorsichtig öffnete ich seine Tür, schob mich ins Zimmer. Er lag in Jeans und Pulli im Bett. Die schmutzigen Socken ragten unter der Bettdecke hervor. Er schnarchte. Er musste auf der Stelle eingeschlafen sein. Ich wollte ihm übers Haar streichen, aber ich konnte nicht. Mein Arm war aus Beton. Ich konnte ihn keinen Millimeter bewegen.

Zurück in der Küche war ich rastlos, tigerte auf und ab, bis Ben hereinkam. Er kratzte mit der Gabel kaltes Gemüse aus der Pfanne und aß zwei Bissen, bevor er sich zu mir umdrehte. »Du willst wissen, wo ich war.«

Ich verschränkte die Arme vor der Brust.

»Am Telefon, da habe ich einfach rotgesehen«, sagte er, »wir holen ihn aus der Gruppe, und was macht er? Es wird immer schlimmer! Ich musste irgendwas tun, aber ich wusste nicht, was.«

»Und was *hast* du getan?« Leon brachte uns alle dazu, Dinge zu tun, die wir eigentlich niemals tun wollten. Mir graute vor dem, was Ben sagen würde.

»Zuerst bin ich planlos mit ihm durch die Gegend gefahren! Er hat im Auto wieder große Töne gespuckt von wegen, er haut sowieso ab, heute Nacht noch. Dass er keinen Bock mehr auf uns hat, frei sein und alles selber entscheiden ... das Übliche. Irgendwann bin ich in einen Feldweg eingebogen, der am Wald entlangführt. Im Scheinwerferlicht habe ich eine Hütte entdeckt, mit einer Bank davor. Da habe ich geparkt und bin ausgestiegen. Ich habe seine Tür aufgemacht und zu ihm gesagt, dass er doch abhauen will, heute Nacht. Dass er das jetzt tun kann, wenn es wirklich das ist, was er will.«

Ungläubig sah ich Ben an. Meine Schläfe pochte und mir war leicht schwindlig. Trotzdem schenkte ich mir Sekt nach, ohne Ben aus den Augen zu lassen. »Und weiter?«

»Ich habe mich auf die Bank vor der Hütte gesetzt und abgewartet. Nach einer Weile ist er aus dem Auto ausgestiegen. Mir ist erst da aufgefallen, dass er keine Schuhe an hat.«

»Und keine Jacke!«

Ben nahm ein Sektglas aus dem Schrank und schenkte sich ein. »Irgendwann ist er zu mir gekommen und wollte wieder nach Hause fahren. Ich habe ihn gefragt, warum er das will. Da hat er angefangen zu weinen, sich entschuldigt und gesagt, dass er nirgendwohin will. Nur nach Hause.«

Es war schlimm genug. Trotzdem war ich erleichtert, dass nicht noch Schlimmeres passiert war. »Mach so etwas nie wieder, Ben! Kannst du dir vorstellen, was für eine Angst ich hatte?«

»Du glaubst, ich könnte ihm was antun?«

»Wenn du solche Sachen machst? Er ist immer noch ein Kind! Und was ist mit Julien? Du machst auch ihm Angst damit!«

»Julien hat mich im Auto angerufen, weil er Angst um dich hatte, Toni!« Er betonte dabei Julien und mich und dich.

»Er wollte wissen, ob Leon dich kaputtmachen kann. Ich habe nein gesagt. Aber sicher bin ich da ehrlich gesagt nicht.«

Ich fühlte mich verraten von Ben. Wie sollte ich selbst an mich glauben, wenn er es nicht tat? Mir kam nicht für eine Sekunde in den Sinn, dass es umgekehrt funktionieren könnte. In wenigen Tagen war Juliens achter Geburtstag.

Kein Kind sollte sich in dem Alter mit solchen Ängsten herumschlagen. Das wäre ja noch schöner. Dass Leon mich kaputtmachen könnte.

»Man muss bei Leon bereit sein, radikal zu handeln, Toni. Sonst funktioniert es nicht«, sagte Ben, »ich glaube, wir haben uns da etwas vorgemacht, nach dem Seminar und als wir ihn aus der Gruppe genommen haben.«

»Wir konnten ihn ja schlecht dort lassen.«

Ben zuckte mit den Schultern. »Nein. Wohl nicht.«

Ich wusste, dass Ben zumindest nicht völlig unrecht hatte. Ich beneidete ihn um seine Stärke im Umgang mit Leon. Er hatte keine Angst, Fehler zu machen. Nicht vor bleibenden Schäden, nicht vor Verzweiflungstaten. Er fürchtete sich einfach nicht. Leon liebte ihn trotzdem. Respektierte ihn sogar mehr als mich. Und doch konnte ich nicht sehen, was selbst Julien sah, meine Furcht. Ich konnte der beschämenden Wahrheit, dass ich vor der Aggression eines knapp Elfjährigen Angst hatte, nicht ins Gesicht sehen.

Nach diesem Tag wusste ich lange Zeit nicht, was ich überhaupt für Leon empfand. Ich erledigte meinen Job als seine Mutter wie im Autopilot und war dankbar für jeden Tag, an dem mir nichts geschah.

Leon hingegen schien fürs Erste die Lust an Eskalationen verloren zu haben. Er sprach nicht mehr vom Weglaufen. Wir segelten in ruhigere Gewässer und in ein neues Jahr, sodass ich schon zu hoffen wagte, die schlimmsten Unwetter auf unserer Atlantiküberquerung lägen hinter uns.

11

Nach Ostern machten Rebecca und Philipp ernst. Sie zogen in eine Altbauwohnung in unserer alten Heimat, Haidhausen.

Über uns lebte jetzt ein älterer Herr, der mit dem Besenstiel auf den Boden klopfte, wenn es bei uns laut wurde. Als hätte die Welt keine anderen Probleme. Das Reaktorunglück in Fukushima lag erst wenige Wochen zurück. Jeden Tag gab es Bilder von Menschen in weißen Anzügen, Artikel über die Halbwertzeit von Cäsium und Plutonium, Vergleiche zu Tschernobyl. Deutschland vor dem Atomausstieg war eine gute Nachricht. Es kam mir vor, als lebten wir in Welten, die voneinander getrennt existierten. Hier gepflegte Vorstadtidylle, dort Evakuierung und Geigerzähler.

In mir reifte der Wunsch nach Veränderung. Die Wohnung schien immer kleiner zu werden, je größer die Jungen wurden. Die Wände waren voller Schrammen, Handabdrücke und Kritzeleien. Ben musste Leons Zimmertür abschleifen, wegen der Macken durch all die Wurfgeschosse. Und ohne Philipp und Rebecca war es nicht mehr dasselbe.

Liv würde im Winter mit ihrer Familie nach Südafrika ziehen. Nur wir klebten seit neun Jahren in dieser Wohnung fest. Ich träumte von einem Haus. Freistehend, mit Garten und bezahlbarer Miete, und das in München.

»Suchst du wieder nach einem Haus für uns?« Julien lehnte sich an meine Schulter. Ich schloss die Immobilienseite und streichelte meinem Sohn über die Haare. Seit Julien in der dritten Klasse war, kam er immer häufiger geknickt nach Hause. Er hatte ständig Ärger. Verlernte schlagartig jede Rechtschreibregel, die er in der zweiten noch beherrscht hatte. In Mathe malte er statt eines Antwortsatzes einen Blumenstrauß unter die Textaufgabe. Und in Kunst statt eines großen bunten Fisches vier Fische, die an einem Tisch saßen und sich mit Bier zuprosteten. Die Beschwerdeliste nahm kein Ende. Eines Tages kam er mit einem Abschreibediktat über *Morids, den Ikel und saine Fräunde* heim. Genaugenommen waren es nur vier Sätze, für die er neunzig Minuten gebraucht hatte, stand in roter, nach rechts abfallender Lehrerinnenschrift darunter, mit drei Ausrufezeichen. Ich legte das Diktat mit der Schrift nach unten auf den Esstisch. War mir egal, wenn es Fettflecken bekam. Soll sie sich doch bei mir beschweren. »Was ist denn nur los mit dir?«

Julien rannen Tränen über die Wangen. »Die Schule ist so eklig!«, rief er, »ich kann nicht denken, wenn ich dort bin, weil ich dich so vermisse und so traurig bin. Ich hasse die Schule wie nichts anderes auf der Welt, außer manchmal Leon vielleicht. Es macht keinen Spaß. Immer wird man rumkommandiert, als wäre man gar nichts wert. Wenn ich Blödsinn mache mit Jaro, vergesse ich, dass ich traurig bin. Aber dann krieg ich eine Strafarbeit zum Abschreiben. Ich hasse das Schreiben so sehr! Ich könnte sterben, wenn ich schreiben muss! Kann ich auf deinen Schoß?«

»Seit wann musst du mich das denn fragen?«

Mein kluger Sohn, der sich mit neun Jahren schon über seine Motive und Gefühle so bewusst war. Ich drängte den Anflug von Verzweiflung weg. Ich würde einen Weg finden, ihm zu helfen. Ich hatte für ihn ein Gespür, das mir bei Leon oft fehlte. Julien schob sich auf meinen Schoß. Ich nahm ihn fest in die Arme, sein Körper entspannte sich sofort.

***

Am Nikolausabend rief Rebecca an. Ich hatte an dem Tag die Ergebnisse von Juliens Tests erfahren, den mir seine Lehrerin ans Herz gelegt hatte. »Er hat kein ADHS«, erzählte ich ihr am Telefon, »sondern nur eine isolierte Rechtschreibschwäche.«

»Das heißt, er kann lesen, aber nicht schreiben? Aber er konnte es doch in der zweiten noch?«, fragte Rebecca. »Was machst du jetzt damit?«

»Die Ärztin rät mir zu einem speziellen, sehr teuren Training in einem Legasthenie-Zentrum. Und sie hat mir die Adresse eines Kindertherapeuten gegeben. Weil es immer den Selbstwert eines Kindes betrifft, wenn es mit dem Schreiben nicht klappt. Man könnte mit psychologischer Hilfe sein Selbstvertrauen stützen, bis er durch Legasthenie-Training wieder Erfolge hat. Dann würde es ihm auch allgemein wieder besser gehen.«

»Klingt logisch.«

Ich sammelte das Silberpapier der geschlachteten Nikoläuse auf dem Esstisch ein. »Ja. Ich hoffe, es geht ihm bald besser. Ben steht einer Therapie kritisch gegenüber. Es hat bei Leon nicht geholfen. Er hält nicht viel von Psychologen.« Ich fragte mich, woher Bens ablehnende Haltung kam.

»Und du?«, fragte ich Rebecca.

»Deshalb rufe ich eigentlich an. Hast du morgen Zeit? Es gibt was zu feiern!«

»Morgen fahre ich mit den Jungen zum See.«

»Ach, stimmt, hab ich ganz vergessen. Die Krimi-Lesung deiner Mutter in eurer Buchhandlung, richtig?« Sie klang enttäuscht.

»Was wolltest du denn mit mir feiern?« Ich wappnete mich für eine freudige Hiobsbotschaft. Späte erste Mutterschaft. Sinneswandel. Ein Unfall. Bitte nicht. Dabei war ich selbst seit drei Tagen überfällig. Was, wenn wir zusammen ...

»Ich werde Filialleiterin. Eine kleine Filiale, aber immerhin!«

Ich brauchte ein paar Sekunden, um zu verstehen. Dann gratulierte ich ihr, überglücklich, unendlich erleichtert, etwas beschämt.

»Und das ist nicht alles! Ich suche eine Grafikerin, freiberuflich, auf Stundenbasis, sodass es in mein Budget für ein paar kleine Werbekampagnen für meine Filiale passt! Interesse?«

»Becca! Natürlich.« Mit einem Schlag hob sich meine Stimmung. »Lass uns gleich was ausmachen für kommende Woche, dann können wir alles ausführlich besprechen.«

Ich spürte Aufwind, eine schon ungewohnte Freude breitete sich in mir aus. Rebecca hatte mit ihrem Angebot Hoffnung in mir freigesetzt. Ich wurde in der Welt gebraucht. Und Julien würde es sicher bald wieder gutgehen.

Womöglich war ich sogar schwanger. Warum eigentlich immer dann, wenn ich gerade losgelassen hatte? Meine Gedanken überschlugen sich, aber dieses Mal positiv. Seit einem halben Jahr dachte ich kaum noch übers Schwangerwerden nach. Die Fehlgeburt hatte einen Raum in mir besetzt, es tat nicht mehr so weh. Und jetzt, zack, werde ich wieder schwanger, mit 43 Jahren? Es würde meinen Plänen nicht im Wege stehen. Der Zeichenunterricht an der Kunstschule, der Job mit Rebecca, irgendwie würde es auch mit Baby gehen. Die Jungen waren nicht mehr so klein.

Endlich würde alles gut werden. Es musste so sein. Manchmal ließ das Leben einen lange auf etwas warten, und dann schenkte es einem unverhofft alles auf einmal.

Nach ungefähr einer halben Stunde auf der Autobahn, Julien und Leon waren beide auf dem Rücksitz eingenickt, bekam ich Schmerzen im Unterleib. Mir war dieser Schmerz vertraut. Es war eindeutig. Tränen schossen in meine Augen. Ich wechselte auf die rechte Spur, ging etwas vom Gas, quetschte mich zwischen zwei Lkw, bis ich wieder besser sehen konnte. Wenigstens war der Mascara wasserfest. Ich war eine Idiotin. Ein paar Tage überfällig, und schon ging alles von vorne los? Ich trat aufs Gas. 160, 170, raste auf der linken Spur meiner Enttäuschung davon. Warf einen kurzen Blick in den Rückspiegel auf die Kinder. Sie schliefen selig in ihren Sitzen, voller Vertrauen. Ich ging wieder etwas vom Gas, wechselte auf die mittlere Spur. Ich wusste schon lange, dass an diesem Kinderwunsch etwas anderes hing. Diese Sehnsucht, die immer wieder an die Oberfläche stieß. Als bräuchte ich noch etwas, als müsste noch etwas geschehen, damit ich mich endlich ganz fühlte. Dabei wusste ich genau, dass das Leben so nicht läuft und dass Babys keine Löcher stopfen. Aber ich kam nicht dagegen an.

Als wir die Buchhandlung betraten, hatte ich mich wieder gefangen. Einige Freunde und Kunden meiner Eltern winkten mir zu. Sie staunten, wie groß meine Söhne schon waren und wie wenig ich mich verändert habe. Meine Mutter führte uns herum. Mein Vater lief aufgeregt hin und her, drehte an der Leselampe, rückte Stühle zurecht. Ich nahm eine Ibuprofen, trank ein Glas Sekt hinterher, um meinen Schmerz zu betäuben. Ich wollte immer allen Schmerz betäuben.

Kurz bevor die Lesung begann, wurde es Leon übel. Ich schaffte es gerade noch mit ihm zur Toilette. Die Lesung war für mich gelaufen, bevor sie überhaupt angefangen hatte. Auf dem Weg zu meinem Elternhaus übergab er sich noch einmal, in einen Busch, und im Haus ein weiteres Mal, da kam nur noch Galle. Er wollte ins Bett, schlief auf der Stelle ein. Seine Stirn war feucht und kühl. Kein Fieber. Ich blieb eine Weile an seinem Bett sitzen und versuchte, meine Enttäuschung einzudämmen. Ich schwankte zwischen Mitleid und Misstrauen. Überlegte, ob Leon sich womöglich zu Hause, vor der Abfahrt, noch heimlich mit Chips und Schokolade vollgestopft haben könnte, und ob es vielleicht Menschen gab, deren Bestimmung es war, anderen die Freude zu verderben.

Immerhin war Julien in der Buchhandlung geblieben. Er hatte die Hand in die seines Opas geschoben und tapfer verkündet, dass er bleibe. Vielleicht zeigte die Therapie schon

Wirkung und es war die richtige Entscheidung, obwohl ich noch nicht von seinem Therapeuten überzeugt war. Arian Ahmadi war ein smarter Mittdreißiger. Er sagte, Julien wolle mich vor Leon beschützen und deshalb nicht von meiner Seite weichen. Jungs müssten sich vom Schoß der Mutter losreißen, hatte er gesagt, und ich würde zu stark auf Julien eingehen. Viele Mütter würden denken, ihre Söhne seien kleine Prinzen, sehr zum Leidwesen der Söhne, wenn sie merkten, dass sie keine waren. Ich würde ihn überhöhen, weil ich seine Sorgen zu ernst nahm. Ich schnaubte. Was für ein Blödsinn! Aber Julien ging gerne zu ihm. Und ich wollte nicht gleich davonlaufen, wenn es mal schwierig wurde.

Ich setzte mich in den Schaukelstuhl, der im Wohnzimmer vor dem Bücherregal stand. Wie oft hatte ich mich als kleines Mädchen hier auf dem Schoß meines Vaters eingekuschelt, mir vorgestellt, das sanfte Schaukeln käme von den Wellen, die unser kleines Boot übers Meer trugen, während mein Vater mir vorgelesen hatte, meistens aus Alice im Wunderland. Meinen Söhnen hatte er andere Bücher vorgelesen. Mit männlichen Helden. Ob er Alice im Wunderland noch im Regal stehen hatte? Ich knipste die Stehlampe an und betrachtete die Bücher im Regal, fand es aber nicht. Mein Vater hatte alles nach Genres sortiert. Links die Krimi-Ecke meiner Mutter. Dazwischen entdeckte ich einen schmalen, unbeschrifteten Buchrücken. Ich zog das Buch heraus und hielt ein altes Fotoalbum in den Händen. Die schwarzen Seiten aus Tonpapier, durch feines Seidenpapier voneinander getrennt, waren leer. Ein paar Fotoecken umfassten die dunklen Quadrate und Rechtecke, wo einst Bilder waren. Nur ganz hinten, lose zwischen letzter Seite und Buchdeckel, steckte ein Schwarz-Weiß-Foto. Es zeigte meine Mutter und mich am Strand, als ich ungefähr ein Jahr alt gewesen sein muss. Auf ihrem Arm krähte ich fröhlich in die Kamera. Sie hatte den Kopf zur Seite geneigt, in ihrem

Gesicht das zärtliche, leicht entrückte Lächeln einer Mutter, die ihr Kind betrachtet. Ich lächelte zurück. Wir schienen uns ganz nah zu sein, so, wie es sein sollte. Ein Band zwischen Mutter und Kind, selbst wenn ich darauf ganz anders wirkte als auf den Bildern, die ich von mir kannte.

Vielleicht, weil sie alle schon in Farbe waren, aber dieses nicht. Juliens Ähnlichkeit mit mir fiel auf dem Foto noch frappierender auf, es hätte er sein können, den meine Mutter auf dem Arm hielt.

Es war zuerst nur ein Gefühl, dass etwas nicht stimmte.

Ich suchte auf dem Foto, und es dauerte ein Weilchen, bis ich merkte, was es war. Aus den wenigen Erzählungen wusste ich, dass meine Mutter sich direkt nach dem Umzug von Norddeutschland an den Bodensee die Haare zu einem Bubikopf hatte schneiden lassen, noch während der Schwangerschaft mit mir. Seither hatte sie ihre Haare nie wieder lang getragen. Auf dem Bild aber floss ihr dunkles Haar in Wellen bis über ihre Schultern. Ich drehte das Foto um und erkannte die Handschrift meiner Mutter: *Theo, Sommer 66 in Büsum.*

Zwei Jahre vor meiner Geburt.

Hastig klappte ich das Album zu, legte es auf den Beistelltisch neben dem Schaukelstuhl. Ich ging ein paar Schritte hin und her, dann näherte ich mich ihm vorsichtig wieder, als könne es beißen, wie das Monsterbuch aus Harry Potter. Ich nahm das Foto heraus, setzte mich damit wieder in den Schaukelstuhl. Wer war Theo? Ein entfernter Cousin?

Aber da waren immer nur wir drei gewesen, die Großeltern waren schon früh gestorben. Meine Eltern hatten alle Brücken hinter sich abgebrochen, als sie von Hamburg an den Bodensee gezogen waren. Sie redeten nie darüber und ich hatte nur wenige Male noch danach gefragt. Theo konnte doch nicht das Kind meiner Eltern sein. Unmöglich! Ich war ihr einziges Kind. Ich betrachtete noch einmal das

Kindergesicht und noch einmal den Gesichtsausdruck meiner Mutter. Es war, als dringe etwas zutiefst Unwirkliches in mich ein. Ich schloss die Augen, aber es war zu spät.

***

»Und du hast kein Wort darüber gesagt zu deinen Eltern?«, fragte Rebecca, als wir uns bei ihr zum Frühstück trafen. Sie hielt den geöffneten Wasserkocher unter den Hahn und füllte ihn.

Ich habe später oft bereut, dass ich meine Eltern nicht sofort gefragt habe, bevor alles kompliziert wurde. Es wäre *normal* gewesen. Aber ich *konnte* nicht. Ich hatte das Gefühl, als riskiere ich mit der Frage den Einsturz unserer Welt.

Ich legte die mitgebrachten Brötchen in den Korb, der auf dem Tisch stand. »Sie waren so aufgekratzt, als sie von der Lesung zurückgekommen sind, und Julien war dabei. Sie haben noch einen Sekt aufgemacht. Sie wollten wissen, wie es Leon geht und was mit ihm war, aber ich weiß es bis heute nicht. Er war am nächsten Tag wieder topfit. Was los war, konnte oder wollte er mir aber nicht erklären.« Ich zog die Ärmel meines Pullis bis über die Handgelenke und stützte den Kopf in beide Hände. »Ich kam mir vor wie eine Schnüfflerin wegen des Fotos. Es hat sich falsch angefühlt, es anzusprechen. Auch am nächsten Tag.«

»Das verstehe ich nicht. Sie sind deine Eltern.« Rebecca stellte zwei Tassen mit dampfendem Tee auf den Tisch. »Es geht dir doch sowieso nicht mehr aus dem Kopf. Wovor hast du solche Angst?«

Ich legte die Hände um meine heiße Tasse, der Schmerz war lebendig und unmittelbar. »Vielleicht denken sie, es geht mich nichts an?«

»Es geht dich nichts an, ob du einen Bruder hattest und was mit ihm geschehen ist?«

»Sonst hätten sie mir doch davon erzählt.«

Rebecca sah mich stirnrunzelnd an. »Aber stell dir das doch mal vor, wenn es dein Bruder gewesen wäre.« Sie biss von ihrem Käsebrötchen ab, kaute darauf herum, den Blick nachdenklich nach oben gerichtet, wie immer, wenn sie unbedingt eine Antwort auf etwas finden wollte. »Was könnte mit ihm passiert sein?«

»So, wie meine Mutter ihn angesehen hat, scheidet die Option, dass sie ihn hergegeben haben, aus. Er muss gestorben sein. Ein Unfall vielleicht?«

»Oder er war krank? Entführt? Vielleicht deckst du gerade ein Familiengeheimnis auf?« Rebecca sah ihren Teebecher an, als erkenne sie erst jetzt, was sie da zu sich nahm. Abrupt rückte sie ihren Stuhl nach hinten und stand auf. »Im Kühlschrank ist Sekt, den können wir jetzt gebrauchen. Machen wir halt ein Sektfrühstück. Wir müssen sowieso noch auf meine Beförderung anstoßen.«

Das Geräusch der Kühlschranktür lockte Pepper um die Ecke, irgendeine Mischung aus Labrador und Wasserhund, den Rebecca und Philipp sich zugelegt hatten. Nachdem Scotty gestorben war, nahm ihre Mutter den Hund, wenn Philipp in der Kanzlei war und Rebecca Pepper wegen eines Termins nicht mit in die Bank nehmen konnte.

»Was sagt Ben zu dem Foto?«

Ich verdrehte die Augen. »Frag deine Eltern!«, imitierte ich seinen leicht genervten Tonfall.

»Er hat recht. Du musst sie fragen. Nicht wahr Pepperlein? Das siehst du genauso!« Pepper saß erwartungsvoll vor ihr, in ihren dunklen Augen schien sich das Leid der ganzen Welt zu spiegeln. Rebecca nahm Peppers Kopf in die Hände und kraulte sie an den Ohren, bis diese wohlige Grunzlaute von sich gab.

»Ich muss das Thema irgendwie unverfänglich anbringen. Bestimmt gibt es eine ganz simple Erklärung dafür.« Mir war klar, dass ich das mit der simplen Erklärung vergessen konnte. Nichts in meinem Leben war simpel, und jetzt hatte ich geschnüffelt und bekam den Geruch aus dem Leben meiner Eltern nicht mehr aus der Nase. Ich war auf etwas gestoßen, das wichtig für mich schien, ich spürte es, ganz tief in mir drin, wo die Sehnsucht saß. Aber ich wagte noch nicht, es zuzulassen.

Das Türschloss knackte, kurz danach rastete die Tür wieder ein. Philipp kam vom Joggen zurück. Er brachte einen Schwall Kälte mit herein. Pepper sprang winselnd auf. Sie begrüßte ihn, als kehre er vom Nordpol zurück.

Alle waren der Meinung, man könne seine Eltern so etwas fragen. Auch Eli aus der Sternenkindergruppe, mit der ich mich zu einem Waldspaziergang in Trudering verabredet hatte. »Frag sie, wenn sie Weihnachten da sind. Vielleicht war es doch nur ein Kind aus der Verwandtschaft, dessen Gene den deinen ähnlich sind«, sagte sie, »sowas gibt´s.«

»Ja, nicht? Und in ein Foto kann man schließlich alles hineininterpretieren.« Ich bohrte die Hände tiefer in die Taschen meines Dufflecoats und dachte an den zärtlichen Blick meiner Mutter auf dem Foto, von dem ich geglaubt hatte, er gelte mir. Ich kickte gegen einen Ast, der sich als Wurzel entpuppte, und stolperte. Fast wäre ich der Länge nach auf dem Boden gelandet. Ich konnte mich in letzter Sekunde an Eli festhalten, und als sich unsere Blicke kreuzten, wusste ich, dass irgendwas anders war als sonst, die ganze Zeit über schon, aber jetzt wurde es mir klar. »Du bist schwanger!«, rief ich.

Eli lächelte, vorsichtig, abwartend. Auch ich wartete. Auf klebrigen Neid, bohrenden Schmerz, brennende Sehnsucht, das Übliche. Aber was kam, war leicht und warm. In mir stieg Freude für Eli auf, wie eine Versöhnung mit mir selbst. Ich quetschte sie an mich, und wir lachten und weinten gleichzeitig und kümmerten uns nicht um die Spaziergänger, die uns entgegenkamen.

Zuhause tat sich das Loch in mir doch wieder auf. Wie ungerecht das alles war. Während Liv ein drittes Kind bekommen hatte und Eli nach dem toten Kind nun eine neue Chance, so wie meine Mutter mit mir, war ich plötzlich sicher, dass mein Weg ein anderer sein würde. Kein Leben nach dem Tod. Die Welt der Fruchtbaren war eben doch gegen mich. Aber ich verspürte erstmals so etwas wie den Hauch eines Willens, es anzunehmen. Mich nicht mehr wehren. Damit fertigwerden. Eine Brücke bauen, über die ich gehen konnte, in ein neues Land hinein. Nur der Bauplan fehlte noch.

***

Kurz vor Weihnachten zog Liv mit ihrer Familie nach Südafrika. »Unser Haus bleibt erstmal leer. Im neuen Jahr sollen die Bauarbeiten beginnen«, erzählte Liv bei ihrer Abschiedsparty mit Glühwein und Bratäpfeln. »Ganz nette Leute, die neuen Besitzer. Er war im Management bei einer Versicherung. Jetzt geht er in den Ruhestand. Sie ist etwas jünger als er und richtet sich im Einliegerbereich eine Praxis für Physiotherapie ein. Wenn du wieder mal Kopfschmerzen hast, kannst du sie dir in Zukunft bei ihr drüben wegmassieren lassen.«

Was mir wirklich Kopfzerbrechen bereitete, ließ sich nicht wegmassieren: der Entschluss, meine Eltern, wenn sie über Weihnachten bei uns waren, nach Theo zu fragen. Jede Überlegung, wie ich es ansprechen könnte, ließ mein Herz schneller schlagen.

»Sieh es wie den Gang zum Zahnarzt«, hatte Rebecca geraten. »Man muss irgendwie durch, und danach ist man froh, wenn man es hinter sich gebracht hat.«

Ben fand auch, ich sollte es hinter mich bringen. »Entweder du vergisst das Ganze, oder, weil du das sowieso nicht kannst, du fragst deine Eltern. Soll ich sie für dich fragen?«

»Bloß nicht!« Ich ließ den Arm mit der silbernen Kugel, die ich gerade an unseren Christbaum hängen wollte, vor Schreck sinken.

Ben entwirrte ungerührt die Lichterkette. »Du bist völlig durch den Wind. Rede mit ihnen, Toni. Da, halt mal.«

Ich nahm ihm ein Ende der Kette ab. »Das verstehst du nicht«, sagte ich, »es ist kompliziert.«

»Ja, bei euch ist es immer kompliziert. Dann erklär es mir doch mal. Vielleicht versteh ich ja doch was und bin nicht so unsensibel, wie du denkst?«

»So meine ich es nicht, Ben«, sagte ich erschrocken, mein Herz klopfte schneller, eigentlich fühlte ich mich ertappt. Ich hielt Ben immer auf Abstand, wenn ich mich heillos in etwas verwickelt hatte. Ich konnte mir einfach nicht vorstellen, dass er mein inneres Chaos, all die Zweifel und Ängste, wirklich verstehen konnte. Ich wollte ihn davor schützen, dachte, es könnte zu viel werden für ihn. Wenn ich ehrlich war, wollte ich auch mich selbst schützen. Ich hatte Angst, er könnte aufhören, mich zu lieben, wenn er das Ausmaß des ganzen Durcheinanders, das ich so mühsam in mir zusammenhielt, erstmal erfasst hatte. Nach fast fünfzehn Jahren dachte ich sowas immer noch, kam nicht auf die Idee, dass er vielleicht viel mehr über mich wusste, als ich zu zeigen bereit war.

Plötzlich machte es mich wütend, als wäre es Bens Schuld, dass ich immer einen Teil von mir verstecken musste. Vor ihm, vor mir, vor der ganzen Welt. Es war so anstrengend.

»Deine Eltern werden es schon aushalten«, sagte Ben, »auch wenn sie vielleicht ein bisschen geschockt sind, weil du ihr Geheimnis herausgefunden hast.«

»Ein *bisschen*? Bei dir ist immer alles so klar und so einfach.« Ich schob mit dem Fuß die Weihnachtskiste zur Seite, obwohl sie dort, wo sie stand, nicht störte. »Soll ich das mit dem Foto und meinen Verdacht bei meinen Eltern einfach so raushauen oder was? Denkst du nie daran, was man auch alles zerstören kann?«

»Du brauchst mich nicht anzubrüllen, Toni.«

Die Lichterkette hatte sich in den Zweigen verheddert. Ich riss daran, ein paar Nadeln rieselten zu Boden.

»Und der Baum kann auch nichts dafür«, sagte Ben, aber in seiner Stimme schwang eine weiche, humorvolle Melodie mit und sie war so warm, dass ich unmöglich weiter wütend sein konnte. Ben nahm mir das Ende der Lichterkette aus der Hand und legte es über einen Zweig. Er streichelte über meine Wange, zur Schläfe hoch, strich eine Haarsträhne aus meiner Stirn. »Ich finde einfach, alles ist besser als so, wie es jetzt ist.«

Ich legte mein Gesicht an seine Brust. Ben wiegte mich eine Weile hin und her. Meine Muskeln gaben nach. Er hatte recht. Schlimmer konnte es kaum werden, als etwas zu wissen, von dem ich nicht wusste, ob es so war.

»Was macht ihr da?« Julien kam herein und schmiegte sich in unsere Umarmung, dann schmückten wir zu dritt den Baum fertig.

Wenig später hing die Lichterkette wohl proportioniert um den Baum, aber sie funktionierte nicht. Ben sah auf die Uhr. »Der Baumarkt hat bis zwei auf. Wenn ich mich beeile, schaffe ich´s noch und auf dem Rückweg hole ich Leon bei den Neubauers ab.«

Carmen hatte unbedingt eine Vor-Bescherung mit Leon machen wollen.

Julien stopfte das Lebkuchenmännchen, das er an einen Zweig hängen wollte, hastig zurück in den Karton. Er wollte mit, musste sich aber unbedingt noch die Hände waschen, weil die Zweige eklig gewesen waren, und rannte ins Bad.

Als die beiden weg waren, bereitete ich Fondue-Soßen vor und stellte mich innerlich auf Heiligabend ein. Ich hoffte,

Leon würde gut drauf sein. Meistens war er das nicht, wenn er von Carmen kam. Warum hatte ich es eigentlich erlaubt?

Ich genoss die Stunden ohne ihn. Es nicht zu erlauben, hätte auch Ärger mit Leon gegeben, und das an Heiligabend. Fast hätte ich mich stattdessen mit Ben gestritten. Ich nahm mir vor, Ben zu sagen, dass ich ihn nicht unsensibel fand. Und hoffentlich würde es mit meinen Eltern keinen Streit geben. Ich sah auf die Uhr. Sie müssten bald hier sein. Ich würde das mit dem Foto erst morgen ansprechen. Nach dem Frühstück vielleicht.

12

Meine Mutter kippte ihre selbstgebackenen Weihnachtsplätzchen zu meinen Fertigteig-Plätzchen in die Schale. Sie bot an, mit den Jungen in den Park zu gehen. »Bis es dunkel wird und Zeit ist für die Bescherung. Papa kann solange unsere Geschenke unter den Baum legen. Und du dich in der Zwischenzeit in Ruhe umziehen.«

Ich folgte ihrem Blick und sah an mir herunter. Der grüne Pulli, den ich zu meiner Jeans trug, hatte Spritzer von Cocktailsoßen und Senfspuren abbekommen.

Im Schlafzimmer zog ich einen türkisfarbenen Pulli mit V-Ausschnitt an, bürstete meine Haare über Kopf und schminkte mich etwas. Als ich wieder zurückkam, schnitt Ben in der Küche das Fleisch. Mein Vater hatte seinen Auftrag, die Großeltern-Geschenke unterm Christbaum zu arrangieren, schon ausgeführt. Ich legte unsere dazu und setzte mich zu ihm aufs Sofa, um unser Werk zu betrachten. Er war entspannt, schenkte mir einen warm-vertrauten Blick, doch ich fühlte mich ihm fremd wie noch nie. Die Sache mit dem Foto stand zwischen uns. Ich schob meine Ärmel hoch, mir war heiß. Die Lichterkette funkelte und obwohl es der denkbar schlechteste Zeitpunkt für so etwas war, ließ ich meinen Vorsatz, es erst morgen anzusprechen, fallen. Es war wie ein Zwang. Ich musste ihn hier und jetzt, auf der Stelle fragen, noch bevor meine Mutter zurückkam. »Gab es in unserer Familie mal einen Theo?«, sagte ich vorsichtig, tastend. Mir wurde noch heißer.

Die Gesichtszüge meines Vaters entgleisten.

Ich hatte das verbotene Terrain betreten. »Ich habe ein Foto gesehen bei euch. In einem leeren Fotoalbum im Regal. Ich dachte, es sei von mir und Mama. Aber es war von 1966. Und hinten stand Theo drauf, und Büsum.« Ich hätte mir am liebsten den Pulli vom Leib gerissen, so schwitzte ich.

»Ja … Theo ... Büsum«, wiederholte mein Vater tonlos. Der Schreck stand in seinem Gesicht, er war blass geworden und wirkte mit einem Mal kraftlos.

Ich hatte ein schlechtes Gewissen. Zugleich kam die Neugier aus allen Ritzen hervorgekrochen. Theo war also nicht nur irgendein Baby, das meine Mutter im Arm gehalten hatte. Ich hatte es gewusst, die ganze Zeit über. Mechanisch griff ich nach dem Feuerzeug, das auf dem Couchtisch lag, zündete die vier Kerzen auf dem Adventskranz an. Sie hatten mir etwas verheimlicht. Ich war empört darüber, wollte es aber nicht zeigen, und zippte mit dem Feuerzeug herum, bis meine Fingerkuppe rot war und wehtat.

»Ach, Mädchen, Toni ...« Mein Vater fuhr mit der Hand über seine Augen und seinen Drei-Tage-Bart, als hätten sich Spinnweben darin verfangen. »Es ist so lange her …«

Ich biss auf meine Lippe, um mich zu spüren. »Bitte, Papa, sag es mir.«

Seine Augen wurden kurz glasig. Ich bekam Angst, er würde weinen. Ich hatte meinen Vater noch nie zum Weinen gebracht. Das würde ich nicht aushalten. Aber dann fing er sich wieder. Er starrte ins Nichts. Holte tief Luft. »Ich weiß nicht, wie ich das sagen soll. Deine Mutter und ich. Also, wir hatten … es gab … wir hatten vor dir einen Sohn.«

Mein Herz rüttelte wie ein Gefangener an den Gitterstäben meines Brustkorbs. Mein Vater atmete schwer. Die Christbaumlichter blinkten. Ben klapperte in der Küche. Einen Sohn. Vor mir. Ich hatte plötzlich Angst zu hören, was mit ihm passiert war. Was meinen Eltern zugestoßen war.

Mein Vater senkte den Kopf. »Er ist gestorben, als er fast ein Jahr alt war. Plötzlicher Kindstod.«

Mir wurde schwindlig. Es stimmte also. Auch wenn ich mir längst sicher gewesen war, hatten die Worte meines Vaters eine Gewissheit geschaffen, die unumstößlich war. Warum musste ich es hören, warum ihn damit verletzen?

Und dann kam ich ausgerechnet an Weihnachten damit an. So lange hatte ich darüber nachgedacht, wann und wie und ob überhaupt ich diese Frage stellen konnte, und was machte ich? Ich wollte meine Hand auf die meines Vaters legen, zog sie aber wieder zurück. »Warum habt ihr mir nie davon erzählt? Dass ich einen ... *Bruder* hatte?« Wie merkwürdig fremd dieses Wort klang.

»Naja ... er war doch tot, bevor es dich gab.«

»Aber er war doch trotzdem mein Bruder.« Ich konnte nicht genug bekommen davon: *Bruder-Bruder-Bruder.* »Ihr habt nie darüber gesprochen!«

»Darüber sprechen ...« Mein Vater sank leicht in sich zusammen. »Der Sonne und dem Tod kann man nicht ins Auge sehen, mein Kind.«

Mein Vater knetete die Hände in seinem Schoß wie ein Angeklagter vor Gericht. »Aber du, Toni, du warst mein Sonnenschein. Immer. Das weißt du. Du warst das Leben. Mit dir haben wir den Tod hinter uns gelassen.« Er sah mich fast flehentlich an. »Vor allem deine Mutter. Sie hat seit deiner Geburt nie wieder über Theo gesprochen, und ich habe das respektiert. Es ist ...«, seine Stimme brach. Er nahm einen neuen Anlauf. »Es ist kurz vor Weihnachten passiert.« Er war graugrün im Gesicht geworden, sah aus, als müsse er sich gleich übergeben. Ich bot ihm einen Schnaps an und trank einen mit. Es zerfetzte mir schier den Magen. Ich schob ein paar Plätzchen zum Aufsaugen hinterher. »Es tut mir so leid, Papa! Dass ihr so etwas erleben musstet. Mein schlechtes Timing ...«

Und dann das Türschloss. Die Stimmen der Kinder. Im Blick meines Vaters ein kurzes Aufleuchten. Er war gerettet. Es kränkte mich, dass er so sichtbar erleichtert war. Ich hätte lieber noch ein paar ruhige Minuten mit ihm gehabt. Ich kam mir bedürftig vor, ein altes Gefühl brach in mir auf, dass ich eigentlich zu viel wollte, immer mehr, als der andere zu geben bereit war.

Die Jungs stürmten in die Wohnung und stritten sich sofort wegen irgendetwas, was draußen vorgefallen war. Ich ignorierte es. Es waren genug Erwachsene da, die schlichten konnten. Juliens Therapeut hatte beim letzten Elterngespräch zu mir gesagt, ich solle ihm nicht so viel helfen, auch wenn Leon ihn unterdrücke. Ich würde Julien damit nur in seiner Wahrnehmung bestätigen, wehrlos zu sein, und verhindern, dass er eigene Strategien findet, um mit seiner Unterlegenheit klarzukommen. Und nun saß ich aufgewühlt hier, in meinem Wohnzimmer, und hatte nicht mal eine Strategie für mich selbst, um klarzukommen.

Ben rief die Kinder zu sich in die Küche.

Als meine Mutter ins Wohnzimmer kam, sah sie zuerst meinen Vater an, dann mich, und dann die Schnapsgläser.

»Was ist?« Stille.

»Nichts«, sagte ich und hatte das Gefühl, etwas zog sich in mir zusammen, als werde ich kleiner.

»Komm, Opa, wir gehen jetzt ins Kinderzimmer! Oma hat gesagt, du sollst uns da Geschichten erzählen, bis die Glocke läutet.« Julien war reingekommen und zog meinen Vater an der Hand vom Sofa, aus dem Wohnzimmer. Leon kam hinter ihm her und schnappte sich die andere Hand, um nicht ins Hintertreffen zu geraten. »Und wenn es bimmelt, dann ist nämlich Beschääärung!«, rief er.

Meine Mutter sah mich argwöhnisch an. »Du hast dich doch nicht etwa mit deinem Vater gestritten?«

Die Frage war so absurd wie die Situation. Ich würde mich niemals mit meinem Vater streiten. »Nein. Alles in Ordnung.« Plötzlich wurde mir klar, dass es kein Zurück gab. Sie wusste, dass etwas vorgefallen war. Ich würde es nur schlimmer machen, wenn ich sie in dem Glauben ließ, mit meinem Vater Geheimnisse vor ihr zu haben, also erzählte ich ihr, dass ich meinen Vater nach Theo gefragt hatte, dass ich von Theo wusste. Es war heraus. Ich schloss für wenige Sekunden die Augen, bevor ich es wagte, meine Mutter anzusehen. Ihre Lippen waren zwei schmale Striche. Ihr Blick stahlgrau und undurchdringlich. Keine Spur von der Zärtlichkeit auf dem Foto mit Theo. Der Raum, der mich umgab, krümmte sich. »Ich wusste nicht, dass es Weihnachten passiert ist. Ich habe ja nicht einmal gewusst, dass ich einen Bruder hatte. Es tut mir leid, Mama.« *Es tut mir leid, Mama.* Ich hatte das Gefühl, als umgebe mich eine dicke, wattige Schicht, die alles aufsog, was zu intensiv war.

»Wir müssen nicht heute darüber reden, aber ...«

Endlich löste sie sich aus ihrer Eisköniginnen-Starre.

»Ganz richtig. Es ist Heiligabend. Nicht gerade ein passender Augenblick. Die Kinder warten auf die Bescherung und ich habe Hunger. Holst du Ben? Dann kann es losgehen.« Ihre Stimme klang nüchtern, ihre Augen schienen durch mich hindurchzusehen, wie so oft, als ich noch klein war. Ich flüchtete mich in die Küche, um Ben zu holen, der mich erschrocken ansah, weil ich mit den Tränen kämpfte. Ich erklärte ihm so schnell ich konnte, was passiert war.

»Da schiebst du das Thema wochenlang vor dir her, und dann muss es ausgerechnet an Heiligabend sein? Das kann ja heiter werden.« Ben deckte das Fondueﬂeisch mit Frischhaltefolie ab.

Ich ärgerte mich über seine Bemerkung, wollte irgendeinen Scherz machen, um der Sache die Dramatik zu nehmen. Aber die zurückgehaltenen Tränen brachen einfach aus mir heraus. »Dann entschuldige, dass ich überhaupt geboren bin!«, schluchzte ich wie ein kleines Kind.

»Hey ...« Ben sah verwirrt aus. »Du ahnst ja nicht, wie froh ich bin, dass du geboren bist! Was würde ich denn ohne dich tun?« Er lächelte schief und sah mich an, mit seinen gesprenkelten Augen, die mich meinten, nur mich, zog mich zu sich heran. »Hab ich eigentlich was verpasst? Du riechst wie eine Schnapspraline. Darf ich mal probieren?«

»Iiiih, Juli, die knutschen!«, rief Leon, der in der Küchentür erschienen war. Julien kam hinterher gehüpft.

»Oma hat gesagt, jetzt sollen wir euch beide holen und nicht auch noch wegbleiben, sonst packen sie nämlich alle Geschenke ohne uns aus.«

Die Jungen zerfetzten mit leuchtenden Augen das Geschenkpapier. Die Lichter am Baum tanzten auch in unseren erwachsenen Augen. Wir prosteten uns mit Sekt zu, als wäre nichts gewesen. Ich brauchte dringend was zu essen.

Den ganzen Abend über betrachtete ich meine Eltern aus einem anderen Blickwinkel. Ich schwankte zwischen Wut und Mitgefühl. Aber hatten sie nicht alles Recht der Welt, mit ihrer Trauer umzugehen, wie sie wollten? Was gab es Schlimmeres, als sein Kind zu verlieren? Ob sie ihn gestillt hatte? Ich wollte so vieles wissen. Ich wollte alles wissen.

Wie sehr ich mir als Kind einen großen Bruder gewünscht hatte. Als hätte ich immer geahnt, dass einer für mich vorgesehen war.

Am nächsten Tag fuhren meine Eltern bereits nach dem Frühstück ab. Es gäbe noch so viel zu tun, behauptete mein Vater, schließlich wolle er übermorgen die Buchecke wieder aufmachen.

»Ich weiß, du hast Fragen. Aber ich kann gerade nicht darüber sprechen, Antonia«, sagte meine Mutter beim Abschied. »Bitte, gib uns Zeit.«

»Natürlich.« Ich konnte mir selbst nicht erklären, warum ein Kind, das vor mir gelebt hatte und vor mir gestorben war, so bedrohlich auf mich wirkte. Warum überhaupt schlug ich mich ständig mit toten Kindern herum? Vielleicht hatte meine Mutter mich genauso angesehen wie Theo, als ich ein Jahr alt war? Ich dachte an die Bilder, die es von mir und ihr gab. Sie lächelte immer in die Kamera.

Es lag so weit zurück.

Als meine Eltern losfuhren, stand ich mit Ben und den Jungen an der Straße. Ein stechender Schmerz pulsierte in meiner Schläfe. Wir winkten dem Volvo meiner Eltern hinterher. Grauer Schneematsch spritzte unter ihren Autoreifen hervor, dann bogen sie um die Ecke und Leon fing an, Julien zu ärgern.

***

Etwas hatte sich verändert. Ich dachte nicht mehr so viel über mein verlorenes Kind nach. Jetzt dachte ich über das meiner Mutter nach. Noch nie habe ich meine Eltern so vermisst, wie in jenem Januar, mich nie so schuldig gefühlt. Ich war froh, dass wir in den ersten Tagen des neuen Jahrs mit Rebecca und Philipp für ein paar Tage zum Skifahren gingen. In den Bergen konnte ich mich von Theo und meinen Eltern etwas lösen. Ich genoss den Pulverschnee, atmete die klare Luft, sog den strahlenden Himmel in mich ein. Die Jungen klackerten im Lift vergnügt ihre Skier aneinander. Der Schnee unter uns funkelte in der Sonne wie mit Glaspulver überzogene Sahne. Ben fuhr mit ihnen ein paar schwarze Pisten, was mich ängstigte und die Jungen begeisterte.

Abends saßen wir im Hotel gemütlich beieinander und dann redeten wir doch über die Neuigkeit, dass ich plötzlich einen verstorbenen Bruder hatte. Leon bekam nicht viel davon mit, weil er mit seinen neuen Freunden im Hotel beim Tischkicker war. Julien saß bei uns am Tisch, zeichnete Mangas und hörte uns zu. Manchmal nahmen Rebecca und Phillipp ihn vor dem Essen mit ins Schwimmbad. Dann hatten Ben und ich Zeit zu zweit, zum Beispiel für einen Aperitif in der Hotelbar. Endlich konnte ich die innere Sperre überwinden und etwas mehr mit Ben über meine Gefühle sprechen. Wie betrogen ich mich von meinen Eltern fühlte, aber auch wie schuldig, weil ich ihnen die Sache mit Theo zumutete. Ich erzählte Ben, wie ich als Kind immer gespürt hatte, dass etwas Unheilvolles tief in unser Leben hineinragte, und nie wusste, was es war. Wie ich meine Eltern schützen wollte, ihnen nichts Schwieriges zumuten, obwohl mir oft schwierig zumute war. Ich hatte gestrahlt, weil es ihnen guttat, aber es war ein äußeres Strahlen, und in meinem Inneren fühlte ich mich einsam und kompliziert. Niemand kannte mich so gut wie Ben, nicht mal Rebecca. Doch mir war der Fluss meiner eigenen Worte selbst neu. Ich redete und redete, aber eigentlich erzählte ich Ben immer wieder dasselbe mit anderen Worten. Zum ersten Mal ahnte ich, dass meine kindliche Angst, ich könnte meinen Eltern zu viel werden, sich auf die Beziehung zu Ben übertragen hatte. Aber das sagte ich ihm nicht. Er sollte nicht wissen, wie sehr ich insgeheim fürchtete, verlassen zu werden. Es hätte gezeigt, wie wenig ich zu mir selbst stand, und ich schämte mich dafür.

Leon war in diesem Urlaub beschäftigt – auf der Piste und mit den anderen Kindern im Hotel, und er hatte wenig Interesse, unsere Aufmerksamkeit auf sich zu ziehen. Ben rückte wieder in mein inneres Zentrum. So wie früher, als wir noch zu zweit gewesen waren und auch, als ich mir so sehr ein Kind gewünscht hatte. Wie kam es, dass ausgerechnet dieses Kind, Leon, uns auseinandertrieb, während Julien uns verband. Wie gut es tat, mich Ben wieder richtig nah zu fühlen. Ich hatte das Gefühl, alles würde einfacher werden, wenn ich es nur schaffte, Leon nicht mehr ständig in den Mittelpunkt zu stellen. Es war mein Vorsatz fürs neue Jahr.

In der ersten Schulwoche nach den Weihnachtsferien rief meine Mutter an. Sie wollte wissen, wie es im Urlaub war, wie es uns ging und ob Julien einen guten Start in der Schule hatte. »Wo er die Schule doch gerade so hasst, der arme Kerl.« Als wäre nie etwas gewesen.

»Es gab schon den ersten Anruf von seiner Lehrerin. Sie hat mir vorgeschlagen, ihn freiwillig die dritte Klasse wiederholen zu lassen, obwohl seine Noten doch gut sind, von den letzten Ausreißern abgesehen. Er bräuchte noch Zeit zum Reifen. Er sei ja auch noch so zierlich und in der vierten Klasse würde es dann richtig zur Sache gehen, hat sie gesagt, da gäbe es keinen Nestschutz mehr.«

»Das würde ich nicht machen. Was sagt Ben dazu?«

Und du? Was sagst du zu Theo?

»Er fliegt gerade viel. Ich konnte noch nicht in Ruhe mit ihm darüber reden.« Ich hielt mich an meinen Vorsatz, Leon in meiner Beziehung zu Ben nicht mehr so viel Raum zu geben. Wenn ich doch einmal darüber sprach, klang meine Stimme anders, ich mochte sie selbst nicht, sie kam mir fordernd vor, ich wollte etwas von Ben und wusste nicht, was es war. Ich wollte, dass es wieder so wie im Skiurlaub war.

»Und Leon?«, fragte meine Mutter, »ist er wenigstens friedlich zurzeit?«

Ich schnaubte in den Hörer. »Gestern hat er mit dem Gartenstuhl beinahe die Scheibe eingeschlagen, weil ich ihn nicht reingelassen habe. Ich wollte, dass er sich draußen erstmal abreagiert. Aber doch nicht so! Und der Nachbar von oben hat Schnee geschippt und alles mitbekommen.«

»Du darfst dich nicht auch noch darum kümmern, was die Leute denken.«

Darin war meine Mutter schon immer um Längen besser als ich. Kümmerte es sie, was ich über Theo dachte?

»Ben meint, wir sollten über ein Internat für Leon nachdenken. Es wäre nicht so stigmatisierend wie eine Wohngruppe. Aber wir können ihn doch nicht ständig fortschicken.«

»Ich finde die Idee nicht schlecht, Toni. Ich meine, es zwingt ihn keiner zum Lügen und Stehlen oder dazu, euch das Leben schwer zu machen.«

»Ich würde so gerne mit euch über Theo reden«. Es schoss einfach aus mir heraus. Ich wusste im ersten Augenblick selbst nicht, wo es herkam.

Der Tonfall meiner Mutter änderte sich sofort. »Du kannst dir vielleicht vorstellen, dass wir nicht so gerne über unser verstorbenes Kind sprechen möchten, Antonia. Es war eine schlimme Zeit, und nach deiner Geburt wollte ich nicht, dass dieser Schatten über uns liegt.«

»Aber er liegt doch trotzdem über uns! Vielleicht noch mehr, wenn man es einfach totschweigt!«

»Was heißt totschweigen! Hast du eine Ahnung, was wir durchgemacht haben? Ich weiß wirklich nicht, warum du dich unbedingt damit beschäftigen willst. Als hättest du mit deinen eigenen Kindern nicht schon alle Hände voll zu tun.«

»Glaubst du, es hat keine Auswirkungen auf uns gehabt?« Meine Stimme zitterte leicht. »Auf mich? Wie du mich gesehen hast?« Ich dachte an ihren zärtlichen Blick auf dem Foto, für Theo.

»Du bist behütet aufgewachsen. Wir haben dir das erspart, was vor deiner Geburt geschehen ist. Und jetzt machst du es uns zum Vorwurf? Denkst du auch einmal an uns? Es kommt alles wieder hoch, wenn du ...«

»Es ist kein Vorwurf, ich will nur gerne mehr über Theo erfahren. Du tust so, als hätte ich kein Recht darauf.« Ich hatte keine Ahnung, ob ich das hatte: ein Recht darauf.

»Du kannst nicht einfach fordern, dass wir jetzt darüber reden müssen, nur, weil du das so willst.«

»Nur?«, rief ich lauter als beabsichtigt. »Fordern? Weil ich froh sein kann, dass ich überhaupt lebe? Aber ein Theo bin ich eben nicht! Hast du mich auch nur ein einziges Mal so angesehen wie ihn auf diesem blöden Foto? Was bin ich eigentlich für dich? Ein Ersatzkind?« Ich drückte meine Faust gegen den Mund, damit ich nur endlich aufhörte, solche Dinge zu sagen.

»Wie kannst du so etwas sagen? Wir haben dich nie mit ihm verglichen! Ich komme mir vor wie auf der Anklagebank. Ich, ich ...« Ihre Stimme erstickte in Tränen. »Ich glaube, es ist besser, wenn wir auflegen. Ich glaube, wir brauchen ein bisschen Abstand. Ich brauche das.«

Ich starrte das Telefon auf dem Küchentisch an wie ein besonders widerliches Insekt. Sie hat geweint, wegen mir! Eine Monstertochter, von der sie Abstand braucht. Was habe ich nur getan! Ich fühlte mich um Jahrzehnte zurückgeworfen in eine Vergangenheit, die nie vergangen war, ein klaffendes, schwarzes Loch in mir, seit ich klein war, notdürftig zugekleistert über so viele Jahre hinweg. Aber jetzt war es wieder offen und ich stand oben am Rand und sah in die Tiefe. Als wäre ich in einen leeren Raum hineingeboren worden. Einen, in dem ich mir schon als Vierjährige schwor, später einmal eine perfekte Mutter zu werden. Nicht ein Blatt Pergamentpapier sollte zwischen mich und mein Kind passen. Ich wollte ihm so nah sein, dass es niemals glaubt, allein zu sein. Ich war mir sicher, dass meine Mutter und Theo sich so nah waren, wie ich es mir immer gewünscht hatte. So, wie ich es mit Julien war. Ich rettete mich zu meinem Skizzenblock wie eine Schiffbrüchige, die sich an einer herumschwimmenden Planke festhielt. Ich zeichnete meine Mutter mit meinem Bruder, so, wie ich sie vom Foto in Erinnerung behalten hatte, zeichnete sie aus mir heraus. Ein Schritt weg vom Abgrund. Was, wenn du weitergelebt hättest, kleiner großer Bruder? Mein Stift flog über das Papier. Hättest du mich beschützt und hätten wir zusammen Streiche ausgeheckt? Hätten wir viel gelacht, wie in einer ganz normalen Familie? Aber nein. Ich betrachtete die Skizze. Hättest du weitergelebt, dann gäbe es mich vielleicht gar nicht. Ich legte den Stift weg. Wenn sie nicht mit mir reden will, bitte, dann nicht! Schluss mit den

Selbstvorwürfen. Und mit den toten Kindern. *Ich* bin keine Mutter, die Distanz zu ihren Kindern braucht! *Ich* erteile ihnen kein Sprechverbot. Entschlossen stand ich auf, machte mich auf den Weg. Es war Zeit, mein Kind von der Schule abzuholen.

Julien saß mit hängenden Schultern vor einem Mandala, dessen Felder den Ergebnissen der Rechenaufgaben entsprechend ausgemalt werden mussten. Als existierten Hausaufgaben einzig und allein nur dazu, um ihn, Julien Wolff, sadistisch zu quälen. Ich wollte wissen, wie es heute in der Schule war, ging innerlich in Deckung vor dem, was kommen würde. Und es kam.

»Die Frau Christoph hat heute gesagt, sie weiß einfach nicht mehr, was sie mit mir machen soll, weil ich so viele Faxen mache und die anderen an meinen Gruppentisch ablenke. Sie wollte von mir wissen, was sie mit mir machen soll und ich habe gesagt, dass sie mich vielleicht allein an einen Einzeltisch hinten an die Wand setzen soll. Dann kann ich keinen mehr stören.«

»Und das hat sie gemacht?«

Julien nickte. Er sah mich erbarmungswürdig an.

»Aber warum machst du denn immer solche Faxen?«

»Hab ich dir doch schon gesagt. Weil ich dann nicht merke, wie traurig ich bin. Weil ich in der Schule bin und nicht bei dir.«

»Ach Julien ... redest du mit Herrn Ahmadi darüber? Ich meine, über die Traurigkeit?«

»Er hat gesagt, ich soll einfach an was Schönes denken. Haha. Wenn ich das könnte, hätte ich es doch längst gemacht.«

Ich zweifelte an diesem Therapeuten. Wie verloren und schmal Julien dasaß. Ständig musste er sich die Hände waschen. Beim Essen entdeckte er plötzlich überall schwarze Pünktchen, die ihn vergiften könnten. Und in der Schule, abgesondert am Einzeltisch, und die anderen alle an Gruppentischen. Etwas Heißes quoll in mir hoch. So nicht, Welt. Das machst du nicht mit meinem Kind! »Weißt du was? Wir machen das Mandala zusammen. Du rechnest, ich male aus. Und anschließend nehme ich mir Zeit, nur für dich, bis Leon kommt. Du darfst dir was wünschen.«

»Aber nicht wie ein Mädchen malen, sonst merkt die das. Und hilfst du mir dann mit meinem neuen Manga? Ich habe mit Frau Konnert aus der Lega damit angefangen. Ich zeichne, und die Sprechblasen füllen wir abwechselnd aus.« Seine Legasthenie-Trainerin hatte sich als Glücksgriff erwiesen. Sie brachte ihn dazu, überhaupt wieder zu schreiben. »Und können wir in die Bibliothek? Ich bin schon fertig mit *Drachenreiter*.«

»Schon? Na, dann machen wir es so.« Ich gab mich ruhig, als wäre alles in Ordnung, trotz des Sturms, der über mein inneres Meer fegte. Ich wusste nicht, wo meine Wut ihren Anker geworfen hatte. Es musste bei Frau Christoph sein, weil sie meinem Kind ihre eigene Hilflosigkeit überstülpte. Bei meiner Mutter, weil sie mir das Gefühl gab, ich sei eine Monstertochter, oder bei mir, weil ich mich selbst so fühlte. Oder bei Leon, der so tat, als ginge mich sein Leben nichts an, solange ich nur meinen Pflichten ihm gegenüber nachkam. Er behandelte mich manchmal, als wäre ich so etwas wie Dobby, der Hauself aus Harry Potter. Ich konnte mich in seiner Gegenwart schon selber nicht mehr leiden. Er hatte sich längst wieder zwischen Ben und mich geschoben, aber es lag nicht an ihm, es lag an mir. Ich hatte es zugelassen. Deshalb wollte ich ihn nicht in ein Internat abschieben. Meine Wut ankerte bei Herrn Ahmadi, weil es Julien keinen Deut besser ging, und bei Ben, der mir förmlich zu entgleiten schien und zurzeit mehr in der Luft war als bei mir. Ich vermisste ihn, und ich war wütend, weil ich mich alleine fühlte. Hinter meinem linken Auge meldete sich der vertraute, stechende

Schmerz. Ich nahm eine der kleinen, rosa Wunderpillen, die mir der Arzt verschrieben hatte. Wenn ich sie rechtzeitig schluckte, ließ sich wenigstens die Migräne ausbremsen.

***

Ben hatte doppelt schlechte Laune. Zuerst das frühe Aufstehen an diesem freien, kalten Märztag. Und dann auch noch das Elterngespräch beim Kindertherapeuten!

»Ich denke, mit der Kurzzeittherapie bekommen wir Juliens Schwierigkeiten in den Griff«, sagte Herr Ahmadi, »Ich hatte inzwischen Gelegenheit, seine Ängste und die Wut dahinter etwas zu durchleuchten.«

Ben verschränkte die Arme vor der Brust und sah vorwurfsvoll zur Heizung hinüber, weil sie knackte.

»Ich habe Julien beim Sandspiel beobachtet und befragt«, fuhr Herr Ahmadi fort »da gab es schwere Kämpfe zwischen riesigen Ungeheuern und menschlichen Wesen.« Er zeigte uns ein Foto mit Drachen und Playmobil-Figuren im Sand.

»Hier, seine Lösung. Er hat die mächtigen Ungeheuer in die Ecke platziert und einen Zaun darum gebaut. Das ist ein gutes Zeichen.«

»Nur ist es im Leben nicht so einfach, oder?«, sagte Ben. »Da kann man nicht einfach einen Zaun um die Bösen herum bauen, sondern muss sich mit ihnen auseinandersetzen.«

Ich warf Herrn Ahmadi einen entschuldigenden Blick zu. Er bemerkte ihn nicht. Neugierig musterte er Ben. »Wir reden hier über innerseelische Konflikte. Archaische Kräfte, die Julien in sich zu zügeln versucht. Im Sandspiel gelingt ihm das auf kreative Weise. Ein Grundstein für seelische Gesundheit und damit für Auseinandersetzungen im außen. Trifft er sich denn mit Freunden?«

»Ja«, sagte ich, »aber er macht plötzlich nur noch Blödsinn mit ihnen. Bei Rot über die Ampel gehen, zum Beispiel.

Und weil Sie anscheinend zu ihm gesagt haben, dass richtige Jungen sich ruhig mal prügeln, hat er im Streit einem Mitschüler, der fast doppelt so groß und breit ist wie Julien, eine Ohrfeige verpasst. Zum Glück war der andere so verdattert, dass er nicht zurückgeschlagen hat.«

»Es wird sich einpendeln.«

Ich fühlte mich abgefertigt. »Und dass er immer noch sagt, Leon soll tot sein?«

»Man darf so etwas nicht wörtlich nehmen bei Kindern in dem Alter. Er drückt seine Wut aus.« Herr Ahmadi legte den Kopf schief und sah mich an. »Halten Sie denn seine Wut aus? Und erlauben Sie sich selbst, wütend zu sein?«

»Sie glauben, ich kann meine Wut nicht zeigen? Sie sollten mal hören, wie ich Leon manchmal anschreie. Ich erkenne mich selbst nicht wieder.«

»Das klingt nicht nach klärender Wut. Eher nach ohnmächtiger Wut. Und damit wären wir wieder bei Julien. Er spielt in den Sitzungen gerne mit Drachen. Vielleicht ist Ihr Sohn ja ein feuerspeiender Drache, der sich nur aus Rücksicht auf die Gefühle der Mutter zurücknimmt und dadurch dem aggressivem Bruder gegenüber wehrlos wird?«

»Julien kann sich so aufregen, dass man meinen könnte, er wird aus sich selbst herausgeschleudert«, sagte ich.

»Das mag die Explosion sein, nachdem er seine Wut zu lange zurückgehalten hat.«

Ich wollte ihn gerade fragen, wie man eine ohnmächtige Wut in eine klärende Wut umwandelt, da fragte er, wie es zwischen den Brüdern laufe. Ob ich mich wie besprochen rausgehalten hatte und die beiden ihre Probleme selbst regeln ließ.

Ben, der die ganze Zeit über still neben mir gesessen hatte, beugte sich etwas vor. »Wenn Leon seinen kleinen Bruder im Streit würgt, kann man sich schlecht raushalten, finden Sie nicht?«

Sofort schnellte die Erinnerung an die Szene in mir wieder hoch. Die Panik in Juliens Augen. Leon hatte beide Hände um seinen Hals gelegt und ihn gegen die Wand gedrückt. Ich versuchte, das Bild beiseitezuschieben. Aber es kam immer wieder zurück. Ben hatte Leon so heftig von Julien weggerissen, dass er gegen das Regal getaumelt war und laut aufgeschrien hatte.

»Er wird ihn schon nicht umbringen«, sagte Herr Ahmadi.

Wie konnte er nur so herzlos daherreden.

»Julien muss den Spagat zwischen Selbstbehauptung und Unterwerfung lernen. Leon ist nun mal stärker. Das Leben ist nicht immer gerecht.«

»Was reden Sie da eigentlich?«, sagte Ben. »Sollen wir Julien ausliefern? Wenn Leon durch irgendetwas getriggert wird, provoziert er einen Streit, bis er rotsieht, und wird gewalttägig. Da kann man nicht mehr mit ihm reden!«

»In so einer Situation können Sie natürlich nicht reden, sondern nur handeln. Sie müssen mit Leon konsequent sein. Er darf keinen Vorteil aus diesem Verhalten ziehen. Leon hat viel zu viel Bedeutung in Ihrer Familie! Und damit Macht.«

Es war genau das, was ich nach dem Skiurlaub hatte ändern wollen. Aber es gelang mir einfach nicht. Leon dominierte immer alles. »Holen Sie sich doch mal ein traumatisiertes Kind nach Hause und wenden Ihre Theorien an«, sagte ich, wieder ganz an Bens Seite, und wir wechselten einen Blick der Verbundenheit.

Herr Ahmadi richtete sich aus seiner lässigen Sitzhaltung auf. »Wenn Leon von Ihnen nicht erfahren will, was Moral und Werte bedeuten, dann muss er es am Leben lernen. Oder untergehen. Glauben Sie mir, ich kenne solche Kinder – traumatisiert, eiserner Wille, unbelehrbar. Was sie aber nicht dürfen, ist ihre Familie zerstören! Ziehen Sie als Vater eine rote Linie, wenn Leon seine Mutter abwertet, indem er absichtlich nicht auf sie hört und sie beschimpft.«

Etwas störte mich daran. Glaubt er, ich bin hilflos, und brauche männlichen Beistand? Ich wartete auf den vertrauten Reflex, der mich behaupten ließ, ich schaffe das ganz alleine, ich sei stark und unendlich. Aber ich hatte längst bewiesen, dass ich das nicht war. Am meisten vor mir selbst. Irgendwie wünschte ich mir sogar, dass Ben mich vor Leon beschützte, und das konnte ich kaum aushalten, so schämte ich mich dafür. Ich kniff kurz die Augen zu, schüttelte den Kopf leicht, um dieses Gefühl loszuwerden.

Herr Ahmadi sah Ben an. »Schützen Sie Ihre Familie! Nicht Julien als schwächstes Glied!« Er tippte mit dem Finger auf seine Armbanduhr. »Lassen wir es gut sein für heute.« Er erhob sich, setzte sein smartes Verabschiedungslächeln auf und reichte uns die Hand.

Im Auto fand die Einigkeit zwischen Ben und mir ein abruptes Ende.

»Julien kann, wenn er will, die letzten Stunden noch zu Ende bringen bei diesem Schönling«, presste Ben hervor. Er startete den Motor.

»Wie gnädig, Ben. Julien geht übrigens gerne zu ihm.«

»Aber danach ist Schluss damit. Mein Sohn braucht keinen Therapeutenfuzzi.«

»Und meiner? Bestimmst du jetzt alleine darüber?« Ich hielt mich am Griff der Beifahrertür fest, so schwungvoll nahm Ben die Kurve.

»Bisher bist es doch eher du, die alleine bestimmt.«

»Die sich darum kümmert, meinst du vielleicht? Du bist ja nie da! Wenn diese Therapie ihm nicht hilft, dann braucht er eine andere. Wir können nicht nichts tun. Du kannst mich nicht zwingen, etwas zu leben, was ich nicht will!« Den letzten Satz hatte ich ihm laut entgegengeschleudert.

Ben wirkte erschrocken über meinen Ausbruch, sah kurz zu mir rüber und dann wieder auf die Straße. »Was genau zwinge ich dich zu leben, kannst du mir das verraten?«

»Dass ich hilflos zusehen muss, wie mein Kind am Leben verzweifelt! Er ist traurig und einsam, ekelt sich vor der Schule, und merkst du nicht, wie oft er sich in letzter Zeit die Hände wäscht?«

»Ich hab´s dir doch gesagt, dass der Ahmadi nichts taugt.«

»Hörst du dich eigentlich selbst, Ben? Wie kann man nur so selbstgefällig sein!« Meine Hände lagen zu Fäusten geballt im Schoß. Ich hätte am liebsten gegen die Armaturen geboxt. Oder die Autoscheibe eingeschlagen, damit Ben mal sah, wie ernst es mir war.

»Wenn Leon im Internat wäre, würde es Julien besser gehen. Nicht mal du kommst klar. Wie soll er es dann?«

»Du und dein Internat! Wir können nicht ein Kind adoptieren und es dann die ganze Zeit abschieben.«

»Aber eine Lösung hast du auch nicht.«

Hatte ich nicht. Alles flog zusammenhanglos durch meinen Kopf. Ich massierte meine Schläfen, um das dumpfe Pochen loszuwerden.

Ben warf mir einen Seitenblick zu. »Und deine Migräneausfälle werden auch immer häufiger.«

Ich hörte Bens Stimme wie durch einen dämpfenden Vorhang. »Dir würde es auch besser gehen, wenn er im Internat wäre. Glaub mir, Toni«, sagte er, und ein Teil in mir war es müde, ständig gegen etwas anzukämpfen.

13

Als ich Leon nach dem Training bei Carmen abholte, hockten alle fünf Kinder vor dem Fernseher. Alles in Carmens Dunstkreis roch nach Moschus Weichspüler, nach dem Leon schon gerochen hatte, als er zu uns kam. Ich hasste diesen Geruch inzwischen. Wie Saharastaub schwebte er in der überheizten Wohnzimmerluft. Carmen erzählte mir, dass Leon für die Turniermannschaft angefragt worden war. Stolz glomm in ihren Augen. »Wir würden ihn am Samstag gleich zum ersten Turnier mitnehmen. Ist das in Ordnung für euch?«

Es war nicht in Ordnung für mich.

»Natürlich«, sagte ich. »Das sind ja tolle Neuigkeiten.« Noch mehr Eishockey. Aber er liebte es. Noch mehr leibliche Familie. Aber er liebte sie. Wir hatten außer Einkaufen für Samstag sowieso keine Pläne. Weil wir langweilig sind. Null action. Kein Wunder, dass er immer zu Carmen will.

»Und da ist noch was, Toni. Wir fliegen zum Ende der Sommerferien wieder nach Mallorca. Leon ist zwölf und war noch nie am Grab seiner Mutter. Er würde so gerne mal mit uns kommen ...«

Ich wollte nicht, dass er mit ihnen ans Grab seiner Mutter ging, die er nie gesehen hat. Wir konnten mit ihm gehen.

»Hat er das gesagt?«

Carmen nickte. »Er ist nicht sicher, ob ihr das erlaubt. Aber es ist doch Familie ...«

»Was soll das, Carmen? Du manipulierst Leon!«

Carmen sah mich erstaunt an. Ich war selbst überrascht, eigentlich wollte ich nur schnell raus hier, aber nun konnte ich es genauso gut zu Ende bringen. »Du nutzt es aus, dass ich wegen Leon nicht mit dir streiten will«, sagte ich leise, damit die Kinder nichts mitbekamen. »Du tust immer so freundlich und harmlos, aber du wiegelst ihn gegen uns auf, glaubst du, wir merken das nicht? Wenn du so weitermachst, weiß er bald gar nicht mehr, wo er hingehört!«

»Na, zu euch natürlich.« Carmen sah mich unschuldig an. »Und zu uns.«

»Du weißt aber schon, dass er nach dem Gesetz nicht mal mehr mit dir verwandt ist?« Ich wusste, das war gemein.

»Damit kommst du nicht durch.« Carmen war rot im Gesicht geworden. »Er hat *mein* Blut in seinen Adern!«

Ich wandte mich von ihr ab, bevor wir uns aufführten wie in einem schlechten Film. Sagte so energisch zu Leon, wir würden jetzt gehen, dass er ohne Murren aufstand und seine Schuhe anzog. Im Auto zweifelte ich schon wieder daran, ob er nicht doch mit Carmen zum Grab sollte.

Am Abend entbrannte darüber ein Streit. »Ich will aber nach Mallorca mit Carmen und Rob und Luca und Angelina. Familienurlaub steht mir zu.« Leon boxte auf seinen Punchingball ein. Als hätte er mit uns keinen Familienurlaub, als sei das alles nichts. »Es ist wichtig für Carmen, dass ich das Grab meiner Mutter mit ihr besuche.«

»Es ist nicht deine Aufgabe, dich um deine Tante zu kümmern«, sagte ich vorsichtig, als wäre alles, was Carmen betraf, aus Porzellan, und ich hätte nichts lieber getan, als es zu zerschlagen. Deshalb musste ich ständig hinter mir her sein und mich selbst bewachen.

»Es ist richtig, wenn man seiner Familie gegenüber loyal ist.« Ben saß mit einem Bein auf Leons Schreibtisch. »Aber man muss sich schon entscheiden, wer seine Familie ist!«

»Muss man gar nicht! Ich hab zwei! Ich kann beide haben, Carmen sagt das auch. Bei Carmen ist immer was los.«

Ich stand im Türrahmen und bekam mit, wie Julien ins Bad rannte. Wenig später lief Wasser.

»Wenn ihr mich nicht mit nach Mallorca lasst, dann räche ich mich an euch, dann wärt ihr froh, wenn ihr ...« Leon boxte mit dem Handschuh in die Luft.

»Wenn du dich rächst, werde ich dafür sorgen, dass du ins Internat kommst!«, unterbrach Ben ihn barsch. »Wenn es nach mir ginge, wärst du schon längst dort!«

Ich hielt die Luft an. Auch Leon brauchte ein paar Sekunden, um die Neuigkeit einzuordnen. »N´Scheiß wäre ich!«, schrie er dann los. »Ich bleib auf meiner Schule. Wenn ihr mich ins Internat steckt, fliege ich eben wieder raus. Dann kannst du aber was erleben!«

»Und wenn du so weitermachst, dann passiert genau das, was du nicht willst«, brüllte Ben zurück, als passiere nicht schon längst, was wir alle nicht wollten. »Ich bin es leid, wie du dich hier aufführst!«

»Und ihr?«, schrie Leon mit hochrotem Kopf. »Wie führt ihr euch auf?« Er sah sich völlig ebenbürtig. Es wäre ihm nicht im Traum eingefallen, uns zu Respekt entgegenzubringen, weil wir erwachsen waren.

»Es reicht mir mit deinem rücksichtslosen Verhalten!«, brüllte Ben wieder.

»Fuck you«, schrie Leon zurück.

Ich kam mir vor wie in einem Cartoon, in dem der Zuschauer wie beim Tennis hin- und herschaut, während die Hauptakteure sich streiten. Nur dass es kein bisschen witzig war. Ich hielt das alles nicht mehr aus. Meine Nerven hielten das nicht mehr aus. Außerdem lief im Bad immer noch Wasser. Ich musste nach Julien sehen. Auf dem Weg zum Bad hörte ich die Wortfetzen Bens, »... dass du auf deine Mutter hörst ... man dir wenigstens ein Minimum an Vertrauen entgegenbringen kann ... und das Parkett ... deine Zimmertür ... die Wände ... Was denkst du dir eigentlich, was du alles ruinieren kannst?«

Als ich das Badezimmer betrat, wischte Julien seine Hände gerade an der Jeans ab. Sie waren knallrot. Er wirkte so angeschlagen und zerbrechlich. Ich spürte einen ziehenden Schmerz, bis in die Fingerspitzen hinein. Ob er sich von etwas reinwaschen wollte? Ob es für Julien notwendig war, dass Leon ins Internat kam? Musste ich ein Kind fürs andere opfern? Beim Gedanken daran bekam ich kaum Luft. Ich nahm Julien in die Arme, er drückte sich fest an mich. Nicht nur Julien war ich in diesem Augenblick ganz nah, sondern auch mir selbst, dem kleinen Mädchen in mir. Die Verlorenheit waberte in mir wie eine alte Bekannte. Meine Mutter hatte sich entschieden, nur noch per Mail und nur oberflächliches Zeug mit mir zu kommunizieren. Mein Vater blieb wie immer in ihrem Windschatten. Theo aber blieb schemenhaft. Ich hatte ihn gespürt, ohne zu wissen, dass es ihn gab. Als hätte ich keinen richtigen Platz in der Welt, als müsste ich mich abrackern, um überhaupt hier sein zu dürfen, so kam es mir vor. Leon dagegen war greifbar. Er war unausweichlich für Julien, für uns alle.

»Du, Mom?«, Julien legte den Kopf in den Nacken und sah zu mir auf. »Vielleicht wäre dein Bruder auch so gewesen wie Leon, hast du das mal überlegt?«

***

Fast jeden Morgen beim Aufstehen nahm ich mir vor, liebevoller und weniger emotional auf Leon zu reagieren. Abends dachte ich dann, sechs Jahre noch, bis er achtzehn ist, und eine düstere Ewigkeit breitete sich selbstgefällig vor mir aus. Ein einziger Abend im April unterbrach diesen Kreislauf, an den ich mich schon allmählich gewöhnte. Ben brachte Julien ins Bett. Leon war mal wieder vor seiner Schlafenszeit im Zimmer gelandet. Ich wollte früh ins Bett und legte nur noch schnell dieWäsche zusammen. Nebenher liefen die Tagesthemen. Wieder Bombenanschläge im Irak.

Ben kam ins Wohnzimmer. Er ließ sich aufs Sofa fallen, griff nach der Fernbedienung, den Finger auf dem roten Knopf.

»Wir müssen reden. Darf ich?«

Eigentlich wollte ich das Wetter abwarten. Aber ich nickte.

»So geht es nicht weiter«, fing er an, wie so häufig in den vergangenen Wochen. Unmut stieg in mir auf. Ich konnte doch auch nichts dafür. »Du schaffst das nicht mit Leon. Vielleicht kann man es auch nicht schaffen. Du flippst ständig aus, und Julien auch. Das hat man heute ja gesehen.« Julien war beim Abendessen völlig durchgedreht, weil sich eine Fliege auf sein Essen gesetzt hatte. Lieber hatte er sterben wollen, als auch nur noch einen Bissen davon zu nehmen. Er hatte gelesen, dass es Fliegen gab, die ihre Eier unter der Haut des Menschen ablegen können.

»Hier geht alles vor die Hunde!«, sagte Ben, »wenn ich von frühen Flügen heimkomme und müde bin, hast du eine Ahnung, was mir hier meistens für eine Stimmung entgegenschlägt und wie es mir damit geht? Zurzeit fliege ich lieber, als hier zu sein.«

Die vielen Extraflüge! »Abgehoben von der Welt, wo alle machen, was du sagst«, schleuderte ich ihm entgegen, »wie lästig, wenn man dann wieder bei seiner schwierigen Familie zu Hause landet!«

»Ja, schwierig ist das richtige Wort! Ich habe dir mehrmals ein Internat für Leon vorgeschlagen, aber du gehst einfach nie auf mich ein!« Er hob in einer hilflosen Geste beide Hände, ließ sie wieder fallen.

»Mit der Drohung, weggegeben zu werden, wird Leon seinen Urschmerz auch nicht überwinden.«

»Es gibt viele Jugendliche, die ein Internat besuchen.«

»Aber heilsame Nähe gibt es da nicht.«

»Und du glaubst, eure Nähe, wenn ihr ständig streitet, ist heilsam?« Ben sah zum Fenster. Die Dunkelheit drängte von außen gegen die Scheibe. Sein Gesicht war wie ausgeknipst.

Vielleicht sehnte er sich gerade zurück zur Langstrecke, mindestens fünf Tage am Stück.

»Aber überleg doch mal, Ben. Was würde das mit ihm machen, wenn wir ihn ins Internat schicken?«

Ben löste den Blick von der schwarzen Fensterscheibe und sah mich an. »Was wird es mit uns machen, wenn nicht? Was hat Leon von einer Familie, die unter der Belastung zusammenbricht? Haben wir kein Recht auf Glück? Wir haben alles versucht mit ihm, oder nicht? Er ist zwölf und schon in der Pubertät. Im Internat kann er vielleicht richtige Freunde finden, die ihm Halt geben. Und an den Wochenenden kann er doch heimfahren.«

»Aber das hatten wir alles schon mit der Bärengruppe.«

»Der Rahmen wäre klar. Nicht so ein Hin und Her. Er ist jetzt älter. Leon kann nichts dafür, dass er traumatisiert ist. Aber dafür, wie er unsere Bemühungen mit Füßen tritt, können wir auch nichts. Julien am wenigsten. Und ihn willst du von einem Therapeuten zum nächsten schleppen, damit man ihn verkorkst, anstatt grundsätzlich für ein anderes Familienklima zu sorgen?«

»Aber dass du Julien anbrüllst und wegschickst, weil er beim Essen vor Ekel ausflippt, das trägt dann zu einem besseren Familienklima bei? Es löst keine Krise, wenn wir Leon einfach wegschicken!«

»Aber seit ich mit dir zusammen bin, schlittern wir von einer Krise in die nächste.«

Es war, als hätte er mir ein Messer ins Herz gerammt.

»Dann ist es ja ein echtes Unglück, dass du mich getroffen hast!« Ich zerknüllte ein Shirt von Leon, das ich gerade zusammengelegt hatte, und warf es zurück in den Wäschekorb. »Aber *du* hast natürlich mit all den Krisen nichts zu tun?«

»Früher war mein Leben nicht so kompliziert!«, sagte Ben. »Das hat schon mit diesem ganzen Drama ums Schwangerwerden angefangen. Diese Inseminationen. Die Spritzen.

Die Enttäuschung, deine Verzweiflung jedes Mal, wenn es wieder nicht geklappt hat! Und dann die Adoption. Du weißt, ich hätte noch ein paar Jahre warten können. Dein Krankenhausaufenthalt, als du mit Julien schwanger warst. Und ich steh da mit einem Zweieinhalbjährigen, und muss nebenher Dienstpläne umorgansieren, ihn von hier nach dort bringen. Weißt du, wie belastend das für mich alles war? Dann die Fehlgeburt. Es ist Stress, Stress, Stress! Und warum muss das mit deinem toten Bruder so ein Drama für dich sein? Dann haben deine Eltern dir eben nichts davon erzählt. Vielleicht war es zu schlimm für sie?« Ben hatte sich völlig in Rage geredet. Als hätte er jahrzehntelang darauf gewartet, dass er das endlich mal alles zu mir sagen darf.

»Glaubst du, ich *wollte* wochenlang im Krankenhaus liegen, als ich schwanger war?« Mein Herz flatterte wie ein kleiner Kolibri, der sich in meinem Brustkorb verfangen hatte. »Oder ein Kind verlieren? Meine Trauer war zu viel? Habe ich dich damit belästigt, dich in deinem Wohlbefinden gestört?«

Ben schien mich überhaupt nicht zu hören. »Wenn Leon nicht ins Internat geht, kann ich hier so nicht mehr weiterleben.«

Der Kolibri in meinem Brustkorb hielt erschrocken inne. »Du erpresst mich? Entweder Leon geht oder du?« Meine Stimme war kalt und fremd, sie klang nicht nach Angst. Aber ich war randvoll damit. Jeder Atemzug in Bens Gegenwart tat weh. Ich wartete nicht auf eine Antwort. Ich musste hier raus, weg von Ben. In der Küche riss ich den Kühlschrank auf und schenkte mir ein Glas Chardonnay aus der angebrochenen Flasche ein. Da war meine Angst mit einem Mal wie weggeblasen. Ich fühlte mich nur noch tot und leer, und obwohl ich es schaffte, die Kühlschranktür zu schließen, blieb eine klamme Kälte in meinem Bauch zurück.

»Ich will doch gar nicht gehen.« Ben stand im Türrahmen, die Hände in den Hosentaschen. Er sah mich so verzweifelt an, dass etwas von seiner Verzweiflung auf mich überschwappte und meine innere Leere flutete.

»Ich will nicht so leben, Toni. Ich will wieder mit dir glücklich sein. Ich weiß einfach nicht mehr, wie ich dich erreichen kann. Du bist so weit weg. Du nimmst mich kaum noch wahr.« Die Muskulatur um seinen Mund war angespannt, sein Gesicht wirkte starr. Zuletzt hatte ich ihn so bei der Beerdigung seines Vaters gesehen. Ob er gleich sagt, er braucht Abstand zu mir, so wie meine Mutter?

»Manchmal muss man aufhören, gegen die Dinge anzukämpfen, Toni. Akzeptieren, dass man alles getan hat. Oder nichts falsch gemacht, und es trotzdem nicht geht. Die Fehlgeburt. Dass wir mit Leon alles versucht haben. Das mit deinem Bruder. Dass deine Eltern es nicht schaffen, darüber zu reden.«

Ich nickte mechanisch, ich war auf der Hut. »Und was ist mit dem Stress? Den ich immer mache?«

»Ich liebe dich. Wenn es sein muss, auch mit Stress.«

Etwas lockerte sich in mir, die Anspannung wich ein klein wenig zur Seite. »Du glaubst wirklich, Julien würde es besser gehen, wenn Leon im Internat wäre?«

Ben zuckte mit den Schultern. »Uns allen. Du weißt, dass man uns früher gesagt hat, traumatisierte Kinder kommen manchmal in weniger engen Bezügen besser klar. Julien hätte entspanntere Eltern. Ein harmonisches Zuhause. Er soll nicht glauben, dass er schwach ist und einen Therapeuten braucht. Das Einzige, wo ich diesem Ahmadi zustimme, ist, dass ein Kind nicht das Recht hat, seine Familie zu tyrannisieren. Leon ist es völlig egal, wie es anderen geht. Hast du in letzter Zeit auch nur einen Tag erlebt, an dem er Julien oder dich nicht so lange provoziert, bis einer die Kontrolle verliert? An dem er nicht lügt oder stiehlt oder Sachen durch die Gegend schmeißt?«

»Hör auf!« Ich kippte den letzten Schluck Wein im Glas runter. »Ich denke darüber nach.« Mit Leon, das war wie in einem Labyrinth. Meine Augen brannten. »Mehr kann ich dir jetzt nicht dazu sagen. Ich bin total fertig.«

»Ich auch. Ich geh ins Bett. Kommst du mit?« Ben wirkte erleichtert. Er war von seinem Ballast befreit, hatte ihn einfach auf mir abgeladen. Ich deutete ein Nicken an, aber als er weg war, schenkte ich mir nochmal Wein ein und ließ mich damit auf den Stuhl sinken. Die Spülmaschine gegenüber glotzte mich an, wie eine Erinnerung an all das Unerledigte in meinem Leben. Sie hatte keine Schutzblende mehr im Bedienbereich. Das Ding war eines Tages einfach abgefallen. Ich hatte damals in einem Anflug von Gutmütigkeit zu Ben gesagt, er solle sich keinen Stress machen deswegen. Irgendwann reparieren wir das. Hauptsache, die Spülmaschine spült, mit oder ohne Blende. Seither waren drei Jahre vergangen. Bens Worte flogen wie Querschläger in mir herum. Leon, Julien, alles meine Schuld!

Der nächste Morgen war ein Samstag. Als ich aufwachte, konnte ich kaum atmen, so schwer lasteten Bens Worte auf mir. Leise schälte ich mich aus dem Bett, sammelte meine Laufklamotten zusammen und zog vorsichtig die Schlafzimmertür hinter mir zu. Die Türen der Jungen waren angelehnt. Beide schliefen noch. Ich trank einen Milchkaffee und ging Laufen. Es war ein milder Morgen. Die Bäume zeigten erste Blüten. Der bewölkte Aprilhimmel klarte auf.

Irgendwo rotierte ein Hubschrauber. Ich trabte am Waldrand entlang. Meine verkrampften Muskeln lockerten sich mit jedem Schritt etwas mehr. Erst jetzt durchdrang Bens Verzweiflung von gestern Abend meine eigene. Ich hatte nicht gemerkt, wie der Hubschrauber nähergekommen war. Er knatterte plötzlich direkt über mir. Ich rannte schneller.

Verfolgte er mich? Mein Herz raste, es stolperte, rappelte sich wieder hoch. Meine Kehle wurde eng, ich bekam keine Luft mehr. Musste stehenbleiben. Stützte die Hände auf meinen Beinen ab, um wieder atmen zu können, nassgeschwitzt, als hätte ich einen Marathon hinter mir. Im Tiefflug dröhnte das Ungetüm über mich hinweg, so ohrenbetäubend und gewaltig, ich hätte mich am liebsten auf den Waldboden geworfen, um mich zu schützen und laut geschrien, um die Angst aus meinem Körper zu vertreiben.

Als hätte er damit sein Ziel erreicht, drehte der Hubschrauber ab. Er wechselte zu einem anderen Waldstück über, zog dort seine Kreise und entfernte sich schließlich. Ich blieb zitternd zurück, sah mich um, um sicherzugehen, dass mich niemand beobachtet hatte.

Zuhause setzte mich mit einem zweiten Kaffee auf die Terrasse. Ich würde Ben nicht erzählen, dass ich wegen eines Hubschraubers in Panik geraten war. Bloß kein Drama! Die Luft war frisch und rein, wie hatte ich mich nur so fürchten können? Meine Panik kam mir albern vor. Während die noch schwachen Sonnenstrahlen mich vorsichtig abtasteten, durchpflügte ich in Gedanken den Streit vom Vorabend.

»Alles geht vor die Hunde«, hatte Ben gesagt. Was, wenn er mich trotz seiner Beteuerung, nicht gehen zu wollen, verließ? Wenn Leon endgültig das Kommando übernahm? Und Julien? Und wenn Ben recht hat? Hoffnung keimte in mir auf, wie ein zartes Pflänzlein in der Sonne. Ich wehrte mich dagegen, aber sie wuchs und wuchs. Was, wenn Leon im Internat sogar besser zurechtkäme? Es uns allen besser ginge, sogar mir? Etwas verschob sich in mir. Wie ein Möbelstück, das man ständig hin- und herrückt, und nicht so recht weiß, wohin damit, bis man den richtigen Platz dafür gefunden hat. Ich stellte meinen Kaffeebecher auf den Terrassenboden und ging ins Schlafzimmer zu Ben. Ich rüttelte sanft seine Schulter. Er blinzelte und sah mich verwirrt an.

»Du hast recht mit dem Internat«, sagte ich, »tut mir leid, dass ich mich so lange gesträubt habe. Ich bin einverstanden. Ein Internat ist kein Weltuntergang, wir verlassen ihn schließlich nicht dadurch.«

Auf einmal hellwach strahlte mich Ben an. Er wollte mich in seine Arme nehmen. Aber ich wich zurück. Seine Freude war mir zuwider.

Das Internat lag umgeben von Rasenflächen und einem riesigen Sportgelände, nicht weit vom Starnberger See entfernt. Platanen säumten die Zufahrt zum Hauptgebäude.

Die Frühlingssonne brach durch die Wolkendecke, dann verdüsterte sich der Himmel wieder. Nichts blieb, wie es war. In Wahrheit mochte ich keine Veränderungen. Ich wollte mich festhalten. Und dachte an die Worte meines Vaters, der oft gesagt hatte, dass wir nicht wissen, ob es besser wird, wenn es anders wird. Aber es muss anders werden, wenn es besser werden soll. Es ist nicht von ihm. Ich glaube, von Lichtenberg.

Das Internat hatte offene, helle Räume. Yannik, ein junger Erzieher mit zahlreichen Tattoos und Piercings überall, begrüßte Leon mit der Ghettofaust. Er entführte ihn gleich in den Freizeitraum, wo es Kicker und Billard gab. Ben und ich folgten Herrn Simon, dem Internatsleiter, ins Büro. Wir gaben bereitwillig Auskunft über unsere Situation mit Leon, weitestgehend ehrlich. Nur dass Ben die Kooperation unseres Sohnes erkauft hatte, ließen wir aus. Später einmal sagte Ben zu mir, Leon wäre für das I-Pod auch in ein Bootcamp nach Rumänien gegangen.

Herr Simon zeigte sich zuversichtlich, dass man Leon in der Internatsgemeinschaft gut auffangen könne. Das pädagogische Konzept, das er uns schilderte, war überzeugend, die Sport- und Freizeitmöglichkeiten breit gefächert. Man wolle ihn im Eishockey unterstützen, ihm seine Trainingseinheiten in München ermöglichen, und ich wusste plötzlich nicht mehr so richtig, warum ich mich so lange gegen ein Internat gesträubt hatte.

***

Nachdem ich die schwierige Entscheidung mit dem Internat getroffen hatte, kam auf einmal alles ins Fließen. Wie ein Staudamm, der bricht, und das andere, das, wofür ich mich nicht entschieden hatte, verschwand in einer schäumenden Gischt aus meinem Blickfeld.

Wäre Leon nicht ins Internat gegangen, hätten wir das Haus nicht genommen, als Bens Pilotenkollege Mario uns fragte. Eines der beiden Kinderzimmer wäre zu klein gewesen für einen Jungen, sieben Tage die Woche, mit Schularbeiten und Hobbys. Nachdem Marios Mutter gestorben war, stand das Haus leer und er wollte es wegen seiner Kinder nicht verkaufen. Aber noch waren sie klein. Er bot uns bezahlbare Miete. »Das ist es mir wert«, sagte er, »wenn dafür jemand drin ist, den ich kenne und dem ich vertraue. Wir lassen es gerade renovieren. Zu den Pfingstferien wäre es bezugsfertig.«

Das Haus stand in Untermenzing, einem nordwestlichen Stadtteil von München. Es sah aus wie ein weißer Würfel mit Sprossenfenstern, der auf eine Wiese gerollt und irgendwo zwischen ein paar kleinen Einfamilienhäusern liegengeblieben war. Die Zierkirsche neben dem Eingang hatte beim Besichtigungstermin wie zur Begrüßung ihre rosa Blüte entfaltet. Ich verliebte mich sofort. Wir fanden eine Privatschule für Julien, nicht weit entfernt. Ein Neuanfang für Julien, ein neuer Anfang für uns alle.

Endlich gab es wieder gute Neuigkeiten. Ich wollte es meiner Mutter persönlich sagen, seit vier Monaten schrieben wir uns ausschließlich E-Mails. Ich rief sie an. Es war, als komme ich von einer langen Reise zurück nach Hause.

»Toni! Es ist so schön, endlich wieder deine Stimme zu hören.« Sie klang ehrlich erfreut. Ich fragte nicht, warum sie sich dann nie gemeldet hatte, und dass diese ganze Pause ja ihre und nicht meine Idee gewesen war. Stattdessen erzählte ich von Leon und dem Internat, und von unserem neuen Haus. »Es ist nicht gerade, was ich mir vorgestellt habe, die Kirche ist das Spekulärste im ganzen Ort, und es ist nicht die Isar, nur die Würm. Aber die fließt so malerisch durch die Ortschaft, dass ich es kaum erwarten kann, mit meinem Skizzenblock loszuziehen.«

»Und das Haus?«

»Ein älteres Häuslein, renoviert, mit Holzdielen und hellen Wohnräumen über zwei Etagen. Aber das Allerbeste ist das Extrazimmer unterm Dach. Dort wird mein Atelier sein. Endlich habe ich einen Raum zum Zeichnen, nur für mich allein.«

»Du klingst so begeistert, ich freue mich wirklich für euch. Wann geht es los?«

»In den Pfingstferien. Ich mache mir etwas Sorgen, weil Leon gleich nach dem Umzug ins Internat gehen wird. Etwas viel Veränderung auf einmal für ihn.«

»Leon schafft das schon. Wenn du möchtest, kommen wir zum Helfen und ich kümmere mich während des Umzugs um die Jungen. Dein Vater kann zwar nicht schwer tragen mit seinem Rücken, aber hin- und herfahren und beim Aufbauen helfen kann er schon. Soll ich Verpflegung mitbringen? Was hältst du von Chili con Carne mit Baguette?« Sie war wie immer. Als habe es das Intermezzo mit Theo nie gegeben, oder die Wochen des Schweigens. Es war ihre Art zu zeigen, dass sie mich liebt. Weil es für ihren Blick auf dem Foto mit Theo vielleicht keine Worte gab.

»Sind die Jungs da?«, fragte sie.

»Beide unterwegs. Julien bei einem Freund, Leon im Training. Rob bringt ihn nach dem Eishockey nach

Hause. Sie wollen Leon unbedingt im Sommer mit nach Mallorca nehmen. Ben hat sich deshalb fürchterlich mit ihm gestritten. Aber jetzt, wo Leon ins Internat geht, hat er plötzlich nichts mehr dagegen. Er meinte, dann hätten wir zwei Wochen Ruhe für uns. Aber ich will das eigentlich nicht.«

»Würde ich auch nicht. Leon ist doch hin- und hergerissen zwischen der Tante und euch, hat immer ein Hintertürchen offen und muss sich nie festlegen auf eine Familie. Wie soll er da Halt finden?«

»Im Internat wird sie nicht mehr so viel Einfluss auf ihn haben. Er ist jetzt zwölf. Wenn wir seine leibliche Familie ablehnen, bindet ihn das nur noch mehr an sie.« Eigentlich lehnten wir sie längst ab, aber ich tat immer noch hartnäckig so, als wäre es nicht so.

Ein kurzes Schweigen entstand, nur wenige Sekunden, in denen sich das Unausgesprochene wie Stacheldraht zwischen uns ausrollte.

»Mama?« Sie seufzte.

»Ich wünsche mir so sehr, dass wir irgendwann mal über meinen Bruder reden können.«

»Ich weiß, Toni«, erwiderte sie. »Gib mir Zeit.«

Nach dem Telefonat war ich ganz ruhig. Ich blieb noch eine Weile am Küchenfenster stehen. Drüben vor Livs Haus waren die Umzugsaktivitäten der neuen Besitzer in vollem Gang. Es war jetzt abends wieder länger hell.

Ob die Welt meiner Eltern, in der sie mit Theo gelebt hatten, jemals die berühren durfte, in der es mich gab? Ich schloss die Augen, stellte mir ein Bild vor, mein Bruder und ich, in den zarten, ineinanderfließenden Farbverläufen eines Aquarells. Als ich die Augen wieder öffnete, sah ich den Minivan der Neubauers vor dem Haus halten. Ich ging zur Haustür. Robert ließ Leon aussteigen und winkte mir vom Wagen aus zu, gestikulierte, indem er auf seine Uhr deutete, dass er es eilig hatte. Ich war froh, dem Übergabe-Smalltalk zu entgehen.

Leon war schlecht drauf wie immer, wenn er von den Neubauers kam, als gelinge die Umstellung nicht, von einer Welt in die andere. Er wollte noch eine Runde draußen kicken, ich hielt es für eine gute Idee und sah ihm nach, wie er mit dem Ball unterm Arm davonschlenderte. Er gurrte wie eine Taube, als er an Livs Haus vorbeilief. Unter der Magnolie hatte ein blauer Toyota geparkt, aus dem ein großer, älterer Mann Umzugskartons entlud. Der neue Nachbar nickte mir freundlich zu. Ich lächelte und hob die Hand zum Gruß.

Eine Viertelstunde später klingelte es. Leon hätte sich ruhig etwas länger austoben können. Ich öffnete die Tür.

Ich sah direkt in die Augen einer Perserkatze. Sie thronte auf dem Arm einer Frau mit kurzen, graubraunen Locken, die mir merkwürdig vertraut vorkam. Vier blaue Augen musterten mich, groß und rund die der Katze, die ihres Frauchens zusammengekniffen, als lasse sie mich durch einen Scanner laufen, der am Ende aber doch nichts ausspuckte.

»Ist das Ihr Sohn – kurze rötliche Haare, Jeans, schwarzes T-Shirt, etwa so groß?« Sie hielt die freie Hand vor ihre Nasenspitze. Der Klang ihrer Stimme war tief und weich und zugleich rau. »Wir sind nebenan eingezogen. Bijou ist mir in den Garten entwischt, und als ich ihren Schreien gefolgt bin, habe ich gerade noch gesehen, wie er sie mit einer Hand am Schwanz gepackt und mit der anderen am Genick auf den Boden gedrückt hat! Bei meinem Anblick ist er weggerannt, zu Ihnen in den Garten.«

Das musste die Frau des Toyota-Mannes sein, die Physiotherapeutin, von der Liv erzählt hatte und die Kopfschmerzen wegmassiert.

»Oh, das tut mir leid! Bitte entschuldigen Sie! Ist sie verletzt?«

»Nein, alles in Ordnung«, sagte sie. Nur die Katze blickte mich vorwurfsvoll an. »Vielleicht reden Sie mal mit Ihrem Sohn.«

»Das mache ich. Natürlich! Es wird nicht wieder vorkommen! Verzeihen Sie.« Es wird nur deshalb nicht wieder vorkommen, weil wir wegziehen. Eigentlich hätte mir egal sein können, was sie über uns dachte. Aber aus irgendeinem Grund wollte ich, dass sie mich mochte.

Leon stritt alles ab. Er lenkte erst ein, als er auf dem I-Pod spielen wollte und ich ihn damit erpresste. »Zuerst wollte ich die Katze streicheln. Aber die ist einfach nicht dageblieben und dann hab ich sie festgehalten und bin wütend geworden, weil sie rumgejault hat.«

»Aber du würdest das auch nicht wollen, oder? Wenn du sagst, du willst etwas nicht, und man hält dich fest, um es trotzdem zu machen, wirst du wütend.«

Leon zuckte mit den Schultern. »War nicht so gut drauf ... außerdem hat Carmen gesagt, es liegt an euch, dass wir nicht alle zusammen wie eine große Familie an den Wochenenden ins Schwimmbad gehen, oder auf den Indoorspielplatz.« Was wollte sie, immer mehr und mehr und mehr?

»Und du wünschst dir das, nicht wahr?« Jede Faser in mir sträubte sich, wenn ich nur daran dachte, mit Carmen eine heile Familie zu spielen.

»Schon. Ich muss mich doch um sie kümmern. Carmen weint immer noch wegen meiner Mutter.«

Ich konnte gar nicht mehr zählen, wie oft ich inzwischen schon versucht hatte, mit Carmen darüber zu reden. Sie war nicht davon abzubringen, dass sie Leon brauchte, um den Verlust ihrer Zwillingsschwester zu überstehen. Aber die Frage, wie sehr Leon sie brauchte, stand noch immer offen für mich. Und ich konnte ihm schlecht den Kontakt zu ihr verbieten. Das würde er mir nie verzeihen.

»Carmen hat gesagt, dass ich wahrscheinlich auch ein Zwilling bin. Das kommt oft vor, dass eins der Kinder im Bauch stirbt, und niemand bemerkt es, nur der Zwilling, der übrigbleibt, vermisst den anderen sein Leben lang. So wie sie meine Mutter vermisst. Sowas kann einer nicht verstehen, der kein Zwilling ist.«

»Aber es kann auch sein, dass du kein Zwilling bist.«

»Carmen will halt, dass ich auch zu ihnen gehöre. Du weißt doch, dass ich mit den Übergangssituationen nicht gut zurechtkomme, wenn was Schönes zu Ende geht, wegen meinem Trauma und so. Deswegen hab ich das mit der Katze gemacht.«

»Es ist gut, dass du verstehst, warum du wütend bist. Das ist ein echter Anfang. Auch wenn deine Worte sich ein klein wenig«, ich zeigte mit Daumen und Zeigefinger einen winzigen Abstand, »auswendig gelernt anhören ...«

»Siehst du?«, schrie Leon so unvermittelt, dass ich zusammenfuhr. »Du willst doch immer, dass ich darüber nachdenke und wenn ich dann sage, was du hören willst, dann ist es plötzlich auswendig gelernt!« Er stieß mit dem Fuß gegen die Tür und rannte davon, knallte seine Zimmertür hinter sich zu. Ich folgte ihm, gab aber schon nach seinem ersten »Fick dich« auf und ging in die Küche. Er hatte ja recht. Was sollte er anderes tun, als uns nachzuplappern, wenn er es nicht fühlte? Er war erst zwölf. Ich stellte die Spülmaschine an und wartete, bis sie zu gluckern begann.

Wenn Leon erstmal im Internat war, würde sich automatisch vieles verändern. Neue Bezugspersonen, eine Peer-Group, die wichtiger wäre als die Familie. Ich mochte Carmen auch irgendwie, und manchmal hasste ich sie, ich schwankte hin und her wie ein Baum im Sturm, aber die Frage war, ob Leons Wurzeln all dem standhielten.

14

Ich schob die Terrassentür auf, um frische Luft hereinzulassen. Es war kurz vor den Pfingstferien. Die Klassenarbeiten waren geschrieben und Julien fläzte sich auf dem Sofa, mitten im Chaos der Umzugskisten, vertieft in einen Fantasy-Roman über die Drachenabenteuer seines Helden Eragon. Er war dafür mit seinen neun Jahren eigentlich noch zu jung, aber er schien so viel Kraft daraus zu schöpfen, dass ich es ihm nicht nehmen wollte. Hatte ich mich nicht selbst als Kind in Romanen verloren, für die ich zu jung war? Mein Vater hatte mich lesen lassen, was ich wollte. »Lesen stärkt die Seele«, hatte er zu meiner Mutter gesagt, wenn sie Bedenken äußerte, es war ein Zitat von Voltaire. Leon dagegen hielt nicht viel vom Lesen. Sein Herz schlug fürs Eishockey. Am Wochenende war er in einem Zeitungsartikel über ein zurückliegendes Turnier als verheißungsvolles Talent erwähnt worden. Ich hatte es ausgeschnitten und mit einem Magneten an die Kühlschranktür gepinnt.

Julien linste hinter seinem Buch hervor. »Bijou ist schon wieder ausgebüxt.«

Wie eine Diva stolzierte sie über die Türschwelle ins Wohnzimmer, ließ sich vor mir nieder und leckte apart an ihrer weißen Pfote. Ich streckte ihr die Hand entgegen. Sie hielt mit dem Lecken inne, ließ die Pfote in der Luft schweben, doch als ich sie vorsichtig kraulte, ließ sie sich schnurrend zur Seite fallen. »Weißt du denn nicht, dass du eine Hauskatze bist?«, sagte ich. »Ich bring dich wieder rüber zu deinem Frauchen. Sonst kriegt sie einen noch schlechteren Eindruck von uns.«

Julien warf sein Buch zur Seite. »Ich geh mit!«

»Willst du sie tragen?«

Ein Hauch von Ekel überzog sein Gesicht. »Nö. Nimm du sie lieber.«

Das Nachbarhaus hatte zwei Klingelschilder. Auf einem stand *Sibylla und Gunter Jakobi*, und auf einem zweiten Schild darunter *Sibylla Jakobi, Psychotherapeutische Praxis*. Von wegen Kopfschmerzen wegmassieren. Sie war keine Physiotherapeutin und jetzt fiel mir auch endlich ein, wer sie war.

»Bijou!«, rief Frau Jakobi überrascht. »Ich habe gar nicht bemerkt, dass sie raus ist. Vielen lieben Dank, das ist nett, dass Sie sie extra rüberbringen.« Sie nahm mir die Katze ab.

»Und wer bist du? Hast du sie gefunden?«

»Ich bin Julien. Sie hat *uns* gefunden, in unserem Wohnzimmer!«

»Die Terrassentür war offen. Das ist mein jüngerer Sohn«, sagte ich, »Leon kennen Sie ja schon.« Ich sah sie schuldbewusst an.

»Machen Sie sich keine Gedanken, er hat sich entschuldigt. Vielen Dank für die Pralinen, das wäre wirklich nicht nötig gewesen.«

»Als ich Ihr Klingelschild gesehen habe, ist mir endlich eingefallen, woher ich Sie kenne. Ich war vor vielen Jahren, als er noch sehr klein war«, ich legte für einen Moment die Hand auf Juliens Kopf, »bei Ihnen in der Beratungsstelle.

Wegen meines Adoptivsohns, Leon. Sie sind die Frau mit der Bärumarmung.«

Frau Jakobi setzte Bijou in die Wohnung und zog die Windfangtür zu. »Ah! Sie sind mir gleich bekannt vorgekommen. Ja, ich erinnere mich, Ihr Mann ist Pilot und ständig unterwegs, richtig? Meine Güte, ist das lange her! Hat die Bärumarmung geholfen? Wie ist es denn weitergegangen bei Ihnen? Kommen Sie doch mal auf einen Kaffee rüber.«

»Wir ziehen am Wochenende aus, ich fürchte, das schaffe ich nicht mehr«, sagte ich. »Aber ich verabschiede mich auf jeden Fall von Ihnen, bevor wir weg sind.«

Ich dachte den ganzen restlichen Tag darüber nach, ob ich das Angebot zum Kaffeetrinken annehmen sollte. Aber etwas in mir wollte in einer anderen Form mit ihr in Kontakt treten.

Einen Tag vor unserem Umzug klingelte ich bei Frau Jakobi. Ich bat sie um einen Termin in ihrer Praxis. Ich wollte über Theo reden. Über alles. Endlich Ordnung schaffen in mir.

Sibylla Jakobi erschien mir wie ein Wink des Schicksals, und ich glaube, das war sie auch.

Als die Kinder an diesem Abend schliefen, öffnete Ben eine Flasche Champagner. Er kam mit zwei Gläsern zu mir ins Wohnzimmer, wo ich die letzten Umzugskisten beschriftete. »Ich dachte, das wäre ein würdiger Abschluss nach neun Jahren in dieser Wohnung. Lass uns darauf anstoßen. Das neue Haus, Leons Neustart im Internat, die neue Schule für Julien ... und auf unsere Liebe.«

Ich wischte die Hände an meiner Jeans ab und stieß mit ihm an, auf den Neubeginn, der ihm so wichtig war. Wir machten einen Schnitt. Aber ich wurde das Gefühl nicht los, dass wir das Abgetrennte trotzdem hinter uns her schleiften, wie ein Skelett. Wir konnten weitergehen, ohne uns umzudrehen. Aber wie das Klappern seiner Gebeine überhören?

***

Ich war früh dran und blieb noch einige Minuten im klimatisierten Auto sitzen. Ich sah zu unserem früheren Wohnhaus rüber. All die Jahre, die wir dort verbracht hatten. Die gemeinsame Zeit mit Philipp und Rebbecca. Die Magnolie vor dem Nachbarhaus. Das Haus, in dem Liv so lange gelebt hatte, und das ich heute zum ersten Mal wieder betrat. Es versprach, ein heißer Tag zu werden. Aber in

Sibylla Jakobis Praxisraum war es angenehm kühl. Ich stopfte mir eins der Kissen, die auf ihrer Récamiere bereitlagen, in den Rücken, um bequemer zu sitzen. Gegenüber hing ein Kunstdruck von Chagall. Ein Pfad, der sich durch eine wilde Küstenlandschaft hin zum Meer schlängelte. Ich kannte das Bild, aber mir fiel der Titel nicht ein.

Frau Jakobi wollte wissen, wie es mir in unserem neuen Heim gehe. »Morgens komme ich die Treppe runter in sonnengeflutete, offene Räume«, schwärmte ich, »Julien tobt oft mit seinem Freund durch unseren wilden Minigarten. Ich mache weite Spaziergänge an der Würm entlang und sammle Motive.«

»Sie fotografieren?«

»Ich zeichne«, sagte ich schüchtern, als wäre es peinlich, zu zeichnen, und richtete mich etwas auf. »Der Grund, warum ich hier sitze, anstatt mit Ihnen gemütlich einen Kaffee zu trinken, ist, dass mein Leben noch schwieriger geworden ist seit den Bärumarmungen. Sie haben leider nicht den gewünschten Erfolg gebracht.«

Frau Jakobi musterte mich freundlich mit ihren blauen Augen und den winzigen Krähenfüßen, die ihrem Gesicht Tiefe verliehen. Ihre Frage, wie es denn weitergegangen war mit Leon, öffnete alle Schleusen in mir, so wie damals, als ich zum ersten Mal bei ihr war. Die Worte sprudelten nur so aus mir heraus. »Noch findet Leon es spannend im Internat. Die ersten Wochenenden sind gut verlaufen.«

»Dann scheint es eine gute Entscheidung gewesen zu sein. Aber ich merke schon, Sie kämpfen mit Schuldgefühlen.« Ich seufzte schwer. »Kennen Sie *Das fünfte Kind* von Doris Lessing?«

»Ich kenne den Titel. Aber ich habe es nicht gelesen.«

»Ein Roman über ein Ehepaar mit vier Kindern im England der Sechzigerjahre. Das fünfte Kind ist wie ein Monster, das Haustiere erwürgt und seine Geschwister bedroht. Die Mutter geht an dem Jungen fast zugrunde. Sie lässt sich schließlich von Mann und Kindern überzeugen, ihn ins Heim zu bringen. Aber als sie ihn dort besucht, findet sie ihn sediert, in Zwangsjacke auf dem Steinboden vor. Sie holt ihn zurück, doch die Familie zerbricht an dieser Entscheidung.«

Frau Jakobi dachte nach. Sie trug Jeans und ein geblümtes T-Shirt. Die Locken umrahmten weich ihr Gesicht, dem sogar die Falten gutstanden. Als mir ihr Schweigen zu lange dauerte, setzte ich zu einer Erklärung an. »Es geht darum, wie sich die Mutter positioniert. Sie übernimmt Verantwortung für das schwierige Kind, setzt damit aber ihre Ehe und das Glück ihrer anderen Kinder aufs Spiel.«

»Und vor allem ihr eigenes Glück«, ergänzte Frau Jakobi.

»Aber gibt es unter solchen Umständen überhaupt Glück für sie? Sie wird immer zerrissen sein, egal, was sie tut.«

»Und Sie vergleichen sich mit ihr?« Sie sah mir direkt in die Augen.

»Ich habe mich mit dem Internat für Julien entschieden. Für die Familie. Aber wie konnte es nur so weit kommen, dass ich mich zwischen meinen Kindern entscheiden muss? Leon ist schließlich nicht so ein Monster wie der Junge im Roman.«

»Sie haben Leon ja aber auch nicht in eine Anstalt gesteckt, in der er sediert in einer Zwangsjacke auf dem Steinboden ausharren muss.«

»Eins zu null für Sie.« Ich lachte erleichtert auf, wurde aber gleich wieder ernst. »Er ist ein Adoptivkind und jetzt schiebe ich ihn ab. Er hat von mir nicht bekommen, was er braucht und haben will.«

»Wobei die Frage ist, ob er darauf Anspruch hat. Irgendwann kommt selbst die beste Adoptivmutter an ihre Grenzen, oder nicht?« Sie legte den Kopf schräg, schenkte mir ein freundliches, fast mütterliches Lächeln, bevor sie mir mitteilte, dass unsere Zeit fast um war. »Haben Sie Pläne für die Sommerferien?«

»Zwei Wochen Segeln in Sizilien. Julien wollte das unbedingt, und Leon erstaunlicherweise auch, obwohl er seit er klein war, nie wieder segeln wollte. Vielleicht läuft es besser, weil sie älter sind, und es ein Abenteuer für die Jungen ist. Oder eine Katastrophe.«

»Zwei Wochen zu viert auf dem Boot?«

»Nur eine. Für die zweite Woche haben wir ein restauriertes Bauernhaus in der Nähe von Scaccia gemietet, direkt an der Küste. Aber jetzt habe ich die ganze Zeit über Leon geredet, obwohl ich etwas ganz anderes mit Ihnen besprechen wollte. So läuft es immer. Leon überlagert alles. Dabei macht Julien mir auch große Sorgen ...« Ich schüttelte den Kopf, um meinen Redefluss zu stoppen. »Aber auch darum geht es mir eigentlich nicht.«

Theo musste bis September warten. Ich trat hinaus in die Sonne. Obwohl es noch nicht einmal Mittag war, flirrte die Luft schon über dem Asphalt. Die Blätter der Magnolie hingen schlapp herunter. Meine Gedanken umkreisten die Frage, die Frau Jakobi gestellt und die mir selbst niemals in den Sinn gekommen war: Ob Leon ein Anrecht hatte auf das, was er von mir wollte. Für mich war das irgendwie immer selbstverständlich gewesen, nicht nur was Leon betraf. Ich musste geben, ganz gleich, wie es mir dabei ging.

Als ich ins Auto einstieg, um zu meinem neuen Zuhause zu fahren, fiel mir der Titel des Chagall-Bildes ein: *Strandweg zwischen Weizenfeldern nach Pourville.*

Schon vor den Sommerferien bekam ich regelmäßig Mails von Herrn Simon, in denen er in vorwurfsvollem Ton Leons Verfehlungen aufzählte. Zuletzt hatte Leon im Unterricht »Heil Hitler« gerufen, einfach so, weil er es witzig fand, und ich musste zum Elterngespräch antanzen. Leon wollte nach Hause. Nur benahm er sich an den Wochenenden bei uns genauso, und im Urlaub drehte er so richtig auf. Die Segelwoche in Sizilien war die längste Woche, die ich je auf einem Boot verbracht hatte. Nach Ben gab auch ich meinen Widerstand auf. Leon durfte wenige Tage nach unserer Rückkehr mit den Neubauers nach Mallorca fliegen. Ich besorgte ihm ein Ticket, lieferte ihn bei seiner Tante ab. Zwei friedliche Wochen ohne Leon. Ich war nicht mehr die Mutter, die ich für Leon hatte sein wollen. Und als Carmen völlig entgeistert aus Mallorca zurückkam, gönnte ich es ihr aus tiefstem Herzen, dass Leon ihnen das Leben zur Hölle gemacht hatte. Aber mein Vergnügen währte nur kurz.

Carmen gab uns die Schuld an seinem Verhalten. Es musste wegen des Internats sein. Der arme Junge. Zuerst hat das Jugendamt ihn aus seiner Familie gerissen mit diesem ganzen Blödsinn mit der Adoption. Und jetzt gaben wir ihn auch noch weg. Warum wir nie etwas gesagt haben, wollte sie wissen, sie hätte doch helfen können. Sie war ihm doch so nah. Sie könne auf ihn einwirken. Ben hatte die Nase voll. Er redete nicht mehr mit ihr. Aber jemand musste es tun. Also stand ich wieder mal alleine da.

***

Nach den Sommerferien schweifte ich nicht mehr ab. Ich erzählte Frau Jakobi die ganze Geschichte von Theo, die beim letzten Mal keinen Raum gefunden hatte. »Ich versuche, zu akzeptieren, dass meine Eltern nicht darüber reden wollen. Aber ich denke viel über meine Kindheit nach. Über das schwierige Verhältnis, das ich zu meiner Mutter hatte.«

»Inwiefern schwierig?«

»Es stand immer etwas zwischen uns. Ich wusste nicht, was. Jetzt denke ich, es war Theo. Als hätte sie mich mit angezogener Handbremse geliebt. Ich kann mich nicht erinnern, dass sie einfach mal so ihre Freude an mir gezeigt hätte. Oder mich angestrahlt, so wie mein Vater oder ...«, ich hielt irritiert inne.

»Ja? Oder wie?«

»Wie Sie. Sie haben mich heute angelächelt, als würden Sie sich freuen, mich zu sehen. Weil ich es bin.«

Sie lächelte wieder. »Vielleicht *habe* ich mich ja gefreut, Sie zu sehen.«

Ich sah sie verlegen an, ruderte zurück zu meiner Mutter. Beteuerte, dass sie mich immer geliebt hatte, wirklich, und dass ich als Kind trotzdem das Gefühl hatte, ich dürfe ihr nicht nahekommen. Als verstehe sie nicht, wer ich bin.

Einfach das falsche Kind. Ich ahnte ja nicht, wie nah ich damit der Wahrheit kam.

»Sie glauben, dass ihr Bruder das richtige Kind war und Sie nicht?«

»Es liegt auf der Hand, finden Sie nicht? Vielleicht habe ich meine Mutter durch meine bloße Existenz wieder und wieder an ihren verlorenen Sohn erinnert. Vielleicht ersetzt eine Antonia einfach keinen Theo.« Bei Frau Jakobi konnte ich sagen, was ich dachte, ohne Angst, dass ich einen Scherbenhaufen hinterließ.

»Ich frage mich, wie es Ihnen damit geht, bei dem Gedanken an eine so unerreichbare Konkurrenz?«

»Vielleicht hätte ich ihr eine bessere Tochter sein können. Ich habe als Kind meinem Vater den Vorrang gegeben und sie mit der Zeit immer mehr zurückgewiesen und, ja, auch verletzt.«

»So, wie Sie sich zuvor von ihr verletzt und zurückgewiesen gefühlt haben?«

Ich schluckte trocken und kämpfte mit dem Selbstmitleid in mir.

»Es klingt so, als fühlten Sie sich immer schuldig. Wenn man die Schuld auf sich nimmt, ist man kein Opfer. Aber es ist doch so, dass man Ihnen da als Kind ganz schön viel zugemutet hat, mit dem toten Bruder, der dann auch noch totgeschwiegen wurde. Der Trauer. Sie waren all dem ausgeliefert.«

Ich wollte nicht, dass sie so etwas sagte. Es machte mich ganz hilflos. Und meine Mutter hatte doch gesagt, dass Theo und ich nichts miteinander zu tun hatten, und sie drückte mit ihrem Verhalten aus, dass es mich nichts anging.

Ich war es nicht gewohnt, dass jemand so hartnäckig für mich Partei ergriff, wie Frau Jakobi es tat. »Aber Sie entscheiden doch selbst darüber, ob es Sie etwas angeht. Es hat viel mit Ihnen gemacht. Und jetzt fühlen Sie sich lieber schuldig, damit Sie Ihre Wut und die Hilflosigkeit von damals nicht spüren müssen.«

»Was macht es für einen Sinn, wütend zu sein über etwas, das so lange zurückliegt. Ich bin erwachsen, mein Bruder ist seit Jahrzehnten tot. Es ist wie es ist.«

»Sie sind damit zu mir gekommen. Ist es wirklich vorbei? Sie schonen Ihre Eltern und halten damit Ihre eigene Qual aufrecht. Genau wie mit dem, was Leon Ihnen zumutet. Die Verzweiflung, Ihre Schuldgefühle, weil Sie bei Leon anders reagieren als bei Julien. Die Wut über Carmens Übergriffigkeit. Und die Verantwortung, die Ihr Mann Ihnen aufgebürdet hat, die Sie aber doch nicht annehmen müssen.«

Frau Jakobi wirkte so harmlos. Aber das war sie nicht. Sie rüttelte an den Gitterstäben, an denen ich mich festklammerte, die mich gefangen hielten, die mich aber auch schützten. Ich hatte Angst, dass mich keiner mehr liebte, wenn ich unbequem wurde, ich konnte nicht aufhören mit dieser Angst. Aber zum ersten Mal in meinem Leben bügelte ich sie nicht ab. Ich wusste, sie kamen immer wieder, wie Wellen am Strand.

***

Mit dem Winter kamen die langen Abende, sie boten Raum zum Grübeln, und ich machte ausgiebig davon Gebrauch. Ein ganzes Jahr war vergangen, seit ich meinen Vater auf Theo angesprochen hatte. Aber jetzt gab es Frau Jakobi, bei der ich mich warmlief für eine Wirklichkeit, in der es möglich sein würde, mit meinen Eltern über die Vergangenheit zu reden. Die Trennung aufheben. Teil einer Familie sein, in der es meinen Bruder gab, die Trauer, den blinden Fleck und mich. Erst im Rückblick gewann meine eigene Wahrnehmung Kontur. Es kam mir nicht mehr komisch vor, mich bei Frau Jakobi auf die Récamiere zu legen, als befände ich mich zu Hause im Wohnzimmer und nicht bei ihr in der Praxis. Meine Kindheit sprudelte zwar nicht unkontrolliert aus den Tiefen empor, denn ich wäre darin ertrunken, aber sie sickerte in einem steten und manchmal auch stockenden Fluss aus mir heraus. Uralte Gefühle der inneren Einsamkeit wagten sich vorsichtig hervor. Die Scham über das eigene Selbst, das kein Licht entzünden kann in den Augen der Mutter, weil sich darin die Trauer eingenistet hat wie ein Hausbesetzer, der sich weigert, zu gehen. Es gab Tage, da trauerte ich um meinen Bruder, als hätten wir uns gekannt. Ich trauerte erneut um das Kind, das ich selbst verloren hatte. Es hätte uns verbinden können, meine Mutter und mich. Aber das hatte sie nicht zugelassen, im Gegenteil. Sie hatte meine Trauer kleingeredet, als reiche mein Verlust nicht an ihren heran, zumindest glaubte ich das damals, und ich kam lange nicht auf die Idee, dass es der Schmerz war, den sie kleinreden wollte.

Ich war derart mit mir selbst beschäftigt, dass ich aus allen Wolken fiel, als der Anruf aus dem Internat kam. »Ihr Sohn hat hier einen Amok-Alarm ausgelöst.«

»Einen was?«

»Mit einer Soft-Air-Waffe. Das ganze Gebäude wurde abgeriegelt. Sie müssen kommen. Die Polizei will Leon nur an die Eltern übergeben.«

Ben lag noch im Bett, er war erst nach Mitternacht vom Dienst gekommen. Ich rüttelte ihn wach, sagte ihm, dass er später Julien von der Schule holen müsse. Meine Gedanken rasten kreuz und quer, wechselten ständig die Richtung.

Dabei hatten die Vorboten seit Monaten wie Brotkrumen auf unserem Weg gelegen. Aber wir hatten immer nur nach oben geschaut, wir hatten es *übersehen*, dass Leon im Internat auf eine Eskalation zusteuerte. Auf der Autobahn flogen die Scheibenwischer im Schneeregen nur so hin und her. Ich verfuhr mich zweimal, obwohl ich die Strecke gut kannte, bis ich die kahle Platanenallee erreichte. Schwarze Kastenwagen auf dem Parkplatz, Polizeiautos, SEK-Beamte, ein völlig aufgelöster Leon. Der Schulleiter war leichenblass. So etwas sei ihm noch nie passiert.

»Mir auch nicht«, sagte ich.

Es roch nach Pizza, als ich unser Haus betrat. Zwei Kartons lagen in der Küche auf der Ablage. Der Ofen surrte. »Ich habe eine für dich warmgehalten, mit Gemüse. Julien ist bei Jaro.« Ben behandelte mich vorsichtig wie ein Pulverfass, das jeden Moment in die Luft gehen könnte. Die Pizza schmeckte nach Pappe, und ich erzählte Ben, was geschehen war. »Leon hat sich bei einem älteren Schüler eine Soft-Air-Waffe ausgeliehen und ist damit ins Schulgebäude spaziert. Eine Passantin hat ihn gesehen und die Polizei alarmiert. Die Dinger sehen täuschend echt aus.« Die Polizei hatte mir die Waffe aufs Auge gedrückt, obwohl sie uns gar nicht gehörte. Gut wegschließen, hatte der SEK-Mann zu mir gesagt. Ich war viel zu eingeschüchtert gewesen, um mich dagegen zu wehren. Hatte das Ding in meinem Kofferraum verstaut, als wäre ich eine Kopfgeldjägerin auf dem Weg zum nächsten Auftragsmord.

»Und jetzt liegt sie im Auto?«, fragte Ben. Ich nickte. Ich würde sie nicht mehr anfassen.

»Warum hast du sie genommen? Du hättest nein sagen können. Sie gehört uns nicht.«

Ich schluckte die Pizza in meinem Mund fast unzerkaut herunter. »Dann kannst du beim nächsten Amokalarm ja hingehen und Nein sagen. Du machst ja immer alles richtig!«

Ben fuhr sich durch die Haare, dann legte er seine Hand auf meine. »Was für ein Glück, dass er mit dreizehn noch nicht strafmündig ist. Was sagt Leon zu dem Ganzen?«

»Er wollte die Waffe nur den anderen zeigen, ein bisschen angeben. Ich glaube ihm sogar. Er war völlig durch den Wind. Erst gegen Ende, kurz bevor ich gefahren bin, hatte ich den Eindruck, dass er allmählich Gefallen daran findet.« Leons Augen hatten geblitzt, als er mich zum Auto begleitet hatte. *Die hätten mich erschießen können*, Mum, hatte er die ganze Zeit gesagt, bis ich sagte, er solle endlich damit aufhören.

»Und er darf im Internat bleiben? Ich dachte, sie geben ihn dir gleich mit nach Hause.«

»Ich glaube, Herr Simon hatte Mitleid mit Leon. Er sagte, dass Leon ja auch ganz andere Seiten hätte und eine schwierige Geschichte und so. Aber er hat die Probezeit verlängert. Unter Auflagen. Ich muss einen Psychologen in Starnberg finden, der bereit ist, Leon sofort in Therapie zu nehmen. Wie soll das gehen? Und ich soll beim Jugendamt eine Schulbegleitung beantragen. Jemand, der im Unterricht neben ihm sitzt und ihn bewacht, und zwar am besten ab morgen. Und es darf ab sofort keine Zwischenfälle mehr geben.« Ich kam mir vor wie die Müllerstochter in Rapunzel, die sich verzweifelt fragte, wie um alles in der Welt sie über Nacht all das Stroh zu Gold spinnen soll.

***

Ich hatte noch Zeit für einen kleinen Waldspaziergang zu Juliens Schule, die an einer Lichtung lag. Der Schnee knirschte dumpf unter meinen Stiefeln. Die Bäume ragten kahl, aber groß und mächtig über mir auf, sie ließen meine Sorgen etwas kleiner erscheinen. Ich ballte die Hände in meiner Manteltasche zu Fäusten, als ich an das Gespräch mit Ben dachte, das wir am Abend zuvor hatten. Dass ich einen Therapeuten für Leon suchen musste, machte Ben nichts aus, und natürlich war es meine Aufgabe, das zu tun. Aber sein Sohn Julien sollte keinen brauchen, nicht glauben, er sei schwach und brauche Hilfe. Bei Leon sei schon so viel passiert gewesen, als er zu uns kam, und wir könnten nur bedingt auf ihn einwirken, hatte Ben gesagt. Aber bei Julien waren wir für alles verantwortlich, von Anfang an. Ben hatte Angst, dass ein Therapeut zu uns sagen würde, wir hätten bei Julien etwas Grundlegendes falsch gemacht, das sich vielleicht nicht mehr in Ordnung bringen ließ. Ich war erleichtert. Endlich hatte er Worte gefunden für seinen wahren Widerstand gegen die Therapeuten. Ich wollte Bens Angst Raum geben, sie mit ihm von allen Seiten beleuchten, wie Frau Jakobi das mit mir immer tat. Stattdessen versuchte ich, seine Ängste zu entkräften und redete auf ihn ein.

Schließlich vertraute Julien uns, also mussten wir ja wohl auch etwas richtig gemacht haben. Es beschäftigte Ben, dass schon drei aus der Familie in Therapie mussten, um die Familie auszuhalten. Ich versuchte das ungute Gefühl Bens zu wenden, hob die Vorteile hervor, die die Therapie uns bringen konnte, obwohl ich mich selbst manchmal fragte, was mit uns eigentlich nicht stimmte. Als ich ihm erneut erklärte, dass Zwangsstörungen bei Kindern nicht einfach so wieder weggingen, hatte Ben schon wieder den inneren Rückzug angetreten. Wie eine Schnecke, die sofort ihre Fühler einzog, weil sie von einem lächerlichen Atemzug gestreift worden war. Ben hatte sich von mir bedrängt gefühlt und einfach das Zimmer verlassen, ohne ein weiteres Wort.

Ich sog die kalte Waldluft tief in ein. Ihre Klarheit erdete mich. Sie brachte mich zurück in den Augenblick. *Der Atem der Bäume schenkt uns das Leben*, hatte mein Vater Roswitha Bloch zitiert, als ich in der fünften Klasse über meinen Bio-Hausaufgaben zur Fotosynthese gestöhnt hatte. Der kleine Waldspaziergang würde auch Julien guttun. Er war nach der Schule immer so gestresst.

Julien wollte nicht nach Hause laufen. Und ich den Ranzen nicht für ihn tragen. Ein nasser Zweig streifte ihn im Gesicht. Er schrie auf und schleuderte seine Schultasche auf den Waldweg. »Ich hasse diesen Ranzen, da ist schon so viel eklige Schule dran und jetzt hab ich auch noch den ganzen Scheißwald im Gesicht!« Seine Stimme überschlug sich. »Ich hasse das Leben, ich hasse es, ich hasse es, ich hasse es!« Mit jeder Wiederholung kickte er ein weiteres Mal gegen den Ranzen, der im Schnee lag wie ein geschundenes Tier und mir schon fast genauso leidtat wie Julien. Aber es machte mich auch wütend. Ich hätte Julien am liebsten geschüttelt und angeschrien, er solle endlich aufhören mit dem ganzen Theater und wieder normal sein. Aber ich wusste genau, dass er es nicht steuern konnte, und dass er verzweifelt war, und dass es ihm nicht half, wenn seine Mutter auch noch verzweifelte. »Ich kann deinen Ranzen nicht für dich tragen, Julien«, sagte ich in einem Ton, als würde ich gleich vor ihm auf die Knie fallen und um Verständnis winseln. Ich konnte unmöglich seinen Wutanfall bestätigen, indem er damit genau das bekam, was er wollte.

»Du kannst wohl! Du willst es bloß nicht!«, kreischte er tränenüberströmt, und er hatte natürlich recht, aber nach einer Weile warf er die Schultasche über seine Schulter und trottete weinend hinter mir her. Ich war selbst den Tränen nah. Ich hätte die Last doch wenigstens mit ihm teilen können. Aber jetzt war es zu spät. Zuhause pfefferte Julien den Ranzen von sich, rannte ins Bad, wusch sich die

Hände und kam komplett umgezogen wieder runter. Wie ausgewechselt verputzte er begeistert den Kaiserschmarrn mit Puderzucker, den ich extra für ihn gemacht hatte. Und er fand keine schwarzen Pünktchen daran. Die gute Stimmung hielt bis zu den Hausaufgaben. In einem Wutanfall zerriss er sein Mathe-Aufgabenblatt. Wir klebten es mit Tesa wieder zusammen. Bei der Deutschaufgabe schrieb er die Buchstaben so riesig, dass er zwei Zeilen dafür brauchte, mit wilden Haken und Zacken und wütenden Bögen.

Etwas in mir bäumte sich auf. »Verdammt, Julien, was soll das? Hör auf mit der Krakelei! Wenn du so draufdrückst, geht die Feder deines Füllers kaputt.«

Julien riss den Füller ruckartig hoch. Tinte spritzte an die frisch gestrichene, weiße Wand hinter ihm.

»Das ist doch nicht zu fassen«, herrschte ich ihn an, »glaubst du, ich habe nichts Besseres zu tun, als dich stundenlang bei den Hausaufgaben zu besänftigen?« Ich wurde immer lauter. »Es ist wirklich kein Kunststück, wütend zu sein. Das kann ich auch! Siehst du?« Ich schleuderte sein Heft vom Tisch. Es flog gegen die Wand und landete aufgeschlagen auf dem Boden.

Es tat mir sofort leid.

Juliens Augen füllten sich mit Tränen. »Du bist genauso gemein wie alle. Immer machst du mich schlecht!« Er rutschte vom Stuhl, rannte die Treppe hoch, ins Bad.

Ich blieb reglos am Esstisch sitzen. Starrte auf die kahlen Zweige der Forsythie hinter dem Fenster, auf die blauen Kleckse, die jetzt unsere Wand zierten, auf meine Hände, als gehörten sie nicht zu mir. Juliens Deutschheft lag auf dem Boden wie ein abgestürzter Vogel mit gebrochenen Flügeln. Oben lief das Wasser und Julien weinte laut. Wie konnte ich nur so gemein zu ihm sein! Ich musste nach ihm sehen.

Julien stand auf Zehenspitzen vor dem Waschbecken. Er hatte die Ärmel hochgeschoben, die Unterarme bis zu den

Ellbogen eingeseift und ließ heißes Wasser über seine Hände laufen, sie waren schon knallrot. Er starrte kämpferisch in den Wasserstrahl. Ich drehte den Wasserhahn ab. Julien fuhr herum, sein Gesicht war jetzt genauso rot wie seine Arme.

»Mum, du verstehst das nicht!«, schrie er. »Ich war noch nicht fertig, jetzt ist noch Seife dran, da und da, ich kann das nicht so lassen. Ich halte das nicht aus!« Er machte das Wasser wieder an. »Und kannst du dann für ich ausmachen? Weil meine Hände noch dreckig waren beim Aufdrehen, und dann muss ich den Hahn beim Zudrehen ja mit den sauberen Händen wieder anfassen und dann sind sie wieder dreckig und ich muss sie waschen und dann …« Neue Tränen der Ausweglosigkeit strömten aus seinen Augen. Ich fühlte mich elend, konnte nichts tun, außer den Hahn zudrehen, als die Seife endlich ab war und ihn auffangen, als er mir weinend in die Arme fiel. Ich saß auf dem Badewannenrand und hielt seinen schmächtigen Körper an mich gedrückt und ich schwor mir, dass ich ihn immer lieben und für ihn da sein würde.

Als er sich beruhigt hatte, sah er mich mit geröteten Augen an. Die Sprenkel, die normalerweise rund um seine Pupillen funkelten wie Sterne über der Erde, klebten matt auf dem Braun seiner Iris. »Entschuldigung, wegen der Tinte an der Wand und weil ich so war«, sagte er.

Ich strich ihm über den Kopf und drückte ihm einen Kuss darauf. »Mir tut es auch leid, entschuldige. Ich glaube, ich habe mich vorhin angesteckt mit deiner Wut.«

»Angesteckt? Wie Schnupfen?« Julien sah mich groß an.

»Ich habe deine Wut so stark gespürt, dass ich dachte, es ist meine. Ich hätte mich gar nicht so aufzuregen brauchen. Aber ich kann jetzt besser verstehen, wie du dich fühlst. Es tut mir leid, dass du so eine schreckliche Wut mit dir herumträgst. Was war denn wieder los in der Schule?« Der Schulwechsel hatte nicht geholfen. Was immer es war, es war in Julien. Er führte mich an der Hand aus dem Bad, nach unten. Mit spitzen Fingern zog er seinen Schulplaner aus dem Ranzen, ließ ihn vor mir auf den Tisch fallen. »Da. Musst du unterschreiben.« Angewidert wischte er sich die Hände an seiner Jeans ab.

Ich las laut vor: *Julien hat im Religionsunterricht sein Arbeitsblatt vollgekritzelt und dann zerknüllt, anstatt die Arbeitsanweisung zu befolgen, indem er die Fragen darauf beantwortet und ein Bild dazu malt.*

Hatten diese Lehrerinnen wirklich nichts Besseres zu tun, als endlose Beschwerden über mein Kind zu verfassen?

»Wir haben in Reli die Geschichte gehört, in der Gott von Abraham wollte, dass er seinen Sohn Isaak im Land Morja auf einem Berg opfern soll. Also umbringen, weißt du? Und Abraham hat nicht Nein gesagt zu Gott! Sein eigenes Kind töten, nur weil Gott das von ihm will?«

»Das ist wirklich eine grausame Geschichte. Aber hat Gott nicht im letzten Augenblick ein Tier geschickt, das Abraham anstelle seines Sohnes opfern sollte?«

»Ja, aber dann muss halt das arme Lamm sterben! Ganz toll gemacht, Gott!«, rief Julien. »Und was ist mit Isaak? Der ist doch jetzt traumatisiert! Hat Gott darüber auch mal nachgedacht vor lauter Testen, ob Abraham macht, was er will? Der arme Isaak! Der kann doch jetzt nie wieder jemandem vertrauen, nicht mal dem eigenen Vater. Papa würde nie, nie, nie sowas machen!«

»Und da warst du so wütend, dass du dein Arbeitsblatt vollgekritzelt hast, anstatt es auszufüllen und das Bild zu malen.« Ich konnte mir lebhaft vorstellen, was für ein Bild er der Lehrerin überreicht hatte und musste lächeln. »Du hättest der Lehrerin sagen können, was du darüber denkst.«

Julien senkte den Kopf. »Aber sie hätte mich trotzdem gezwungen, das Bild zu malen. Das kannst du mir glauben.«

»Ich glaube dir«, sagte ich und seufzte, »was machen wir jetzt mit der Tinte an der Wand? Probieren wir es mit dem Tintenkiller?« Ich nahm den Stift aus seinem Mäppchen und zog die Kappe ab. Die Spitze war schneeweiß. »Nanu, völlig unberührt? Noch nicht benutzt?«

»Da kommen giftige Gase raus.«

»Aber du musst sie doch nicht inhalieren. Damit wird dein Körper fertig. Es schadet dir nicht.«

Julien sah mich vielsagend an, als erübrige es sich, darauf zu antworten.

»Und jetzt soll ich deine Tintenflecke rauskillern?«

»Wenn ich dafür die Spülmaschine ausräume? Und wieder ein? Können wir das so machen?«

Julien klapperte in der Küche mit dem Geschirr und ich löschte die Flecken mit dem Stift von der Wand. Der Gestank erinnerte mich an meine eigene Schulzeit. Und wenn es doch schädlich war? Ich wollte mein Kind beschützen, vor der ganzen Welt, und scheiterte schon an einem Tintenkiller? Es gab sie nicht, die absolute Sicherheit. Mütter geben ihre Kinder weg. Babys sterben. Aber es gab die Sicherheit in einer Beziehung. Selbst im Streit fühlte ich mich innerlich niemals von Julien getrennt. Anders als in meiner Kindheit.

Anders als bei Leon. Bei ihm brauchte ich manchmal Stunden, bis ich aus dem Labyrinth der Fremdheit wieder heraus- und zu ihm zurückfand.

15

Ich ließ mich auf Frau Jakobis Récamiere fallen, schloss die Augen und überließ mich für einige Sekunden der Leere des Ankommens. Frau Jakobi wartete. Sie konnte sogar mitfühlend atmen. Dann beklagte ich mich über Ben. Er tat so, als müsste er um jeden Preis verhindern, dass ich mich mit der Kindertherapie gegen ihn durchsetzte. Als würde ein Psychologe in Juliens Seele greifen und ihn uns entfremden. Die Macht übernehmen oder so was Ähnliches. Das ständige Star-Wars-Gerede der Jungen. *Möge die Macht mit dir sein.*

»Es würde nicht mal helfen, wenn ich Ben verlasse. Dann wäre er immer noch Juliens Vater und gegen eine Therapie. Er müsste schon tot sein, damit ich es alleine entscheiden kann. Ich weiß nicht, ob wir das überstehen, Ben und ich«, stieß ich hervor. Ich war so wütend auf Ben. Inzwischen warf er mir sogar vor, an Juliens Zwangsstörung Mitschuld zu tragen, weil ich mal wieder nicht gelassen genug war.

»Glaubt ihr Mann, Julien müsste sich nur zusammenreißen?«

»Schon lange nicht mehr. Er ist geduldig und liebevoll mit ihm, fördert ihn, zeigt ihm, dass er ihm etwas zutraut. Ben liebt ihn«, ich machte eine kurze Pause, fragte mich, ob Ben mich eigentlich auch noch liebte. »Er will ihm helfen, so sehr wie ich auch. Aber er sieht nicht ein, dass unsere Mittel nicht mehr reichen. Und meistens ist er nicht da.« Ich berichtete Frau Jakobi von den Szenen, die ich beinahe täglich mit Julien erlebte. Seine Hände bluteten inzwischen schon und er flippte jedes Mal aus, wenn ich ihn am Händewaschen hindern wollte. Frau Jakobi sagte, hinter Zwangsstörungen steckten meist Ängste, die Julien mit Händewaschen zu reduzieren versuchte. Aber auch Schuldgefühle. Darüber hatte ich auch schon nachgedacht. Sich reinwaschen von etwas. Ich fragte mich, ob Julien sich schuldig fühlte, weil er ganz zuhause sein durfte, anders als Leon. Ein neuer Gedanke flammte in mir auf. Womöglich hatte er Angst, wir könnten ihn am Ende auch in ein Internat stecken? Ich zwang mich dazu, mir diese Ungeheuerlichkeit vorzustellen. Ich hätte eher eine Kakerlake gefressen, als Julien irgendwohin zu geben.

Auch nicht unter Zwang. Auch nicht, wenn Ben mich verlassen hätte.

»Und vielleicht hat Julien jetzt, da Leon im Internat ist, erstmals die Möglichkeit, seiner Wut und seiner Verzweiflung so viel Raum zu geben?«, sagte Frau Jakobi, »bisland war der Ausdruck von Aggressionen ja ganz dem Bruder vorbehalten.«

»Ziemlich viele Möglichkeiten. Was mache ich jetzt nur?«

»Sie machen das alles schon sehr gut. Sie können ihm das Händewaschen nicht einfach verbieten, aber Sie können auch nicht dabei zusehen, wie er sie blutig wäscht. Sie sind für ihn da, geben ihm Halt. Professionelle Hilfe wäre hilfreich, aber solange ihr Mann sich dem so heftig verweigert, macht es wenig Sinn.«

Wir schwiegen. Ich kämpfte eine neue Woge der Wut auf Ben nieder.

»Was mich noch beschäftigt«, sagte Frau Jakobi, »Sie sagten, er ekle sich sogar vor seinem Penis. Gibt es dazu eine Vorgeschichte? Mit Leon etwa?«

Julien duschte nur noch in Badehosen, damit er sich nicht verseuchte, der arme Kerl. Früher hatte er sich einmal den eigenen Penis abschneiden wollen, das *Ding*, hatte er gesagt, weil er erigiert war, obwohl Julien das nicht wollte. Er hatte die Schere schon in der Hand. »Ich habe ihn nach Leon gefragt. Aber er konnte mir nichts dazu sagen.«

»Julien fühlt sich hilflos ausgeliefert, sogar seinem eigenen Körper«, sagte Frau Jakobi nachdenklich. Mehr fiel ihr dazu nicht ein. Außerdem war unsere Zeit um. Ich fühlte mich hinausgeworfen, richtig verlassen. Es wiederholte sich immer und immer wieder, am Ende stand ich alleine da. Im vergangenen Juni waren wir umgezogen, seit einem Jahr suchte ich Frau Jakobi auf, und trotzdem tanzte ich ewig im Kreis und kam nirgendwo an. Ich fuhr los, tastete nach meiner Sonnenbrille, fand sie aber nicht und klappte stattdessen die Blende herunter. Alles drehte sich nur noch um Julien und Leon. Die beiden hielten mich so außer Atem, dass ich in der letzten Zeit nicht mehr dazu gekommen war, mit Frau Jakobi über meinen Bruder zu sprechen. Ich kam mir vernachlässigt vor, sogar von mir selbst. Erst wenige Wochen zuvor hatte Frau Jakobi mich noch ermuntert, meinen Eltern zu sagen, wie sich das Schweigen, ihre verborgene Trauer für mich als Kind angefühlt hatte. Mich ihnen zu zeigen, so wie ich war, hatte sie gesagt. Mit all den Unsicherheiten, die ich mit mir herumgetragen hatte und dem Gefühl, nicht richtig mit meiner Mutter verbunden zu sein und auch nicht mit der Welt. Allein der Gedanke an so ein Gespräch löste Herzrasen und Schweißausbrüche aus. »Sie sind nicht für das Wohlergehen ihrer Eltern verantwortlich«, hatte sie gesagt. Aber das sagte sich so leicht. Nach all dem Leid, das der Tod meines Bruders angerichtet hatte. Dem klaffenden Loch, das nicht zu schließen war, der offenen Wunde, die nicht heilen wollte. Sie hatten ihren Sohn verloren. Dann bekamen sie eine Tochter, die ein bisschen Glück ins Unglück bringen konnte. Natürlich fühlte ich mich verantwortlich. Denn ich war am Leben. Und er war tot.

***

Eli hatte mich zum Frühstück eingeladen. Ihre kleine Tochter Lara schlief in meinem Arm. Es schmerzte mich nicht mehr. Ich gönnte Eli dieses Kind von ganzem Herzen. Über drei Jahre nach der Fehlgeburt hatte ich es geschafft. Eine lange Zeit, aber dann dachte ich an meine

Mutter. Sie konnte bis heute nicht über Theo sprechen. Es fiel mir schwer, mich von Elis Baby loszureißen. Aber ich musste noch zu Rebecca in die Bank. Wir hatten einiges zu besprechen wegen eines Flyers, den ich entworfen hatte. Außerdem hatte sie noch ein längeres Meeting und mich gebeten, Pepper mit nach Hause zunehmen, sie würde ihn auf dem Heimweg wieder abholen. Meine letzte Station war die, Julien von der Schule zu holen. Im Auto fiel mir ein, dass ich am Morgen das Handy lautlos gestellt hatte, damit die Kleine nicht aufwachte. Ich zog es aus dem Seitenfach meiner Tasche, stellte es an, eine Nachricht auf der Mailbox. »Hoffentlich nicht Juliens Schule«, sagte ich zu Pepper, die hechelnd im Fußraum saß und den Beifahrersitz vollsabberte, »oder womöglich hat Leon inzwischen das Internat in Brand gesteckt, was meinst du?« Die Strafe für meinen Scherz folgte auf den Fuß. Es war Herr Simon. Irgendein neuer Vorfall. Ernsthafte Konsequenzen. Rückruf heute noch. Ich ließ das Smartphone sinken. »Die meinen es wohl ernst, dass Leon nicht Schüler des Jahres wird, was Pepper?« Plötzlich verstand ich, warum Rebecca Pepper ständig nach ihrer Meinung fragte.

Ich zögerte den Rückruf so lange hinaus, bis Herr Simon am Nachmittag erneut bei mir anrief und mir sagte, was ich am wenigsten hören wollte. Das Maß war voll. Hilflos ließ ich seine Tirade über mich ergehen. »Leon hat jüngere Mitschüler körperlich drangsaliert und sie erpresst und in der Nacht ist er betrunken, ja, Sie hören richtig, betrunken mit einem anderen Dreizehnjährigen in die Schlafräume anderer Schüler eingedrungen, hat randaliert, ihnen Angst gemacht. Ich frage mich, wo der Alkohol herkam. Dafür gibt es bei uns null Toleranz. Wir müssen an die Gemeinschaft denken, an den Schutz der anderen. Es tut mir leid, Ihnen das so sagen zu müssen, aber Sie können Lernbegleitung und Therapie abblasen. Leon muss das Internat bis zum Wochenende verlassen. Ihr Sohn gehört in eine Einrichtung mit sonderpädagogischer Betreuung. Nicht in ein Internat.«

Ich streichelte Pepper ausgiebig, kraulte ihre Ohren, und wartete auf das Chaos in mir mit all seinen schrecklichen Gefühlen. Ich war überrascht, als sich stattdessen Erleichterung in mir ausbreitete. Manchmal, wenn die Dinge sich langsam zuspitzen, kann die Explosion wie eine Befreiung wirken. Endlich brauchte ich mich nicht mehr in einem fort zu entschuldigen und anzubiedern und zu bitten, dass man Leon noch eine Chance gab und noch eine und noch eine. Schluss damit. Auch wenn ich keine Ahnung hatte, was nun kam.

Leon war nach seiner Rückkehr kaum wiederzuerkennen.

»Ich beweise euch, dass ich mich gebessert habe«, beteuerte er, »ich baue keinen Mist mehr. Ehrlich, ich hab was gelernt daraus. Stress machen bringt nix. Das hab ich jetzt kapiert. Ich will nur hier sein. Bitte, bitte, lasst mich bei euch bleiben.« Er traf mitten in mein Herz. Er verhielt sich tadellos, höflich, rücksichtsvoll. Die Stimmung war sonderbar, wie ein Spaziergang im Nebel, wenn allmählich die Sonne durchbricht. Er spielte stundenlang mit Julien, sprühte vor Ideen und sicherte sich die Bewunderung seines kleinen Bruders. Julien wusch sich nicht mehr so oft die Hände und streifte mit Leon durch die Wälder. Ich konnte das einem Zehnjährigen schlecht verbieten, aber ich durchlitt jedes Mal Höllenqualen, wenn er mit Leon alleine loszog. Bis er wohlbehalten, verschwitzt und verdreckt, aber fröhlich an der Seite des großen Bruders wieder zu Hause ankam. Dann schalt ich mich, Gespenster zu sehen. Ben hatte wieder gute Laune, das Thema »Kinderpsychologe« verschwand aus unserem Alltag, wir rückten zusammen. Julien ging es wieder gut, ein geläuterter Leon war aus dem

Internat zurückgekehrt. Als könne alles gut werden, wurden wir nicht müde, ihm zu spiegeln, wie wir uns über sein Verhalten freuten, wie gerne wir ihn bei uns hatten. Ich fand ein Gymnasium, das ihm trotz mäßiger Noten und Rauswurf aus dem Internat eine Chance gab. Wir starteten als Familie neu durch. Zwei glückliche Monate lang. Und mit einem Mal war alles Gute vorbei. Das Starre, Gemeine, kehrte in Leons Augen zurück. Ich fand einfach nicht heraus, was plötzlich wieder los war mit ihm, und wenn ich versuchte, mit ihm darüber zu reden, drehte er entweder durch oder stellte sich blöd. Ben und ich hatten entschieden, es mit einer stationären Therapie zu versuchen, aber Leon führte sich auf, als planten wir, ihn in der Wüste auszusetzen. Wollte er bei uns und mit uns leben, gab es keinen anderen Weg, darin waren Ben und ich uns einig, wie eine Bastion stellten wir uns Leons Widerstand entgegen. Wir hielten zusammen wie lange nicht mehr.

***

Die Sommerwochen zogen sich heiß und endlos hin. Leon stand auf der Warteliste für die Klinik, aber niemand konnte uns sagen, wie lange es noch dauern würde. Ich konnte nicht mehr durchschlafen, war gereizt, ängstlich, eine Migräneattacke jagte die nächste. Leon hatte nicht freiwillig eingewilligt. Aber es gab keine Alternative zur Klinik. Er war so zornig, und er führte einen richtigen Rachefeldzug gegen mich. Ich konnte mir kaum eingestehen, was ich darüber empfand, so schwarz und klebrig und irgendwie abgründig.

Ich wusste, dass es Leon um Kontrolle ging, aber ich hielt seinen Terror einfach nicht mehr aus. Ich spürte, wie sehr Leon eigentlich ums Überleben kämpfte, aber inzwischen kämpfte ich um mein eigenes und das meiner Familie. Ben war genauso hilflos wie ich. Zwischen ihm und Leon kam es zu körperlichen Auseinandersetzungen, und die Einzige, die sich dafür schämte, war ich. Kürzlich hatte Ben Leon so fest an den Oberarmen gepackt, dass blaue Flecken auf seiner Haut zurückgeblieben waren. Es hatte Leon nicht abgehalten, Ben weiter zu provozieren.

»Was Leon mit uns macht, hätte ich meinen Eltern niemals angetan«, sagte ich eines Tages zu Frau Jakobi.

»Nein, Sie tun es lieber sich selbst an.«

Mit dieser Antwort hatte ich nicht gerechnet.

»Sie haben seit Ihrer Kindheit versucht, ihre Eltern zu schützen, indem Sie Ihre eigenen Gefühle verleugnet und das Vertrauen in ihre Wahrnehmung infrage gestellt haben. Sie richten die Wut auf Ihre Eltern gegen sich selbst.« Warum ich einfach hinnähme, dass meine Eltern sich weigerten, mit mir über Theo zu sprechen, wo er doch so große Auswirkungen auf mein Leben hatte, wollte Frau Jakobi wissen. Sie ließ mein Argument, ich könne meine Eltern schließlich nicht zwingen, mit mir darüber zu reden, nicht gelten. Sie sagte, *ich* könne doch trotzdem reden und meinen Eltern sagen, wie *ich* mich fühle, egal, ob sie es hören wollten oder nicht. Und dass *ich* es war, die Leon signalisieren könnte, bis hierhin und nicht weiter, anstatt mich weiterhin hilflos und klein zu fühlen. Ich könnte Ben damit konfrontieren, dass sein Plan mit dem Internat gescheitert sei, und dass Julien Hilfe brauchte, und zwar jetzt! Sie wischte meinen Einwand, dass ich all dies doch versucht hatte, beiseite, fragte, ob ich nicht aggressiver einstehen dürfe für mich selbst, und wie lange ich mich noch von allen abwimmeln lassen wolle. So hatte sie noch nie mit mir geredet. Und dann lehnte sie sich in ihrem Sessel zurück und wippte mit ihrer harmlosen Sandale, als hätte sie mich nicht gerade völlig zerstört.

Im Auto wurde ich wütend auf Frau Jakobi. Sie hatte leicht reden. Ich käute ihre Worte wieder, schluckte sie an der Ampel runter, holte sie wieder hoch, wurde immer aufgewühlter. Ließ ich mich von allen abwimmeln? Durfte man mit mir all das machen? Weil ich nie weiter ging, als bis zu jenem Punkt, an dem die höchste aller Gefahren drohte, nämlich die, nicht mehr geliebt oder gar verlassen zu werden?

Ich bog auf den Parkplatz vor der Grundschule ein, stellte den Motor ab. Ließ die Stirn auf meine Hände am Lenkrad sinken. Kurz ausruhen, Kraft sammeln. Für Julien. Man konnte nie wissen, in welchem Zustand die Schule ihn mittags wieder ausspuckte.

***

Es war so heiß, als lebten wir im Inneren eines Vulkans. Jeden Tag hoffte ich auf einen Brief mit dem Termin für die Klinik. Leon machte inzwischen, was er wollte. Beherrschte mein Leben, meine Seele. Man kann immer an allem wachsen. Oder zerbrechen. An einen Freitag im Juli war wieder ein Streit zwischen Leon und mir entbrannt, der sich zu einem Buschfeuer auszuweiten drohte. Er beschimpfte und verhöhnte mich, baute sich bedrohlich vor mir auf. Ich tat so, als ließe ich mich davon nicht beeindrucken. Im Grunde wollte ich mich nicht beherrschen. Ich wollte ihn zurückstoßen, ihm eine Szene machen, herumschreien, Sachen werfen, so wie er. Aber ich tat es nicht.

Leon hatte mich mit Sockenknäueln beworfen, die er zuvor alle aus der Schublade in seinem Zimmer nach unten getragen hatte. Ich befahl ihm, aufzuhören. Aber er lachte mich aus, ein gehässiges, feindseliges Lachen. Ich schrie ihn an, ging auf ihn los, hielt seine Handgelenke fest, und die Socken purzelten zu Boden. Leon stieß mich grob weg, sammelte sie wieder ein. Führte einen Indianertanz um mich herum auf, warf immer weiter, traf meinen Kopf. Es war völlig lächerlich. Es war demütigend. Was sollte ich nur tun? Auf ihn stürzen? Mich in einen weiteren unwürdigen Kampf mit ihm verwickeln, gar besiegen lassen, vor Julien? Nein.

Ich hatte es mir geschworen. Nie wieder. Ich musste Ruhe bewahren. Weg von seiner Gewalt. Ich verließ den Essbereich und ging scheinbar ruhig in die Küche.

Abneigung quoll in mir empor, wie heiße Milch, die über den Rand des eines Topfs läuft. Die Tür ließ ich offen, wegen Julien. Leon folgte mir. Er bewarf mich unter höhnischem Gelächter, verfolgte mich in jedes weitere Zimmer und ich war unfähig, etwas dagegen zu tun. Ich war starr vor Schock, und Leon sammelte die Socken vom Boden auf und warf von Neuem nach mir, mit schrillen Augen und kalt, wie aus einer anderen Welt.

Und dann sah ich Julien. Kreidebleich, hinterm Kamin kauernd, als befände er sich auf einem Kriegsschauplatz. Es brachte mich zurück. Während Leon seine albernen Geschosse erneut aufsammelte, schnappte ich Autoschlüssel und Handy und nahm Julien an die Hand. Wir rannten durch die Küche nach draußen auf die Veranda, liefen barfuß über die Wiese zum Auto, die Schuhe in unseren Händen. Und als hätte ich nicht schon genug Sorgen, machte ich mir auch noch welche darüber, dass Zecken im Gras lauern und sich an unseren Füßen festbeißen könnten. Oder die Nachbarn sehen, wie ich vor meinem Sohn davonlaufe. Ich verriegelte das Auto von innen und schlüpfte gerade in meine Sandalen, als Leon kreischend angerannt kam. Er rüttelte an der Tür, das Auto wackelte hin und her. Er beschimpfte mich. Schlug mit der flachen Hand aufs Dach. Seine Pupillen waren zwei schwarze Knöpfe in einem roten Gesicht. Ich fuhr los, bevor er sich mir in den Weg stellen konnte. Mein Herz war ein Presslufthammer. Ich sah Leon im Rückspiegel hinter uns her rennen. Nach ein paar Metern gab er auf. Das Letzte, was ich sah, waren seine in die Höhe gereckten Mittelfinger.

Wir landeten bei Rebecca. Sie und ich mit zwei Gläsern Chardonnay auf dem Balkon, Julien mit einer Familienpackung Eis vor dem Fernseher und Pepper mit gierigem Blick zu seinen Füßen.

»Wie gut, dass du freitags früher daheim bist. Ich hätte nicht gewusst, wohin.« Ich zitterte noch immer, wischte mir die Tränen ab.

»Ich bin so unfassbar wütend auf Leon!«, sagte Rebecca mit grimmiger Miene.

Ich war nicht wütend, ich hatte Angst. Wollte nicht mehr mit ihm und Julien alleine sein. Sprach Ben auf die Mailbox, dass ich erst wiederkomme, wenn er zuhause ist. Ich sah auf die Uhr, er müsste inzwischen gelandet sein. Ich war beim zweiten Glas Wein, als Ben anrief.

Leon hatte er in sein Zimmer verbannt, als ich nach Hause kam. Ich brachte zuerst Julien ins Bett. Er war immer noch bleich, mit riesigen Augen. »Ich habe wirklich Angst, Mama, weil du nicht mehr stärker bist als Leon. Ich kriege nicht richtig Luft. Es ist ganz eng im Hals. Vielleicht ersticke ich?« Ich nahm ihn in die Arme, drückte ihm einen Kuss auf die Haare. Er duftete nach Stracciatella. »Das ist die Aufregung. Du musst langsamer atmen. Ein und aus, ein und aus. Dann wird es besser.« Ein Schalter legte sich in mir um, ein eingeklemmtes Gefühl, das sich befreite. »Ich verspreche dir, dass du so etwas wie heute nie wieder erleben musst.«

Als Julien schlief, atmete ich tief durch, und ging nach Leon sehen. Er saß an seinem Schreibtisch, sortierte Fußball-Sammelkarten und bedachte mich mit einem kalten, gelangweilten Blick. Irgendwie hatte ich auf etwas anderes gehofft. »Es ist fast elf. Zeit fürs Bett.«

»Nope.« Er sortierte ungerührt weiter, als warte er nur darauf, den Konflikt von Neuem zu entfachen. Den Gefallen wollte ich ihm nicht tun.

»Dann bist du morgen eben müde.« Ich zog die Tür hinter mir zu. Mir fiel ein, dass morgen Samstag war. Ich ging nach unten zu Ben ins Wohnzimmer. Er hatte eine Flasche Rotwein entkorkt und sich ein Glas eingegossen. Ich nahm ein weiteres aus dem Schrank und stellte es dazu.

»Seit wann trinkst du Rotwein, wenn auch weißer im Kühlschrank steht?«

»Es ist der Tag meiner Kapitulation, da spielt es keine Rolle, was ich trinke. Hauptsache, es ist Alkohol drin.« Ich ließ mich in den Sessel fallen, zog die Füße hoch, betrachtete die Schlieren, die sich an meinem Weinglas gebildet hatten, man nennt sie auch Tränen. Der Rotwein war schwer und stark, und er beruhigte mich. Wie lange wollte ich noch gegen die Angst antrinken? Wann würde ich endlich besser für mich selbst sorgen? Es war ein unbequemer Gedanke, die Bedrohung war noch zu groß. Ich schüttete mein Herz bei Ben aus. Es konnte Wochen dauern, bis die Klinik Leon aufnehmen würde und ich wollte auf keinen Fall, dass er blieb. Leon musste weg. Zu Carmen, zum Jugendamt, war mir egal. Ben konnte nicht fassen, dass ich endlich bereit war, eine harte Grenze zu ziehen, die er sich schon so lange gewünscht hatte.

Aus der Angst, Leon könnte eigentlich zu Carmen gehören und nicht zu uns, wurde eine Hoffnung. Ich war sogar bereit, Leon loszulassen, wenn es ihm bei Carmen tatsächlich besser ging. Und ich fand die Kraft, Ben mit einer weiteren Entscheidung zu konfrontieren. Ich hatte beschlossen, wegen Julien zur Schulpsychologischen Beratungsstelle zu gehen, ganz egal, was Ben dazu sagte. Der Fragebogen war ausgefüllt und abgeschickt, und ich wartete auf einen Termin. Zu meiner Überraschung lenkte Ben ein.

Mein Weg lag auf einmal klar vor mir. Jetzt galt es, die Sache mit Leon zu regeln, und morgen würde ich meine Eltern anrufen und mich nicht wieder abwimmeln lassen.

Als wir Leon hinbrachten, hatte er unsere Entscheidung, ihn eine Weile bei den Neubauers zu lassen, längst zu seiner eigenen gemacht. Nur so behielt er auch dieses Mal die Kontrolle. Robert begrüßte die Jungen wie immer kumpelhaft und bot uns Wasser und Saft an. Carmen briet in der Küche etwas für den geplanten Freibadbesuch am Nachmittag. Sie eilte zwischen uns und der Küche hin und her. Es roch nach Frikadellen und Sonnenmilch. Alles sah ganz harmlos aus.

Als verbringe Leon ein paar Wochen Ferien bei seiner Tante, mehr nicht, und er verabschiedete uns mit einem Pokerface, als wäre nichts geschehen.

Daheim hallte die Stille von den Wänden unseres Hauses wider wie ein stummer Vorwurf an mich: eine Mutter, die ihr Kind wegschickt.

Ben saß mit Julien im Wohnzimmer auf dem Boden. Sie entwarfen ein Superraumschiff. Ich mixte mir in der Küche einen Aperol Spritz ohne Alkohol mit viel Eis und nahm ihn mit auf die Veranda. Ich hielt das Gesicht mit geschlossenen Augen in die Sonne und beobachtete, wie sich meine Lider orange verfärbten. Spürte, wie ich langsam ruhiger wurde.

Juliens Gesichtsausdruck hinter dem Kamin. Seine Panik. Das Versprechen, das ich ihm gegeben hatte, und das ich einhalten würde. Die Erleichterung kam nach und nach, sie kam schüchtern, kam auf Zehenspitzen. Und da gab es noch etwas. Das Telefon lag vor mir auf dem Terrassentisch. Ich drückte die Kurzwahl meiner Eltern und kündigte meinen Besuch fürs Wochenende an. Die Dinge entzündeten sich in meinem Inneren gegenseitig. Eine Bewegung stieß die nächste an, wie ein Kugelstoß-Pendel. Klack, klack, klack, und ein fester Kern in meiner Mitte. Ich hatte im Alter von vierundvierzig Jahren endlich so etwas wie ein stabiles Selbst in mir entdeckt.

***

Mein Vater schenkte Wein nach. Weiß für mich, rot für sich und meine Mutter. Immer noch hing der Duft nach gefüllter Paprika in der Luft. Aber jetzt, nach dem Essen, herrschte beklemmendes Schweigen und draußen prasselte ein leichter Sommerregen nieder.

»Ich weiß, wie schwierig das Thema für euch ist«, begann ich mit wohlvorbereiteten Worten. »Es gibt Dinge, über die kommt man ein ganzes Leben lang nicht hinweg, und der Tod des eigenen Kindes zählt eindeutig dazu. Ich habe deine Trauer gespürt, Mama. Aber man kann auch kleinen Kindern schon den Tod erklären. Es hätte mir geholfen zu verstehen, dass ich nicht falsch war und nicht schuld an dem, was mit dir los war. Aber so stand etwas zwischen uns. Ich wusste nicht, was es ist. Ich dachte, es liegt an mir.«

»Wie kommst du darauf?« Meine Mutter schob die Brille ins Haar. Ihr Gesicht wirkte plötzlich schutzlos. »Nichts stand zwischen uns.«

Aber im Augenblick war es die ganze Welt. »Du warst für mich oft unerreichbar. Das hat sich tief in mich eingegraben. Wie hätte ich ahnen können, dass es dabei nicht um mich ging, sondern um ein anderes, ein verlorenes Kind?«

»Vielleicht interpretierst du da aber auch alles Mögliche hinein, Toni«, sagte mein Vater, der sich früher aus all dem herausgehalten und Zuflucht in einem Buch gesucht hätte. »Es hätte dich doch nur belastet, wenn wir dir gesagt hätten, was vor dir passiert ist.«

»Nur, weil etwas nicht ausgesprochen wird, hört es nicht auf zu existieren. Ich habe eine diffuse Not wahrgenommen und mich bemüht, immer fröhlich zu sein, damit ich euch nicht noch mehr belaste!« Ich war schon jetzt von der Bahn meiner vorbereiteten Worte abgewichen. Mein Ton war ein anderer geworden, meine Stimme anklagend und gleichzeitig wuchs das Schuldgefühl, meinen Eltern dieses Gespräch zuzumuten. Aber die Worte strömten wie mit einer Urgewalt aus mir heraus. Sie nahmen keine Rücksicht auf das vertraute Hindernis, das mich zu bremsen versuchte: Was, wenn ich nur nach einem Grund suche für die existentielle Unsicherheit, die mich seit Jahrzehnten wie ein Schatten verfolgt? Doch da war auch die Stimme Frau Jakobis in mir. Sie hatte mich stets darin bestärkt, meinen Gefühlen zu trauen, und das gab mir den Mut, weiterzureden. »Ich habe immer gespürt, da ist noch etwas. Wie ein Adoptivkind, oder ein Zwilling, dem man die Wahrheit verschweigt. Ich habe niemandem vertraut, am wenigsten meiner eigenen Wahrnehmung. Wie soll man einen guten Selbstwert entwickeln, wenn einem was am Bein hängt, von dem einem keiner sagt, dass es ein unsichtbares, totes Kind ist, etwas, das *wirklich* ist, so, wie eure Trauer wirklich war.«

Beide sackten leicht in sich zusammen. Meine Mutter sah mich an, hilflos, als frage sie sich, wo um alles in der Welt ihre Tochter abgeblieben war. »Ich habe den Eindruck, dass du mit all dem mich meinst. Zu Papa hast du doch immer viel mehr Nähe zugelassen als zu mir.«

»Ich habe mich durchs Lesen mit ihm verbunden gefühlt. Deshalb die Nachmittage in der Buchecke.« Ich wandte den Blick von den Tränen meiner Mutter ab und meinem Vater zu. »Das hat mir viel gegeben, aber die Bücher waren gleichzeitig wie eine Barriere, die einen direkten Kontakt zwischen uns unmöglich gemacht hat. Meistens dann, wenn ich ihn am dringendsten gebraucht hätte.« Ich zögerte. Aber da war keine Notbremse. Hoffentlich steuerte ich uns nicht in den Abgrund. »Da war immer ein schwarzes Loch in mir. Ich dachte, etwas stimmt nicht mit mir und ich muss das verbergen.« Jetzt liefen mir die Tränen übers Gesicht. »Weil es keiner verstehen kann. Weil ich euch damit unglücklich mache. Weil ich für alle zu viel bin, so wie ich bin.«

»Aber Toni, was redest du denn da ...« Mein Vater verzog das Gesicht, als habe er Schmerzen. Eine Träne rollte über seine

Wange, und dann weinten wir alle drei. Ein gemeinsames Weinen, das uns verband. Und vielleicht auch trennte, weil jeder um etwas anderes weinte.

Nachdem wir kollektiv in unsere Taschentücher geschnäuzt und uns wieder beruhigt hatten, schenkte mein Vater, wie in einer Übersprunghandlung, Wein nach. Reinen Wein einschenken, ging es mir durch den Kopf. Ich trank die Hälfte meines Glases auf einmal leer. »Ich will euch nicht wehtun mit all dem. Es ist aus mir herausgebrochen. Es tut mir leid.«

Meine Mutter blickte mit rotgeränderten Augen starr an mir vorbei in die Luft. Vielleicht würde sie mir das hier niemals verzeihen. Ich hatte es mir endgültig verscherzt. Also doch. Monstertochter, aber nicht mehr zu bremsen. »Könnt ihr mir etwas erzählen von Theo? Wie war er so? Wie war euer Leben mit ihm? Wie habt ihr es überstanden?«

Mein Vater legte seine Hand auf die meiner Mutter, fuhr mit der anderen durch seine weißen Haare. Er räusperte sich.

»Deine Mutter war erst achtzehn, als sie schwanger wurde. Ein Unfall. Theo war nicht geplant, anders als du, Toni. Du warst ein Wunschkind.«

Ich merkte, wie das Schuldgefühl erneut nach mir zu schnappen versuchte, aber ich versetzte ihm einen Tritt.

»Aber wir waren jung und verliebt«, fuhr mein Vater fort, »und warum sollte in unserer schillernden Blase nicht auch Platz für ein Kind sein, haben wir uns gesagt. Es war damals natürlich ein Skandal, die Tochter des Pfarrers, minderjährig, mit einem ledigen Kind. Lilys Eltern wollten das Kommando über unsere Zukunft übernehmen. Aber wir wollten frei sein, unabhängig. Ich habe mir einen Job gesucht und gegen den Willen ihrer Eltern mitten in Hamburg eine Wohnung gemietet. Winzig, aber unser Reich. Theo war die Krönung. Wir waren so glücklich.« Er schluckte. »Sein Tod, kurz nach dem ersten Geburtstag, war eine Zäsur. Lily war außer sich vor Schmerz und Wut. Auf das Leben, den Tod. Sogar auf mich.«

Meine Mutter zog ihre Hand unter der seinen hervor. »Ja, Victor. Auch auf dich. Weil du mich alleinegelassen hast damit. Du bist mir ausgewichen. Hast dich in deinen Büchern vergraben, Überstunden gemacht.«

»Ich konnte einfach nicht …«, stammelte mein Vater. Sein Gesicht wirkte fahl, eingefallen.

Mir wurde beim Zuhören schwindlig. Als habe ein langer Arm durch die Jahrzehnte hindurchgegriffen und ihren Schmerz von damals hierher, zu uns an den Tisch geholt.

»Dann ist meine ältere Schwester an Krebs gestorben«, fuhr mein Vater fort, »die hier in Wasserburg lebte. Meine letzte Verwandte. Sie hat uns das Haus vererbt. Und als auch noch der Buchladen zu haben war, da haben wir alle Brücken hinter uns abgebrochen. Auch zu Lilys Eltern. Wir wollten ganz neu anfangen, hier, am Schwäbischen Meer.« Er lächelte. »Ich hatte die Hoffnung, dass deiner Mutter das Beschauliche am Bodensee guttun, dass es ihre Seele beruhigen würde. Als wir hergezogen sind, warst du schon unterwegs. Deine Mutter wollte das Leid von dir fernhalten. Wir haben vom Tag deiner Geburt an nie wieder über Theo gesprochen. Wir haben nichts von ihm mit umgezogen. Wir haben sein Grab nie wieder besucht. Ich habe nicht einmal gewusst, dass Lily dieses eine Foto aufbewahrt hat. Als du es gefunden hast, das war, als würde eine alte Welt in die neue hineinstürzen.« Er machte eine Pause, aber als ich etwas sagen wollte, hob er die Hand. In sein Gesicht war wieder mehr Farbe zurückgekehrt. »Du warst unsere Sonne. Du hast die Dunkelheit aus unserem Leben vertrieben. Theos Tod, das Dunkle, ist immer wieder zurückgekommen. Aber du hattest ihm so viel entgegenzusetzen, Toni. So viel Leben. So viel Licht.«

Meine Mutter sah mich an. »Es tut mir unendlich leid, Toni, wenn du so gelitten hast«, sagte sie. »Was mit deinem

Bruder geschehen ist, das hätte ich kein zweites Mal überlebt. Da war immer die Angst in mir, dass ich auch dich verlieren könnte. Vielleicht habe ich nicht mehr so viel Gefühl zugelassen, falls es doch wieder passiert. Aber ich wollte auch keine von diesen ängstlichen Müttern werden, die ihr überlebendes Kind dann überbehüten und vor allem schützen und ihm damit die Luft zum Atmen nehmen. Ich wollte, dass du frei bist von der Last meiner Gefühle. Aber das scheint gründlich danebengegangen zu sein.«

Ich atmete tief durch, um neuen Mut zu sammeln. »Wer von euch hat ihn gefunden?«

Meine Eltern starrten mich an, als hätte ich ein Todesurteil über sie verhängt.

»Bitte!« Ich wollte es unbedingt wissen. Weiht mich endlich ein, hätte ich am liebsten gerufen.

Die Augen meiner Mutter füllten sich erneut mit Tränen. »Theo war an dem Tag unruhig, hat viel geschrien, selbst als ich mich abends mit ihm in mein Bett gelegt habe, um ihn zu stillen.«

Sie hat ihn gestillt, schrie es in meinem Inneren, sogar ein ganzes Jahr lang, in ihrem Bett, und mich nie!

»Aber irgendwann hat er sich beruhigt. Er hat endlich getrunken. Ich weiß noch, wie sein Ärmchen weitergefuchtelt hat, obwohl er schon trank. Nach einer Weile ist er eingeschlafen und ich bin auch eingenickt, mit ihm an der Brust. Als dein Vater ins Bett kam, hat er mich geweckt. Mir war sofort klar, dass was nicht stimmt.« Noch mehr Tränen strömten über ihr Gesicht. »Theo sah aus, als wäre er im Schlaf versteinert. Sein Mund war leicht geöffnet und etwas getrocknete Milch an der Wange, das Gesichtchen ganz starr und leicht abgewandt von meiner Brust, und seine Arme, er war so kalt und ... steif ...« Aus ihrer Kehle drang ein Schluchzer. Mein Vater rutschte mit dem Stuhl näher zu ihr hinüber, gab ihr ein Taschentuch und legte mit unendlicher Zärtlichkeit den Arm um ihre bebenden Schultern.

»Ich habe jahrelang mit der Frage gerungen«, schluchzte sie, »ob er vielleicht an meiner Brust erstickt sein könnte. Deshalb habe ich dich von Anfang an nicht mit ins Bett genommen und dich nie gestillt. Du hast zwar geweint in deiner Wiege, aber mit der Zeit hast du dich daran gewöhnt.« Sie schnäuzte sich. »Manchmal konnte ich dich kaum im Arm halten, weil die Erinnerung an Theos toten Körper so übermächtig war. Es hat mir geholfen, mich an feste Zeiten für das Fläschchen zu halten, alle vier Stunden, so wie das damals empfohlen wurde, und nachts nicht. Auch wenn du mir das jetzt vorwirfst.« Sie sah auf, hob die Hände mit einer hilflosen Geste, ließ sie wieder in den Schoß fallen. »Ich wollte, dass du lebst. Unbelastet von dieser schlimmen Geschichte. Von dem, was vor dir geschehen ist. Und jetzt soll alles verkehrt gewesen sein?«

Es war heiß und stickig in meinem alten Zimmer unterm Dach, das als Büro umfunktioniert worden war. Ich lag lange wach auf der Ausziehcouch, umgeben vom Geruch meines Elternhauses, einer Mischung aus Holz, aus Seeluft und warmem Essen. Mein Schädel fühlte sich wund an, mein Herz, als fließe Starkstrom durch seine Kammern. Sie hatte sich mich vom Leib gehalten, damit ich sie nicht so verletzen konnte wie mein Bruder, indem er starb. Aber der Tod war nicht gekommen, um mich zu holen. Einmal war genug, hatte er sich wohl gesagt. Einmal reicht für ein ganzes Leben.

Meine Eltern beharrten darauf, dass ich unbelastet aufgewachsen war. Wenn jemand so starr an etwas festhält, dann glaube ich, sollte man es lieber nicht zum Einsturz bringen. Wichtiger aber noch war, dass in mir nichts mehr einstürzte.

16

Frau Jakobi bestätigte mich in der nächsten Sitzung noch einmal darin, dass es gut gewesen war, dass ich mit meinen Eltern gesprochen hatte. Ich darf meinen Gefühlen trauen und konnte das erste Mal den Schmerz aushalten, den ich in mir fühlte, den ich aber auch in meinen Eltern ausgelöst hatte.

Dazu gehörte auch der Schmerz über mein drittes Kind, das es nicht bis ins Leben und in meine Arme geschafft hatte, Schmerz, der sich wie eine Welle aufbaute, aber sie schlug nicht mehr über mir zusammen. Es war nicht nur mein Schmerz. Ich fühlte Liebe, zu mir und für meine Eltern. Ihre Liebe war nicht begrenzt gewesen, auch wenn ich noch immer dieses Loch in mir herumtrug, von dem ich wusste, dass meine Mutter es nicht mehr füllen konnte.

»Sie können es selbst mildern, oder kleiner machen«, hatte Frau Jakobi zu mir gesagt. »Sie können betrauern, was war. Sie können es loslassen und sich dem Leben zuwenden. Sich selbst.«

Ganz ich selbst verließ ich die Praxis. Ein heller Schein leuchtete in meinem Inneren und ich empfand eine Wärme, die allein mir galt. Aber als ich im Auto saß und losfuhr, drängte sich mir die Frage auf, wie das eigentlich funktionieren soll: Betrauern, was war. Mein Kinderwunsch war existentiell, er war die Antwort auf jene unsichtbare Trauer meiner Eltern gewesen. Und als ich selbst ein Kind verlor, wusste ich einfach nicht, wie das geht mit dem Trauern. Es war wie ein Fluch, der über unserer Familie hing. Ich spürte, wie groß meine Angst vor dem Loslassen war. Mit jedem Kilometer, den ich auf der Straße zurücklegte, breitete sie sich mehr in meinem Körper aus. Ich klammerte mich an ihr fest, sie quälte mich, aber sie war da, sie gab mir Halt. Ich konnte mich auf sie verlassen. Ich wusste, mit jedem Loslassen würde etwas in mir sterben. Aber wenn ich das Alte hergab, könnte ich mich öffnen für etwas, das lebendiger und farbiger sein würde, und leichter. Mit diesem aufregenden Gefühl der Freiheit ging ein anderer, schmerzhafter Gedanke einher. Immer wieder loszulassen und mich auf Neues einzulassen, bis eines Tages nichts mehr kam, und dann musste ich sogar mich selbst loslassen.

***

Endlich fand ich wieder Zeit und Ruhe zum Zeichnen. Ich fing an, mit Acrylfarben zu experimentieren. Es machte mir Freude, die Welt des Schwarz-Weiß zu verlassen, sie in Farbe zu tauchen. Wochenlang ging mir das Gespräch mit meinen Eltern durch den Kopf. Ich erzählte Ben wieder und wieder davon, anfangs stellte er Zwischenfragen, später hörte er nur noch geduldig zu. Bilder stiegen in mir auf, wie meine Eltern den leblosen Theo vorgefunden hatten, dann zog sich alles in mir zusammen, als spüre ich den Schmerz meiner Eltern immer noch. Aber er war nicht mehr diffus wie früher, sondern verstehbar geworden.

Obwohl Leon bei Carmen war, wusch sich Julien noch immer die Hände. Aber ich war nicht mehr so gelähmt von dem Chaos, das in ihm herrschte. Ich fühlte mich noch immer getragen von der neuen Verbindung zu meinen Eltern, der Identität als überlebendes Kind. Es gab mir Kraft, mich der Not meines eigenen Kindes zu stellen.

Herr Marek, Juliens neuer Therapeut, war ein Lichtblick. Die Psychologin in der Schulpsychologischen Beratungsstelle hatte uns an ihn vermittelt. Ben hatte endlich seinen Widerstand aufgegeben. In mir erblühte neue Zuversicht. Wir waren wieder ein Paar, wir waren Eltern, die an einem Strang zogen. Herr Marek schüttelte nicht wie befürchtet den Kopf darüber, dass Julien eines Tages die Mathearbeit nicht mitschreiben konnte, weil alle Kleidungsstücke im Schrank kontaminiert waren. Er nickte zustimmend, als Julien ihm erzählte, dass wir sein T-Shirt und die Shorts im Trockner staubfrei gemacht hatten und Sagrotan darübergesprüht. Es klang beim Zuhören völlig verrückt. Herr Marek unterstützte mich darin, im Alltag für Erleichterungen zu sorgen, sagte, wenn Juliens inneres System immer in Alarmbereitschaft sei, würden wir nichts erreichen. Er lobte mich, dass ich Julien an jenem Tag nicht zu zwingen versucht hatte und ihn dann eben zur zweiten Stunde in die Schule gebracht, mit seiner Lehrerin geredet, die gesagt hatte, er könne Mathe nachschreiben.

Ich inhalierte seine Worte, saugte alles in mich auf.

»Wie ist das für denn für dich?«, fragte Herr Marek Julien, »wenn ihr Leon bei seiner Tante zum Eisessen oder zum Minigolfen abholt?«

»Ich freu mich.« Julien kickte mit dem Fuß rhythmisch gegen das Tischbein. »Ich mag Leon schon. Aber manchmal hasse ich ihn. Ich bin froh, dass er gerade nicht daheim wohnt. Er tut mir aber auch leid.«

»Da ist ganz viel auf einmal in dir los, wenn es um Leon geht«, sagte Herr Marek.

»Ja, und Carmen hat ihn rausgeworfen.« Herr Marek sah uns fragend an.

»Das Jugendamt hat uns informiert, dass sie Leon in Obhut nehmen ließ und gefragt, ob wir einverstanden sind.«

»Und er ist jetzt wo? In einer Jugendschutzstelle?«

»Seine Tante hat ihn nach zwei Tagen wieder zurückgeholt. Sie findet, man kann ihm diese Unterkunft nicht zumuten, auch nicht bis zur Aufnahme in die Klinik. Sie ruft mich jeden Tag an und will, dass wir ihn zu uns holen.« Was seid ihr nur für Eltern, hatte sie gesagt, und das Jugendamt spiele auch noch mit. Es war mir egal. Ich war noch so aufgeladen, so voller Erinnerungen, wie Leon mich in den vergangenen

Monaten behandelt, beschimpft, lächerlich gemacht hatte. Ich nährte meine Wut damit.

Zwischen Herrn Mareks Brauen, die sich wie zwei kleine Eichhörnchenschwänze über seinen Augen krümmten, hatte sich eine steile Falte gebildet. »Nehmen Sie Leon nicht zu sich, wenn Ihnen das mit Julien ernst ist.«

Ich schüttele den Kopf genauso energisch wie Julien, wenn ich ihn abends fragte, ob er müde sei.

»Machen wir nicht«, sagte Ben. »Zuerst die Klinik. Dann sehen wir weiter.«

Herr Marek wandte sich wieder Julien zu. »Wie ist das denn zu Hause, wenn du was Ekliges angefasst hast und die Hände nicht waschen kannst und die Feuchtis vielleicht gerade ausgegangen sind. Was passiert da mit dir?«

»Dann fühle ich mich total machtlos und das macht mich so wütend, das kann ich fast nicht aushalten. Letztes Mal habe ich deswegen die Tür von meinem Schrank rausgerissen. Dann war es besser, aber der Schrank kaputt.«

Ben sah mich überrascht an.

»Das Ikeaschränkchen in seinem Zimmer. Wir haben es wieder repariert. Ich wusste nicht, wie du reagierst.« Ich wollte nicht, *dass* du reagierst.

»Wie ich reagiere? Ich hätte ihn in sein Zimmer geschickt«, sagte Ben, was mir unsinnig erschien, da Julien doch in seinem Zimmer gewesen war.

Herr Marek musterte unseren Sohn anerkennend, als sei er beeindruckt, wieviel Power in diesem zierlichen Körper steckte. Dann sagte er zu Ben, er solle Julien in so einem Zustand nicht ins Zimmer schicken. Julien könne es nicht kontrollieren, wenn diese Gefühle über ihn hereinbrächen.

»Bleiben Sie und stehen Sie ihm bei. Wenn er sich trösten lässt, trösten Sie ihn. Wenn er etwas kaputt macht, halten Sie ihn zurück. Aber bleiben Sie da, lassen Sie ihn nicht mit seiner Wut allein!«

Ich sah zu Ben. Sein Blick war offen, ganz weich. Er war wieder er selbst. Der Ben, den ich liebte. In meinem Brustkorb lockerte sich etwas, wie ein Korsett, das endlich nachgab. Da ahnte ich nicht mal, was Herr Marek mir noch alles zumuten würde. Aber ich wusste, dass Ben und ich mit Julien auf dem richtigen Weg waren. Und es waren auch für mich die ersten tastenden Schritte auf einem neuen Weg, für den ich mich entschieden hatte, als Frau und als Mutter, mit all dem Scheitern, das ich endlich annehmen konnte.

Zumindest einigermaßen.

Julien suchte sich aus Herrn Mareks Stofftierkiste eine ungefähr zwanzig Zentimeter lange, grüne Schlange heraus, deren gespaltene rote Zunge aus ihrem Maul heraushing. Sie symbolisierte den Waschzwang. Er legte sie auf den Tisch.

»Apophis«, sagte er feierlich, »Gottheit über Finsternis und Chaos.«

»Apophis also«, sagte Herr Marek. »Du kennst dich aus in der Mythologie?«

»Ich habe Percy Jackson gelesen und danach wollte ich alles über Götter wissen. Ich höre immer zum Einschlafen eine Wissens-CD über Mythologie an. Meistens griechische, aber auch ägyptische.«

Wieder sah ich zu Ben. Er blickte mit unverhohlenem Stolz auf seinen Sohn.

Herr Marek rückte näher an Julien heran und hielt ihm die Schlange dicht ans Ohr. Dann ließ er sie ihm zuflüstern, wie dreckig und eklig alles sei. Julien neigte den Kopf zur Seite und kicherte unsicher. Herr Marek sprach mit zischelnder Stimme weiter. »Keiner versteht, dass die Welt dich vergiftet. Nur ich allein. Glaub bloß nicht, deine Eltern könnten dir helfen. Keine Ahnung haben die! Sonst würden sie nicht von dir wollen, dass du die Hände nicht mehr wäschst. Die kapieren es nicht, dass du nur so überlebst. Aber ich, Apophis, bin deine einzige Verbündete und wenn du immer genau das machst, was ich dir befehle, bist du sicher. Sonst bist du verloren.«

Ben und ich sahen einander an, mit einer Mischung aus Belustigung und Bestürzung. Ich wollte nicht glauben, dass Julien eine solche Stimme in sich trug, und dass sie stärker war als das, was ihn mit mir verband.

Herr Marek rückte von Julien ab. Er legte Apophis auf den Tisch. Sie wurde wieder zu einer leblosen Stoffschlange, und so albern es war, ich war erleichtert darüber. Irgendwie sah sie plötzlich gemein aus. Herr Marek gab Julien die Schlange mit nach Hause. »Dann flüstert sie nicht in dir, sondern von außen, und deine Eltern können mithören und ihr erzählt beim nächsten Mal, was sie alles zu dir sagt?«

Julien nickte ergriffen. Er tastete nach der Schlange, ohne den Blick von Herrn Marek abzuwenden.

»Wie ist eigentlich die Mathearbeit gelaufen, die du letzte Woche nachgeschrieben hast?«, fragte Herr Marek.

Julien hob den Daumen. »Hab ne glatte Eins geschrieben.«

Apophis wurde zu unserer Hausgenossin. Sie war immer dabei. Sie war wie ein Teil, der aus Julien herausgekrochen und sichtbar geworden war. Wenn Julien Ekel oder Angst verspürte, erzählte er mir, was sie sagte. Es erschütterte mich, was sie in aller Stille mit meinem Kind angestellt hatte.

Manchmal wies er sie zurecht, sie solle still sein. Gelegentlich schrie er sie an, weil sie bösartige Dinge sagte. Weil sie ihn zwingen wollte, die Hände zu waschen oder etwas auf keinen Fall zu essen, und er widersetzte sich ihr. Manchmal schlug er sogar auf sie ein, um sich gegen ihre Stimme zu wehren, und weinte sich anschließend in meinen Armen aus, weil er sich doch wieder die Hände hatte waschen müssen und wir verarzteten die blutenden Stellen. Ich war froh und dankbar, dass ich endlich etwas tun konnte, um ihm zu helfen. Die Sommerhitze ließ allmählich nach, die Tage wurden erträglicher.

»Aber wenn Apophis in mir ist, dann ist sie ja ein Teil von mir«, brach es eines Tages beim Mittagessen aus Julien heraus, nachdem er schwarze Pünktchen an den Tortellini entdeckt hatte. »Ich will aber nicht immer gegen mich selber kämpfen, Mama, das ist blöd! Ich will nicht mein eigener Feind sein.« Er schob den Teller von sich. Tränen liefen ihm übers Gesicht.

Ich streichelte seinen Arm. Jetzt war ich schon wütend auf eine Stoffschlange. Kein Kind sollte sein eigener Feind sein, aber natürlich wusste ich nur zu gut, wie sich so etwas anfühlt und wie hartnäckig es ist. Ich musste ihm helfen. Irgendwie über mich hinauswachsen. »Aber was, wenn du Apophis gar nicht bekämpfen musst?«, sagte ich schließlich. »Vielleicht will sie dich wirklich nur beschützen, nur eben auf die falsche Art? Sie sieht Gefahren, wo gar keine sind, und sie glaubt, sie allein kennt die Lösung und muss deshalb alles bestimmen?«

Julien hob den Kopf. »Du meinst, so wie Leon, und dann wird sie fies?«

»Ja, aber vielleicht kannst du Apophis zeigen, was wirklich gefährlich ist und was nicht? Und ihr klarmachen, dass du der Chef bist, nicht sie, und nimmst sie einfach an die Hand?«

»Eine Schlange an die Hand nehmen? Mum, was redest du denn da?« Er kicherte durch die Nase.

Ich musste auch lächeln. »Apophis muss verstehen, dass du der Herr in deinem Haus bist. Sie darf drin wohnen, aber nicht über dich bestimmen.« Und hatte ich selbst nicht auch so eine Oberbestimmerin wie Apophis in mir getragen? Eine, die mir vorschrieb, was für eine Mutter ich sein durfte und was nicht. Vielleicht half mir diese Erfahrung, Julien zu verstehen. Daneben lag ein anderer, niederschmetternder Gedanke. Ich müsste ihm vielleicht nicht helfen, wenn ich es nicht selbst erfahren hätte. Ich hätte von Anbeginn andere Entscheidungen getroffen und Julien wäre nie in diese Lage gekommen.

Julien schniefte, wischte sich mit dem T-Shirt das Gesicht ab und nahm die Schlange mit Daumen und Zeigefinger hoch, sodass ihre Enden schlaff herunterbaumelten. »Wir befinden uns auf einer gemeinsamen Reise, Padawan«, zitierte er Obi Wan Kenobi mit gesenkter Stimme. »Wir werden unseren eigenen Weg finden.« Er schob die Schlange auf Zehenspitzen aufs Highboard, sodass er sie nicht mehr sehen konnte. An diesem Tag blieb sie über mehrere Stunden unbeachtet liegen, selbst beim Abendessen, obwohl ich ununterbrochen an sie denken musste. Die Göttin des Chaos und der Zerstörung hatte sich zum ersten Mal zurückgezogen.

***

Das Erste, was mir an Julien auffiel, als er ins Auto stieg, war sein entspannter Gesichtsausdruck. Als habe er seine Würde wiederentdeckt. Er stellte den Schulranzen auf den Rücksitz wie einen Schulranzen und nicht wie einen atomar verseuchten Gegenstand, den man nur ins Wageninnere schleudern konnte.

»Hi Mum. Flo ist nicht mehr mein Freund. Der hat mit dem Tintenkiller in meinem Heft rumgemalt, obwohl er ganz genau weiß, dass ich Angst ... also, dass ich nichts Gekillertes mehr anfasse!« Sein Tonfall passte nicht zu dem, was er sagte.

»Aber ihr habt euch wieder versöhnt?«

»Nö«, sagte Julien und schnallte sich an. Ohne Wutanfall, weil es nicht auf Anhieb klappte. »Ich habe mein Heft in den Müll geworfen, weil es killerverseucht war und hab geheult und meine Hände gewaschen, damit alles sicher weg ist, und

Flo hat mich vor allen anderen ausgelacht. Das hat mich so aufgeregt, dass ich sein Deutschheft zerrissen habe und seine Stifte abgebrochen und wir haben uns gehauen und er hat gesagt, dass ich nicht mehr sein Freund bin und er mich doch nicht zu seinen Geburtstag einlädt nächste Woche und sowieso nie wieder und dann ist er gegangen und hat mich bei Frau Schrammberger verpetzt.«

Ich umklammerte das Lenkrad. »Und trotzdem hast du so gute Laune?«

»Die Frau Schrammberger hat nicht mit mir geschimpft und mir keine Strafarbeit aufgegeben. Sie ist mit mir raus und hat gesagt, ich soll ihr erst mal in Ruhe erzählen, was passiert ist und warum ich Flos Heft zerrissen habe und die Stifte kaputtgemacht, und dass ich beim nächsten Mal ruhig zu ihr kommen soll, bevor ich sowas tun muss. Sie hat gesagt, dass sie mir helfen will, wenn es mir schlecht geht. Außerdem darf ich jetzt zeichnen im Unterricht, weil sie gemerkt hat, dass ich dann trotzdem zuhöre, aber viel besser stillsitzen kann. Ich soll es bloß nicht an die große Glocke hängen. Weil sonst würden ja alle zeichnen wollen.«

Ich lockerte den Griff ums Lenkrad. Die Zusammenarbeit zwischen Lehrerin und Schulpsychologin trug erste Früchte.

»Wie schön, dass deine Lehrerin so auf dich eingeht.« Ich bog in unsere Straße ein und hielt vor der Garage. »Aber was ist mit Flo? Warum hat er das getan?«

Julien zuckte die Schultern. Die Enttäuschung stand ihm nun doch ins Gesicht geschrieben. Er betrachtete seine wunden Hände. Sie sahen besser aus, seit er zu Hause Feuchttücher benutzte, anstatt sich ständig die Hände zu waschen. Es war meine Idee gewesen. Und auch der Treteimer, der jetzt in Juliens Zimmer stand. So musste er beim Entsorgen der Tücher nicht mal den verseuchten Deckel anfassen.

»Vielleicht willst du für heute Nachmittag mal wieder was mit Mirco ausmachen?« Ich nahm Juliens Ranzen aus dem

Auto und die Kapuzenjacke, die er am Morgen, als es noch kühler war, getragen hatte. »Ihr habt schon länger nicht mehr miteinander gespielt. Ich finde ihn sowieso netter als Flo.«

»Au ja. Ich ruf ihn gleich an.« Mirco besuchte nicht die private Grundschule, an der Julien inzwischen war. Sie kannten sich aus einem meiner Comic-Kurse an der Kunstschule. Ich schloss die Haustür auf. »Nach den Hausaufgaben.«

»Hab nichts auf heute«, jubelte Julien.

Die Stimmen der Jungen und das Klackern ihrer Laserschwerter drangen durchs offene Dachfenster zu mir ins Atelier hoch. Ich kniete auf dem Boden und sammelte meine Zeichnungen auf. Sie waren heruntergefallen, als ich meinen Skizzenblock aus dem Regal ziehen wollte. Jetzt lag alles durcheinander. Die Engelzeichnungen. Ich schob sie zusammen, froh, dass ich keine mehr zeichnen musste. Auf einem weiteren Blatt war die Zeichnung von Eleni. Das tote Mädchen, dessen Familie auf dem Friedhof seinen Geburtstag gefeiert hatte. Sie blickte mir entgegen mit Augen, die aussahen wie meine, als ich klein war. Eleni war mir im Laufe der Jahre so vertraut geworden. Ich vergaß immer wieder aufs Neue, dass das Bild nur meiner Vorstellung entsprungen war. Dass ich Eleni in Wahrheit nie gesehen hatte. Dann nahm ich eine Zeichnung von meiner Mutter und Theo, aus dem Kopf skizziert, vom Boden auf.

Ich rappelte mich hoch, legte sie vor mir auf den Tisch. Ich verglich die Skizze mit dem Foto auf meinem Smartphone, das ich bei meinen Eltern abfotografiert hatte, vergrößerte es mit Zeige- und Mittelfinger. Ich sah mir Theos Gesicht genau an. Mit ihm erging es mir ähnlich wie mit Eleni. Ich hatte ihn nicht gekannt, aber er kam mir so vertraut vor, sah aus wie Julien, als er in diesem Alter war. Ich sehnte mich plötzlich so sehr danach zurück, dass es fast schmerzte. All das Verlorene. Ich musste an Leon denken. Er lebte. Er hatte die Chance, die Theo und Eleni nie hatten. Ich wollte etwas von meinem Bruder bewahren. Ihn in die Welt bringen, und mit einem Mal wusste ich auch, wie. Ein Gemälde von Theo und meiner Mutter. In kräftigen Farben, obwohl mir der Umgang mit Farben so gar nicht vertraut war.

Teil III

2013 – 2017

Schwimmen

17

Die Frau, die mir von der Leinwand entgegenblickte, sah aus, als stehe sie kurz davor, einen Mord zu begehen.

Ich ließ den Pinsel sinken und seufzte so tief, dass Sven von seinem Bild aufsah. Ich hatte mich mit ihm und seinem Mann Tom im vergangenen Jahr angefreundet, während eines Workshops in der Kunstschule. Gemeinsam mit zwei weiteren Teilnehmern hatten wir die Malgruppe »Cinque Art« gegründet. An diesem Freitagabend aber waren wir nur zu dritt im Atelier der beiden. Ich übte mich zu der Zeit in Mischtechniken und malte eine Reihe von Mädchen- und Frauenporträts in allen Farben und Stimmungslagen. Am Bild von meiner Mutter und Theo arbeitete ich nur zu Hause. Es war eine intime Angelegenheit, bislang waren es nur Versuche. Ich fing immer wieder von vorne an. Selbst meine Eltern wussten nichts davon.

Sven rollte auf seinem Hocker über die Fliesen seines Ateliers zu mir rüber. Gemeinsam betrachteten wir mein Werk. »Was ist los, Toni? So düster?«

Ich ließ meine schmerzenden Schultern sinken.

»Lass mich raten.« Sven klemmte ein paar dunkelblonde Haarsträhnen hinter sein Ohr. »Dein Adoptivsohn macht bei seiner leiblichen Familie Ärger und sie wollen ihn lieber doch nicht mehr bei sich haben.«

»Bingo.« Ich musste lächeln. Sven hatte ein feines Gespür, wenn es darum ging, meine Gemütslagen zu erfassen. Er landete häufig Volltreffer wie diesen.

Carmen und Leon riefen abwechselnd bei mir an und beschwerten sich fast täglich übereinander. Als sogar die Polizei wegen Leons Verhalten auftauchte, wollte Carmen ihn zurückbringen. »Ich habe ihr vorgeschlagen, dass wir ihn vom Jugendamt unterbringen lassen, bis er endlich in die Klinik kommt. Ich kann kaum fassen, dass ich sowas gesagt habe. Aber ich brauche nur einen Blick auf Juliens Hände werfen, und schon ist wieder alles klar.«

Carmen konnte auch nicht fassen, dass ich imstande war, Leon so etwas anzutun. Er blieb bei ihr.

Sven schüttelte mit gespielter Empörung den Kopf. »Was bist du für eine Rabenmutter!«

»Lass dich nicht verrückt machen von ihr«, sagte Tom, der bislang nur zugehört und weitergemalt hatte. Nun drehte er seinen Rollstuhl in unsere Richtung.

»Leon hat am Telefon geweint. Er wollte, dass ich ihn nach Hause hole, und ich habe nein gesagt, er soll noch durchhalten.« Ich wusste selbst nicht so genau, warum ich den beiden davon erzählte. Vielleicht wollte ich irgendeine Absolution. »Und ich habe vorsichtshalber beim Jugendamt nachgefragt, ob sie für Leon einen Platz hätten, bis zur Aufnahme in die Klinik. Es war ernüchternd. So einfach ginge das nicht, hat die Dame am Telefon gesagt. Es gäbe Wartelisten.«

»Wenn ihr ihn nur in Pflege genommen hättet, anstatt zu adoptieren, würde es aber gehen«, sagte Tom, der selbst ein Pflegekind war. Ein dankbares obendrein. »Du würdest Geld bekommen, Unterstützung und Entlastung in Situationen wie dieser.«

»Aber Adoptiveltern können sich alleine durchschlagen. Keiner schert sich drum.« Ich merkte, wie bitter meine Stimme klang, wie wütend.

»Du wirst selber tun müssen, was du zu Leon gesagt hat. Durchhalten, bis die Klinik ihn aufnimmt.« Sven legte den Kopf schief, »Und während du durchhältst, könntest du zum Beispiel dieses Bild fertigmalen.« Mit einer entschlossenen Geste schwang er seinen Pinsel in der Luft und rollte zurück zu seiner Leinwand. Wir machten uns wieder an die Arbeit. Wenn ich mit Sven und Tom malte, fühlte ich mich auf eine besondere Art aufgehoben. Eine Art künstlerische

Verbundenheit. Ich sah auf mein angefangenes Porträt. Ich hatte die Skizze von der kleinen Eleni als Vorlage genommen, wollte dieses tote Mädchen weiterleben lassen. Herausgekommen war eine erwachsene Frau mit leblosen Augen, als wäre sie ein Zombie vor einem finsteren Hintergrund. Sven hatte recht. Auf der Leinwand zeigte sich, wie es wirklich in mir aussah. Da hatte ich kein Recht auf helle Farben und Weiterleben. Ich schlüpfte aus meinen Flipflops und stellte die Füße auf den kalten Steinboden des Ateliers. Eleni war tot, mein Bruder war tot, man kann die Leute nicht einfach wieder lebendig malen. Manchmal kam es mir vor, als hätte ich auch Leon in mir getötet, weil ich ihn weggab, obwohl er weinte und obwohl ich nichts auf der Welt mehr gewollt hatte als genau dieses Kind. Meine Wut auf ihn war allmählich aufgebraucht, sie hatte mich stark gemacht. Noch immer deckte ich zuhause den Tisch automatisch für vier, obwohl wir nur noch drei waren. Es gab mir jedes Mal einen Stich, wenn ich es merkte. Aber Leon war gut aufgehoben bei Carmen und Robert. Der Gedanke an seine bevorstehende stationäre Therapie richtete mich wieder auf.

***

In den letzten beiden Wochen der Sommerferien charterten wir ein Boot und umsegelten mit Julien die Ionischen Inseln in Griechenland. Es war unser erster harmonischer Familienurlaub. Leon war mit den Neubauers nach Mallorca geflogen. Julien blühte auf. Der Umgang zwischen Ben und mir war leichter, unbeschwerter, beinahe wieder verliebt wie früher. Fast wäre ich aus lauter Leichtigkeit davongesegelt wie eine Feder im Wind. Zwei Wochen lang fühlte ich mich frei, während wir im Wind durchs Wasser glitten. Ich war lebendig, existierte, war in der Welt. Wie eine andere, neue

Person, die sich verwundert selbst beobachtet. Sicher würde nach unserer Rückkehr ein Schreiben mit dem Kliniktermin für Leon im Briefkasten liegen. Alles würde sich fügen.

Stattdessen lag dort ein Schreiben der Jugendschutzstelle, in dem man uns darüber informierte, dass Carmen Leon erneut abgeladen und dann wieder zu sich geholt hatte, weil man ihm Hausverbot erteilt habe. Er habe Jüngere drangsaliert und gezündelt, er sei eine Gefahr für die Kinder dort. Carmen wurde nicht mit ihm fertig, wollte ihn zu uns bringen. Wir wollten ihn nicht zurück. Die Falle schnappte wieder zu. Alle Freiheit weggespült, die während des Segelurlaubs so lebendig in mir geworden war. Selbst mein Malprojekt lag brach. Als hätte ich mich wieder in ein fremdes, alptraumhaftes Leben verirrt. Frau Jakobi wurde nicht müde, mich wie einen störrischen Esel vom Misthaufen meiner mütterlichen Schuldgefühle herunterzuzerren, zurück auf den grünen Fleck Wiese, auf dem ich bereits gestanden hatte. Sie redete von Selbstbestrafung und ich widersprach ihr, so ein Blödsinn, sich selbst bestrafen, warum sollte man sowas tun?

»Es geht Ihnen jetzt doch gut mit Ihrer Familie. Aber das darf nicht sein, weil Leon da draußen außer Rand und Band und keinem Gespräch mehr zugänglich ist«, brachte Frau Jakobi meinen Konflikt auf den Punkt. »Sie haben alles getan. Wollen Sie mit ihm untergehen?«

Ich tastete mich vorsichtig doch wieder ein Stück von meinem Misthaufen runter. »Und irgendwie habe ich doch auch das Recht, mich und meine Familie zu schützen.«

»Vielleicht geht es nicht einmal um das Recht. Vielleicht haben Sie die Pflicht, dies zu tun? Für sich selbst, für Julien, für ihre Ehe?«

Das half. Wenn es eine Pflicht zu erfüllen galt, fuhr mein System wieder hoch, und nur wenige Tage später traf der Brief aus der Klinik ein. Leon konnte kommen. Ich klammerte mich an seinen bevorstehenden Klinikaufenthalt wie an einen Rettungsring in einem Meer, das Mütter zu sich in die Tiefe zieht.

***

»Wir haben uns fast drei Monate lang verwundert die Augen gerieben, was ein so gut erzogener, kluger, netter Junge bei uns in der Klinik zu suchen hat«, sagte der Oberarzt zu Leon. Es war ein milder Januartag und wir saßen im überheizten Büro seiner Therapeutin zusammen. Eine Sozialarbeiterin vom Jugendamt war auch mit dabei.

»Und die Wochenenden zu Hause, Weihnachten, dein vierzehnter Geburtstag mit der Familie, alles harmonisch verlaufen«, redete der Oberarzt weiter, »aber neuerdings bringst du den kompletten stationären Alltag durcheinander. Alle haben Angst vor dir. Du hast plötzlich jede Anpassung aufgegeben, hältst dich an keine Regel mehr und wenn die Pfleger dich ermahnen, verhöhnst du sie auf freche und unverschämte Art und Weise. Das machst du, seit deine Eltern unserem Rat gefolgt sind und beim Jugendamt«, er nickte der Sozialarbeiterin leicht zu, »nach einem Platz für dich angefragt haben für eine ...«

»Abgeschoben soll ich werden! Wofür habe ich mich so lange angestrengt und bin so gewesen, wie man will, dass ich bin?«, unterbrach Leon ihn.

Die Luft war so trocken, dass meine Augen brannten. Man hatte uns geraten, Leon über den Aufenthalt in einer traumapädagogischen Wohngruppe allmählich wieder der Familie anzunähern. Er brauche ein pädagogisches Angebot, kein therapeutisches. Als hätten wir Eltern versagt. Aber was sollten wir tun? Nichts hatte sich verändert. Gar nichts.

»Man kann nicht auf Dauer so sein, wie andere das wollen. Du hast hier niemanden wirklich an dich rangelassen.«, sagte der Oberarzt ungerührt.

»Mir egal! Ich lasse mich nicht abschieben! Von keinem!«, schrie Leon mit hochrotem Kopf. Seine vierzehnjährige Stimme schlitterte auf und ab wie in der Achterbahn.

»Wer spricht denn von Abschieben«, sagte Ben. Seine Fassade wirkte sicher, aber sein Fuß wippte unentwegt und sein linkes Augenlid zuckte. »Du weißt genauso gut wie wir, dass sich nichts verändert, solange du den Leuten etwas vormachst. Wir können dich so nicht heimholen, was wäre denn auf Dauer anders?«

»Es gibt Heimfahrtwochenenden in solchen Wohngruppen und in den Ferien kommst du zu uns. Und wir besuchen dich doch auch.« Ich ärgerte mich über den flehentlichen Klang in meiner Stimme.

»Es finden dort regelmäßige Familiengespräche statt«, sagte die Therapeutin.

Leon warf ihr einen vernichtenden Blick zu, steckte den Zeigefinger in den aufgerissenen Mund und machte Würgegeräusche.

»... und wenn es gut läuft«, fuhr sie unbeirrt weiter, »kannst du nach ein, zwei Jahren vielleicht wieder ganz zu Hause wohnen. Lass uns beide doch in den verbleibenden Wochen, die du noch hier bist, daran arbeiten. Ich kenne dich so ja gar nicht.«

»N´Scheiß kennen Sie mich und darüber labern können Sie ins Klo.« Leon warf mir, und nur mir, einen Blick zu, den ich nie vergessen werde. Es war ein explodierender, sich in Hass ergießender Schmerz. Er sprang auf, stieß mit beiden Händen gegen die Stuhllehne, der Stuhl fiel polternd um. »Fickt euch alle! Jetzt werdet ihr mich erst so richtig kennenlernen!« Leon stürmte aus dem Besprechungsraum. Ich war erschrocken, bestürzt, unschlüssig, ob ich sitzen bleiben oder hinter ihm herlaufen sollte, ihn umarmen oder von mir stoßen, und das fühlte sich beinahe wieder vertraut an.

Eine Weile saßen wir alle nur da und atmeten die stickige Luft ein und aus. Keiner sah den anderen an.

»Ich habe so etwas noch nie erlebt, so einen Wandel«, sagte die Therapeutin in die Stille hinein. »In den ersten Wochen war er so höflich und charmant. Wenn ich Leon auf die Probleme zu Hause angesprochen habe, litt er immer an Gedächtnisstörungen oder erging sich in Selbstanklagen. Und jetzt sind plötzlich alle anderen schuld, wollen ihm Böses, und er sinnt auf Rache. Dass sie unschuldige Kinder trifft, ist ihm egal.«

»Ich bin nicht einmal sicher, ob ich Ihren Sohn überhaupt bis zum Ende der Therapiezeit hierbehalten will, mit diesem Verhalten«, sagte der Oberarzt.

»Aber deshalb ist er doch hier. Sie haben uns zu einer traumapädagogischen Gruppe geraten, weil sich ...«, ich räusperte mich, um die Worte der Therapeutin zu zitieren, »durch sein Wohlverhalten in der Therapie seine Bindungsproblematik nicht zur Bearbeitung entfaltet hat. Aber jetzt zeigt er sein anderes Gesicht. Nun könnten Sie damit arbeiten, oder nicht? Und jetzt soll er gehen?«

Der Oberarzt fuhr mit seiner rotblond behaarten Hand über den kahlen Schädel. »Es gibt einen Unterschied zwischen problematischem Verhalten und gezielt sadistischem Provozieren. Wir sind keine Einrichtung für schwer Erziehbare. Sein Verhalten ist untragbar den Mitarbeitern und den Patienten gegenüber.«

Ben hatte wieder eine Sturmfrisur. »Er ist nicht einfach nur schwer erziehbar. Etwas ist nicht in Ordnung in ihm. Wo, wenn nicht hier, kann man eine Diagnose stellen?«

»Nun, die Erkenntnis, dass ein Jugendlicher therapeutisch nicht erreichbar ist, kann auch ein Ergebnis von Therapie sein«, sagte der Idiot von einem Oberarzt, »dann braucht er etwas anderes.«

»Er ist traumatisiert!«, brauste Ben auf.

»Das ist kein Freifahrtschein. Wir können ihm unsere Hilfe nicht aufzwingen. Sie können ihn von mir aus gleich heute mitnehmen.«

War die Luft in den vergangenen Wochen nach und nach aus meinem Rettungsring entwichen, schnurrte er in dem Augenblick endgültig zusammen. Schon bald würde sich zeigen, ob ich schwimmen konnte oder mich in die Tiefe reißen ließ. »Aber wir haben noch keinen Platz in einer Wohngruppe. Soll er jetzt bei uns weiterwüten?«

»Ich habe bereits alle Hebel in Bewegung gesetzt«, sagte die Frau vom Jugendamt, »aber so schnell kann ich für Leon keine geeignete Gruppe finden, die einen freien Platz hat und vor allem auch bereit ist, es mit ihm aufzunehmen.«

Der Arzt hob die Schultern. »Dann nehmen Sie ihn nicht zu sich nach Hause. Vielleicht würde es ihn wachrütteln, wenn wir Leon heute auf die Straße entlassen. Klare Kante. Damit rechnet er nicht. Er glaubt, es ist immer jemand verantwortlich für sein Wohlergehen. Er muss endlich kapieren, dass die Verantwortung für sein Handeln ausschließlich bei ihm selbst liegt.«

Die Sozialarbeiterin, die Therapeutin und ich wechselten einen entsetzten Blick.

»Sie meinen, man kann einen Vierzehnjährigen, der nicht mehr klar denkt, auf die Straße setzen, und er lernt daraus und wird plötzlich verantwortungsbewusst? Ist das hier die Klinik der Schocktherapie?« Ben sah sich übertrieben um, als suche er nach einem entsprechenden Klinikschild.

»Also, wir sollten uns vielleicht alle beruhigen«, sagte die Sozialarbeiterin, »und gemeinsam nach Lösungen suchen.«

Aber das Gegenteil geschah. Plötzlich redeten alle durcheinander, keiner hörte dem anderen zu, bis der Arzt beide Hände hob. »Ich sehe schon ... ich stoße auf Widerstand. Stimmen wir darüber ab.«

Abrupte Stille. Vier Augenpaare sahen ihn mit geweiteten Pupillen an. Er musste endgültig verrückt geworden sein.

»Ich bin der Meinung, Leon würde von einem Rauswurf, und zwar überall, profitieren, wenn wir nicht wollen, dass er sich seelenruhig in eine dissoziale Persönlichkeitsstörung hineinbewegt. Aber ich respektiere Ihre Meinung als Eltern und die des Jugendamts und die seiner Therapeutin hier in unserer Klinik. Also stimmen wir ab. Wer ist für den sofortigen Rauswurf?« Er hob die Hand.

Wir anderen glotzten ihn immer noch an, als warteten wir darauf, dass er in Lachen ausbrach, weil er uns alle an der Nase herumgeführt hatte, das Ganze nur ein Witz war, wenn auch ein schlechter, und wir darauf hereingefallen.

»Wer ist dafür, dass er hierbleibt, bis die Therapiezeit von zwölf Wochen um ist?«

Drei Arme hoben sich, dann, zögerlich, der vierte. Die Therapeutin, die gegen ihren Chef stimmte.

Leon wurde zum Schutz der anderen Kinder auf die Station für junge Erwachsene verlegt und zum regulären Termin entlassen. Nicht auf die Straße, sondern zu uns. Zwei Monate fegte er wie ein Orkan durch unser Leben, auf der Beaufortskala eine glatte Zwölf, bis endlich der erlösende Anruf vom Jugendamt kam. Eine traumapädagogische Wohngruppe wollte ihn aufnehmen. Wir packten Leons Sachen und brachten ihn in die Einrichtung in der Nähe von Dachau. Zu weit, um weiter in seinem Verein trainieren zu können. Ich war nicht sicher, ob Leon uns das jemals verzeihen würde. Aber ich wusste, dass ich alles andere mir selbst nicht mehr hätte verzeihen können.

***

An einem Freitagabend Ende Januar kam ich von Cinque Art nach Hause. Ich parkte das Auto vor dem Haus und sah, dass Leon es auf meinem Handy probiert hatte. Ich rief nicht zurück. Es hatte nicht mal ein Jahr gedauert, bis er wegen dissozialen Verhaltens aus der Wohngruppe geflogen war. Er drohte uns offen, dass er überall für seinen Rauswurf sorgen würde, bis wir keine Wahl mehr hätten, ihn wieder zu uns zu nehmen. Das Jugendamt war ratlos, weil ihn nach dem Rauswurf keine neue Gruppe aufnehmen wollte. Ich war fassungslos darüber. Mit fünfzehn stand er mit einem Bein auf der Straße. Ich wählte mir die Finger wund und hatte den Leiter einer intensivpädagogischen Gruppe fast auf Knien angefleht, Leon eine Chance zu geben. Tagelang konnte ich nicht mehr essen und nicht mehr schlafen. Bis ich Erfolg hatte. Vor ein paar Wochen zog er in die neue Gruppe.

Ich verriegelte das Auto und stapfte durch den Schnee auf die gelb erleuchteten Fenster unseres Hauses zu. Als ich über die Veranda in die Küche kam, schlug mir wohlige Wärme entgegen.

Ben und Julien lümmelten auf dem Sofa, sie schauten eine Action Serie um einen Spion. Julien tastete mit den Fingern die leere Chipstüte nach Salz und Krümeln ab. Seine Hände waren glatt und wunderbar. »Hi Mum!«

»War´s schön?«, fragte Ben.

Ich beugte mich ihm hinab, gab ihm einen Kuss. »Wie immer. Alles klar bei euch?«

Beide nickten, schon wieder auf *Burn Notice* konzentriert. Mir wurde warm bei ihrem Anblick. Da gab es Leon, der draußen in der Welt wütete. Er schwebte über meinem Leben wie ein vorwurfsvoller Schatten. Aber ich musste nicht ständig nach oben sehen. Ich konnte auf das Gute schauen, das direkt vor mir auf dem Sofa saß. Ich kochte mir einen Kräutertee, setzte mich zu den beiden, schaute ein bisschen mit. Die Mutter des Spions sagte: *Die Leute wollen immer alles abschließen. Aber manchmal, wenn dir einer ein Loch ins Leben reißt, dann ist da eben ein Loch.* Irgendwie machte mich die Schlichtheit dieser Aussage etwas leichter. Dann ist da eben ein Loch, und dann hast du eben ein Kind, das du an den Heimfahrtwochenenden siehst, weil du es nicht mehr jeden Tag mit ihm aushältst. Leon fuhr abwechselnd zu uns oder zu Carmen, und dieses Mal waren wir dran. Es kränkte mich, dass er sie mit uns gleichstellte. Obwohl ich wusste, dass es dabei immer mehr um Cinzia, die Pflegetochter ging und ich mich auch gar nicht wohlfühlte, wenn er das Wochenende bei uns verbrachte. Ich fühlte mich befangen, unfrei, wenn er bei uns war. Es wurde immer schwieriger für mich, die Fremdheit zu ihm zu überbrücken. Es war, als würden wir unter Wasser gehen, und wir lächelten und taten so, als strenge es uns nicht an.

***

Unser Leben zu dritt war so, wie ich mir mein Familienleben immer vorgestellt hatte. Ben, der sich liebevoll um seinen Sohn kümmerte. Ben und ich waren uns wieder nah. Ich war für Julien die Mutter, die ich immer hatte sein wollen. Ich malte am Bild von meiner Mutter und Theo, tauchte die Vergangenheit und die Gegenwart in Farben. Der Wasch-Dämon hatte endlich seine ekelhaften Finger von Julien genommen. Und obwohl Leons Dämon mir regelmäßig in die Eingeweide trat, verspürte ich dennoch jeden Morgen beim Aufwachen ein vages Gefühl von Freiheit in mir. Mitten im Winter der unbesiegbare Sommer, zumindest bis im Februar der Anruf aus Juliens Gymnasium kam, das er seit über einem Jahr besuchte. Als ich zur Schule fuhr, spürte ich ein leichtes Zittern in mir, wie Tautropfen in einem Spinnennetz. Ich betrat das Schulkrankenzimmer, in dem die Vertrauenslehrerin mit meinem verweinten Sohn saß. Mitten in der Englischstunde habe ihn eine namenlose Angst befallen, sagte sie, und ich solle Julien besser mit nach

Hause nehmen. Er habe so wahnsinnige Angst bekommen, sagte er im Auto zu mir, und zeigte auf seinen Kopf und dann auf seinen Bauch. »Ich glaube, so fühlt sich Sterben an.«

Ich kochte ihm eine heiße Schokolade und setzte mich zu ihm aufs Sofa. In der Schule hatte es keinen Streit gegeben, niemand mobbte ihn, keine Probleme mit den Lehrern. Die Angst war plötzlich da, mitten unter seinen Freunden. Das Einzige, was half, war eine erwachsende Person, der er vertraute und die sich intensiv um ihn kümmerte. Auch zu Hause. Wie ein Dreijähriger trottete Julien in der Kälte hinter mir her, bis zum Mülleimer und wieder zurück. Ich beobachtete ihn für den Rest des Tages, aber ich konnte kein vermehrtes Händewaschen feststellen. Apophis, längst arbeitslos geworden, hing irgendwo im Wohnzimmerregal herum. Keiner scherte sich um sie. Das hier musste etwas Neues sein. Aber was nur? Und warum? Hörte es denn nie auf? Ich suchte nach rettenden Gedanken, bis ich einen fand, und mit ihm rankte eine zarte Hoffnung in mir empor wie eine Blume, die sich durch einen Riss im Beton ans Tageslicht schiebt. Vielleicht war Julien so weit, dass er ohne den Schutz des Zwangs seiner eigentlichen Angst ins Auge sehen konnte?

Am nächsten Tag kam wieder ein Anruf aus der Schule, und ich musste Julien holen. Am dritten Tag konnte ich ihn nicht mehr dazu bewegen, überhaupt zur Schule zu gehen. Julien war außer sich vor Angst. Ich brachte ihn zu Herrn Marek.

Nach seiner Sitzung kümmerte sich eine der angehenden Therapeutinnen um Julien. Herr Marek gab meiner Hoffnung Nahrung. »Das Händewaschen war ein Lösungsversuch. Jetzt zeigt sich die Angst, die dahintersteht. Sie hat sich nur auf die Schule verlagert, hat aber nicht ursächlich damit zu tun. Juliens Angst hängt unmittelbar mit Leon zusammen. So viel kann ich schon jetzt sagen.«

»Aber Leon wohnt doch gar nicht mehr bei uns. Die Jungen sehen sich nur an den Heimfahrtwochenenden.«

»Jedes Mal, wenn Leon aus einer Einrichtung rausfliegt, hat Julien Angst, dass Sie ihn doch wieder aufnehmen.« Hinter Herrn Mark rieselten ein paar Schneeflocken verschlafen vom Himmel, sanft und harmlos. »Er spürt die Verzweiflung, die Leon in Ihnen auslöst. Er erlebt Leon immer noch als Aggressor in der Familie.«

»Glaubt er uns nicht, dass Leon ohne Therapie und eine deutliche Veränderung nicht mehr zu Hause wohnen wird?«

»Der zwölfjährige Julien sicher. Aber die traumatisierten Anteile, die er in sich trägt, können nicht leisten oder verstehen, was in seinem Alter normal wäre. Da ist er teilweise gerade mal zwei oder drei Jahre alt. Diese Anteile sind jetzt wieder aktiviert, vermutlich nach dem letzten Rauswurf und der Ungewissheit, wo Leon hinkommt. Ein Dreijähriger kann nicht alleine bleiben und ist überfordert, wenn er mit Bus und Bahn nach Hause fahren soll. Erst wenn es ihm gelingt, mit diesen jüngeren Teilen in Kontakt zu kommen, wird er sich auf allen Ebenen altersgemäß entwickeln können.«

»Dann sind es diese jungen Anteile in ihm, die so viel Schutz bei Bezugspersonen suchen?«

Herr Marek nickte. »Jetzt können wir mit der Angst arbeiten, um die es immer schon geht. Aber dazu brauche ich Ihre Unterstützung, damit Julien die Sicherheit, die er in der Therapie schon erreicht hat, nicht immer wieder aufs Neue verliert.«

»Natürlich! Was immer es ist!«

»Unterbinden Sie jeden Kontakt zwischen den beiden.«

In mir wurde es still. Die Bedeutung seiner Worte entfaltete sich nur mühsam, wie gegen einen Widerstand.

»Keine Heimfahrtwochenenden mehr für Leon?« Ich begriff nicht, was Herr Marek mir sagen wollte. »Leon darf nicht mehr nach Hause? Auch nicht zu Besuch?«

»Julien braucht ein sicheres Zuhause. Eines, in dem er sich darauf verlassen kann, dass Leon nicht mehr in seinen Schutzraum eindringt. Nur so kann ich ihm langfristig helfen. Wenn er ständig neuen Triggern ausgesetzt wird, die ihn destabilisieren, ist das kaum möglich.«

Der Spagat, den ich zwischen meinen Söhnen schon so lange machte, ließ sich nicht mehr halten. Es war zu schmerzhaft.

»Normalerweise diagnostiziere ich keine Posttraumatische Belastungsstörung nur aufgrund von Symptomen«, redete Herr Marek weiter, »ich habe lange gezögert und mich mit Kollegen besprochen. Aber da ist diese Hartnäckigkeit bei Juliens Symptomen. Die Gefühle, die als Flashbacks immer wieder über ihn hereinbrechen. Die immer wiederkehrende Verbindung zu Leon. Die Brutalität seiner Zeichnungen. Die Todesangst in seinen Träumen. Ich bin sicher, dass Julien irgendeiner Form von Gewalt ausgeliefert gewesen sein *muss*. Auch eine sexuelle Komponente kann ich nicht ausschließen, und zwar durch jemanden, der ihm nahesteht. Wenn es nicht Leon ist, wer dann? «

Alles in mir geriet ins Wanken. Meinte er etwa, ich oder Ben hätten unserem Julien etwas angetan?

»Es bleibt immer nur Leon übrig.«

»Aber wieso jemand, der ihm nahesteht? Vielleicht hat ein Fremder ...« Ich konnte es nicht aussprechen.

»Dann hätte er es Ihnen erzählen können.«

»Man hört oft, dass Kinder bedroht werden, damit sie den Mund halten.«

»Frau Wolff«, Herr Marek beugte sich etwas vor, »wie verzweifelt wären Sie denn gewesen, wenn Julien Ihnen etwas erzählt hätte, was Leon in der Familie untragbar macht? Stellen Sie sich vor, Leon war vielleicht selber erst sieben oder acht?«

»Natürlich wäre ich verzweifelt gewesen. Auch Leon ist schließlich mein Kind. Ich liebe beide«, faselte ich und holte tief Luft. »Sie meinen ... das hätte Julien mir nicht angetan und hat es deshalb ...«

»... ins Unbewusste verschoben«, ergänzte Herr Marek. Er sah mich so durchdringend an, dass ich mich zurücklehnen musste.

»Es hat Gewalt gegeben. Aber ausgeliefert war Julien nie. Ich war immer da ... habe doch alles mitbekommen ... ihm doch immer geholfen.«

»Sie können nicht über all die Jahre hinweg Tag und Nacht die Kontrolle darüber behalten.«

Doch! Ich kann das. Was dachte sich Herr Marek nur. »Hat er was gesagt? Irgendeine Erinnerung?«

»Nein. Aber nochmal: Julien trägt abgespaltene Anteile in sich, und sie haben mit Leon zu tun. Das ist im Laufe der Jahre immer deutlicher zutage getreten. Damit arbeite ich, und dazu muss ich nicht wissen, was genau wann vorgefallen ist.«

»Aber ich habe immer aufgepasst!« Ich musste mich beherrschen, ihn nicht anzuschreien. »Es *kann* nichts passiert sein.«

»Damit sagen Sie zu Julien, dass Sie ihm nicht glauben. Sie lassen ihn alleine damit«, sagte Herr Marek.

»Nein, ich sage zu Ihnen, dass ich *Ihnen* nicht glaube. Julien sagt nicht all die grässlichen Dinge, sondern Sie.«

»Aber Julien spricht von Todesangst!« Herr Marek verschränkte die Hände auf seinem Kopf und betrachtete mich eine Weile. »Was passiert ist, hat er abgespalten, um sich zu schützen, aber auch um Sie zu schützen. Kinder opfern sich für ihre Eltern.«

Wem sagte er das. Aber dann traf mich die Erkenntnis wie ein Schneeball mitten ins Gesicht. Dass ausgerechnet ich dies bei meinem eigenen Kind nicht hatte verhindern können. Nur mit Mühe konnte ich Herrn Mareks Worten weiter folgen.

»Wir müssen das Abgespaltene in Juliens Persönlichkeit integrieren. Dafür braucht es Stabilität. Kein Täterkontakt mehr. Das ist meine Bedingung, um weiterzumachen. Reden Sie mit Ihrem Mann. Wenn Leon dazu bereit ist, kann ich auch gerne einmal mit ihm reden. Vielleicht kann er kooperieren und etwas Licht ins Dunkel bringen.«

Als ich mit Julien das Institut verließ, war der Himmel leergeschneit. Lichtlos hing er über uns. *Täterkontakt.* Ich schob das Wort in mir hin und her. Auf meinem roten Autodach hatte sich eine dünne Schneeschicht gebildet. Ich zog mit dem Finger eine Schneise in das unberührte, kalte Weiß. *Täterkontakt.*

»Mum? Ist was?«, fragte Julien, der an der Beifahrertür wartete. Wie zart er aussah. Beschützen wollte er mich.

»Alles in Ordnung.« Ich entriegelte das Auto. »Du weißt, dass Papa und ich immer für dich da sind«, sagte ich zu Julien, als er den Gurt einklickte. »Du kannst immer zu uns kommen. Mit allem. Wir halten das aus.«

»Das weiß ich doch«, sagte er, »fahren wir jetzt los?«

»Gleich. Ich habe mir überlegt, ob wir deine Lehrerinnen und Lehrer einweihen sollten, damit sie besser auf deine Angst reagieren können. Vielleicht gibt dir das mehr Sicherheit. Und wenn du willst, fahre ich dich morgens zur Schule und gebe dich direkt bei deinem Lehrer ab, solange die Angst so groß ist.«

Julien zog eine Haarsträhne zwischen die Lippen und kaute drauf herum.

»Oder wäre dir das peinlich, vor den anderen?«

»Nö. Das ist mir egal.«

Ein Sechstklässler, der Angst hatte, allein zu sein, aber nicht davor, ausgelacht zu werden. Ich ließ den Motor an.

»Was hältst du davon, wenn wir uns eine Pizza zum Abendessen holen?«

»Cool! Mit Salami und Schinken!« Seine Augen waren klar und die Gesichtszüge entspannt. »Du Mum?«

»Hm?«

»Wenn ich morgen wieder zur Schule gehe, können wir es dann gleich so machen, wie du gerade gesagt hast?«

Zuhause, nach der Pizza, nahm ich Apophis aus dem Regal. Sie war etwas staubig und trug ein weißes Pflaster um den Schwanz, weil Julien sie einmal zu heftig auf die Kante des Esstischs geschlagen hatte und dabei ein Stück der Naht aufgeplatzt war. Ich fragte Julien, ob er sie noch brauche. Er schüttelte den Kopf. »Glaub nicht«, sagte er.

Ich packte sie in eine kleine Schachtel, die ich im untersten Fach der Schlafzimmerkommode verstaute. Sie liegt noch heute dort. Ich habe es nie über mich gebracht, sie einfach wegzuwerfen, nur weil sie ihre Schuldigkeit getan hat.

18

Ben reagierte wenig überrascht über die neue Wendung mit Leon. Irgendwie, meinte er, hätte er mit so etwas gerechnet.

Wir mussten Leon beibringen, dass er bis auf Weiteres nicht mehr zu uns nach Hause kommen konnte. Aber zuvor musste ich es mir selbst beibringen. Ich lief mit Bauchschmerzen durch die Gegend. Immer, wenn die Verzweiflung in mir kurz vor dem Überschwappen war, dachte ich an Julien, und dann wusste ich wieder, dass es keinen anderen Weg gab. Ich musste ihn gehen, so steinig er war, der schwerste, den zu gehen ich mich jemals hatte entscheiden müssen. Ich erwartete nicht, dass Leon irgendwie verträglich darauf reagieren würde. Insgeheim hoffte ich aber, dass Leon unter diesem Druck Licht ins Dunkel bringen könnte. Dass er uns gestand, was zwischen ihm und Julien vorgefallen war. Dass er Reue zeigte und Gefühl und wie durch ein Wunder bereit war, eine Therapie zu beginnen.

Ich bat seinen Bezugsbetreuer Mika, dabei zu sein. Vielleicht brauchte Leon seinen Rückhalt.

Wir saßen um den großen Tisch im Esszimmer der Wohngruppe. Die Schirmlampe tauchte uns in behagliches Licht, während es draußen farblos und immer noch winterlich war, obwohl der März schon mit ein paar wärmeren Tagen aufgewartet hatte. Mein Herz pochte tief in meiner Magengrube.

»Ziemlich blöd«, war Leons einziger Kommentar. Er saß breitbeinig auf seinem Stuhl, wippte vor und zurück. »Aber die nächste Heimfahrt hat der gute Mika mir sowieso gestrichen, weil ich mich nicht anständig genug aufgeführt habe ...« Er schnaubte in Richtung seines Betreuers. »Und mein Handy hab ich auch noch nicht zurückgekriegt.«

»Du weißt, warum.« Mika schob den Unterkiefer vor. »Regelverstöße, Provokationen, Gewaltandrohung und dann diskutierst du endlos über Dinge, die eigentlich glasklar sind.« Er musste sich genauso rechtfertigen, wie ich es immer getan hatte.

Leon imitierte ein Gähnen und gab einen Schnarcher von sich, der eher nach einem Grunzen klang.

Ben senkte für einen Augenblick den Kopf und hob ihn wieder. »Niemand hat mehr davon als du selbst, wenn du dich hier einbringst und wohlfühlst. Wir haben uns gedacht, dass wir dich an den Heimfahrtwochenenden hier besuchen und etwas gemeinsam unternehmen. Du, Mama und ich.«

Leon kratzte sich am Kopf. Er trug die Haare inzwischen raspelkurz. Sie hatten ihren rötlichen Schimmer verloren. »Also wenn ich das nächste Mal wieder raus darf aus diesem verfickten Knast und sowieso nicht zu euch kann, dann würde ich lieber zu Carmen gehen. Sie hat gesagt, dass ich immer kommen kann. Dann seh ich auch Cinzia öfters.«

»Ja, natürlich, wenn du das lieber möchtest«, sagte ich.

Ben und ich blickten einander an. Er sah genauso überrumpelt aus, wie ich mich fühlte.

»Nicht traurig sein, Mum. Wir wollten schon ewig mal wieder zum Skyline Park fahren, der ganze Clan, das wird so was von geil. Cinzia kommt auch mit. Sie vermisst mich.«

Ben fuhr mit Daumen und Zeigefinger am Nasenrücken auf und ab. »Kannst du uns irgendwas sagen, Leon, was zwischen dir und Julien vorgefallen sein könnte? Es ist immerhin der Grund, warum du nicht mehr zu uns kommst.«

»Ich würde Julien nie was tun.« Er schüttelte ratlos den Kopf, aber seine Augen waren ausdruckslos, fast abwesend. Er wirkte seltsam unbeteiligt am Geschehen. Ich hatte damit gerechnet, dass er wütend würde, sich wehrte wie früher.

Immerhin ging es um sein Zuhause.

»Es kann sein, dass du dich nicht erinnerst. Juliens Therapeut hat angeboten, dass er mit dir mal über alles spricht. Würdest du das tun?«

»Klar, kein Problem. Ich helfe doch gerne. Der arme Julien. Sag einfach wann. Oder?« Er sah zu Mika, der neben ihm saß und nickte.

Die Heimfahrt war surreal für mich, wie in einem Film. Leon hatte mich zum Abschied in seine kräftigen Arme genommen, als wäre er es, der mich trösten musste. Wir fuhren die Landstraße entlang, die zum Autobahnzubringer führte. Die kahlen Bäume am Wegesrand reckten ihre Äste ins Nichts. Zur blauen Stunde war alles grau. Ich stellte mir Leon vor, wie er mit den anderen gemeinsam in der Küche das Abendbrot zubereitete. Wie es in ihm wohl wirklich aussehen mochte? Seit wann spielte Cinzia plötzlich so eine große Rolle? Ich schüttelte den Kopf, versuchte, meine Gedanken zu vertreiben. »Was hältst du davon, wenn wir zu unserem alten Italiener in Haidhausen gehen? Vielleicht kommen Becca und Phil mit«, sagte ich zu Ben, der gerade den Blinker gesetzt hatte und viel zu dicht auf den Vordermann auffuhr.

»Können wir machen«, sagte er und überholte das Auto vor uns. »Leon hat es uns sehr leicht gemacht. Ich weiß nicht, ob ich dem Frieden traue.«

»Ich bin froh, dass er noch Carmen hat«, sagte ich. Es war völlig skurril: Ich froh, dass es Carmen gibt.

Zwei Wochen später setzte Leon den Fahrradschuppen auf dem Gruppengelände in Brand. Angeblich aus Wut über Handyentzug und Ausgehverbot. Insgeheim war ich davon überzeugt, dass unsere Entscheidung der Grund dafür war. Wieder ein Rauswurf. Das Adoptivkind, das keiner will. Die verlassenden Eltern. Wie konnte aus meinem Muttersein so ein Albtraum werden? Jugendamt, Polizei, Feuerwehr, Zwangseinweisung in die Psychiatrie, mitten in der Nacht.

Und weil er dort nicht bleiben wollte, parkte das Jugendamt ihn am nächsten Tag in einer Notunterkunft für minderjährige Flüchtlinge zwischen. Ich rief Frau Jakobi an, die ich immer noch in größeren Abständen aufsuchte. Sie quetschte mich in ihren Terminplan, obwohl sie im März kaum freie Termine hatte.

Julien hatte ausgerechnet zu meinem Jakobi-Termin keine Schule. Pädagogischer Tag. Noch immer blieb er nicht allein. Keiner seiner Freunde hatte Zeit. Ben flog. Rebecca arbeitete. Ich fasste einen Entschluss. »Es geht dir in letzter Zeit immer besser«, sagte ich zu Julien, und meine Stimme war fest, auch wenn es darunter wackelte, »ich glaube, du kannst es inzwischen schaffen, für diese zwei Stunden alleine zu sein.« Zwölf Jahre. Zwei Stunden. Ich ging mit ihm alle Möglichkeiten und Telefonnummern durch, zeigte ihm Atemübungen, die ich im Internet gefunden hatte, falls er Panik bekam. Ich erinnerte ihn an Methoden, die Herr Marek ihm beigebracht hatte. Ich sehe, ich höre, ich fühle. Aber als es so weit war, wollte er mitkommen und im Wartezimmer, das es nicht gab, warten. Julien fühlte sich wieder einmal benachteiligt, von mir alleingelassen, obwohl es auch meine Schuld sei, dass er so eine Angst hatte. »Weil du so lange wolltest, dass Leon bei uns lebt, und du hast nicht gemerkt, wie schlimm alles ist. Herr Marek hat gesagt, eigentlich müsstet ihr euch sogar dafür entschuldigen, dass ihr mir das mit Leon alles zugemutet habt.«

Manchmal verfluchte ich seinen Therapeuten. Heute war so ein Tag. »Wir reden später darüber. Aber jetzt muss ich zu dem Termin. Ich *will* dahin«, korrigierte ich mich, »das ist wichtig für mich. Schau doch zur Ablenkung eine DVD an.«

»Das hilft nicht.« Julien kringelte sich auf dem Sofa ein, »ich habe solche Angst, bitte, Mama, geh nicht.«

Ich kauerte vor ihm nieder, fuhr mit dem Fingerrücken über seine tränennasse Wange. »Du hast gestern die Nummer für Kummer eingespeichert. Da kannst du zur Not anrufen und solange mit jemandem reden, bis ich wieder da bin.« Lass mich gehen, hätte ich am liebsten geschrien. »Und ich sage Oma Bescheid, sie ist zu Hause und ruft dich an. Aber du kannst es auch so schaffen, da bin ganz sicher. Papa hat gesagt, wenn er kann, ruft er dich vor dem Start kurz an. Gib doch nicht auf, bevor du es versucht hast.« Den letzten Satz sagte ich irgendwie auch zu mir selbst, denn ich stand nur ein winziges Stückchen vor der Kapitulation. Wie kann ich mein weinendes, angsterfülltes Kind alleine zurücklassen? Julien lag auf dem Rücken, starrte an mir vorbei zur Decke, und die Tränen kullerten aus seinen Augen über die Wangen, tropften aufs Ledersofa. Ich zwang mich, aufzustehen. Ich schleppte einen ganzen Felsbrocken an Schuld hinter mir her, als ich ging. Es war schmerzhafter als alles, was ich mir je hätte vorstellen können. »Ich rufe dich an, sobald ich im Auto bin und telefoniere über die Freisprechanlage mit dir, bis ich bei meinem Termin bin.« Ich telefonierte die ganze Fahrt über mit ihm. Als ich ankam, fing Julien wieder an zu weinen und ich fuhr beim Einparken trotz des dauerpiependen Abstandssignals auf das Auto hinter mir auf. »Verdammt!«, rief ich, den Tränen nahe. Ich würgte Julien hektisch ab, rief meine Mutter an. Sie versprach, mit ihm zu telefonieren.

Mein Auto hatte einen schwarzen Kratzer an der Stoßstange bekommen, am anderen Auto konnte ich nichts feststellen. Trotzdem klemmte ich vorsichtshalber einen Zettel unter den Scheibenwischer und hoffte, nicht auch noch wegen Fahrerflucht belangt zu werden.

Bei Frau Jakobi auf der Récamiere fragte ich mich, ob es das wert gewesen war. Wie sollte ich mich unter diesen Umständen auch nur für eine Sekunde auf mich selbst besinnen, geschweige denn fünfzig Minuten lang?

»Es würde ihm nicht helfen, wenn Sie auf das, was Sie selbst für sich brauchen, verzichten. Das ist wie im Flugzeug mit der Sauerstoffmaske. Die müssen Sie auch zuerst selbst aufziehen, bevor Sie Ihr Kind retten können. Julien hat sich doch so gut entwickelt, in letzter Zeit. Was sagt denn sein Therapeut dazu?«

»Die Balance finden. Ihn nicht in der Verzweiflung allein lassen.« Dabei hatte ich genau das gerade getan. Ich musste schlucken. »Aber mich auch nicht einsperren lassen von ihm. Julien soll kleine Schritte machen. In Kontakt zu seinen Anteilen gehen, gerade so viel, dass die Angst ihn nicht überwältigt.« Ich musste wieder schlucken. »Er hat Julien auch augenzwinkernd daran erinnert, dass ich seine Mutter bin und nicht seine Leibeigene.«

»Immerhin. Und ihr Mann? Wie präsent ist er für Julien?«

»Wenn er nicht fliegt, passt zwischen die beiden kein Blatt. Ben hat gesagt, dass er sich immer etwas zurückgenommen hätte, wegen Leon. Aber jetzt sind sie eng verbunden miteinander.«

»Dann geht es trotzdem weiter voran bei Julien? Auch die Schule kann er wieder angstfrei besuchen. Es scheint nur immer neue Verschiebungen zu geben.«

»Es geht auf jeden Fall voran.« Mitten in meiner Verzweiflung regte sich plötzlich wieder Zuversicht. »Julien fährt zu Freunden und zum Sport. Er engagiert sich in der Schule in einer Comic- und Manga-AG und zeichnet die monatlichen Cartoons für die Schulzeitung. Zuhause füllt er ganze Bücher mit Geschichten, voller Superhelden und Schurken, die alle irgendwie Ähnlichkeit haben mit ihm und Leon.«

»Wie geht es Ihnen mit Leon?«

Es wurde wieder schwerer in mir. »Bei Leon ist es, als liebe man in ein großes Loch hinein, egal, wie sehr man sich anstrengt, und am Ende stehen doch wieder Schuldgefühle..«

»So wie Ihre Liebe als kleines Mädchen zu ihrer Mutter.« Ich schwieg betroffen.

»Und als hätten Sie eine Überlebensschuld zu tilgen. Als hätten Sie es nicht verdient, glücklich zu sein. Oder auch mal Nein zu sagen zu denen, die Sie lieben. Für eine Stunde zu gehen, ohne den anderen dadurch gleich zu verlassen.«

»Ich habe Julien mit seiner Angst alleine gelassen.«

»Aber Sie haben für Kontakt gesorgt und Sie kommen wieder zurück. Er ist zwölf. Sie kümmern sich auch immer noch um Leon, trotz allem, was er Ihnen zumutet. Und manchmal muss man bereit sein, etwas Schuld auf sich zu nehmen, wenn man nicht untergehen will.«

»Ich weiß. Mensch sein heißt schuldig sein.«

»Ja. Menschsein ohne Schuld, das wäre wie ein, wie ...« Frau Jakobi suchte nach einem passenden Vergleich.

»Wie ein Zebra ohne Streifen?«

»Ja, so in etwa. Und vielleicht geben Sie Julien heute auch eine Chance, daran zu wachsen?«

Was heißt wachsen. Ich war schon froh, wenn er es überstand. Aber ich sagte nichts. Für eine Weile war das Hämmern eines Pressluftbohrers auf der Baustelle vor dem Haus das einzige Geräusch im Raum, bis Frau Jakobi fragte, was ich denke. »Ich habe bei all dem nie bedacht, dass man nicht nur an anderen, sondern auch an sich selbst schuldig werden kann. Als könnte man sich selbst alles zumuten, ohne Konsequenzen. Die Guten ins Töpfchen, die Schlechten ins Kröpfchen, um andere zu schonen. Seit meiner Kindheit, und das wirkt bis in die Gegenwart hinein. Wie wertlos ich mich als Kind gefühlt habe und wie wichtig es mir war, selbst ein Kind zu haben, das sich seines Wertes bewusst ist. Wie ich dachte, es ist so leicht, und Liebe ist alles, worauf es ankommt. Und wie wenig Liebe ich dabei für mich selbst übrighatte. Wie wenig ich mir selbst wert war. Und wie dann alles kam.«

»Und doch war es notwendig, diese Schritte zu gehen. Es hat sich einiges verändert auf dem Weg bis hierher.«

Ich betrachtete den Chagall-Druck an der Wand. Das letzte Stück auf dem Pfad zum Meer. »Meine Ehe mit Ben ist viel besser geworden. Ich zeichne wieder, male sogar. Ich gerate nicht mehr in Todespanik, wenn ein Hubschrauber über mir fliegt«, sagte ich und wir mussten beide lächeln. Die Wut über Leon, so brachial, dass ich Angst vor mir selber bekommen hatte, beherrschte mich nicht mehr. Die Angst um Julien, die mir fast den Verstand aus meinem Kopf gespült hatte, sie war einer Sorge gewichen, an deren Ende Zuversicht stand. »Meine Gefühle haben aufgehört, mich ständig anzubrüllen«, sagte ich dann, »es ist mit der Zeit besser geworden. Ruhiger in mir. Wir haben nie darüber gesprochen, warum meine Gefühle mich immer so überflutet haben.«

Frau Jakobi betrachtete mich, dann setzte sie zu einer Antwort an. »Sie waren schon zu Beginn ihres Lebens mit der Trauer ihrer Eltern konfrontiert. Da gab es vermutlich wenig Spiegelung, die Ihnen Halt gegeben hat, zum Beispiel, wenn die Mutter das Baby nachahmt, diese typische Babysprache. Und das Imitieren seiner Mimik, mit der sie ihm zeigt, dass sie seine schlimmen Gefühle wie Angst oder Schmerz wahrnimmt und mit ihm zusammen aushält, und sie dadurch abmildert, aushaltbar macht. Die Mutter sorgt so dafür, dass das Kind mit diesen Gefühlen nicht alleine und ihnen nicht hilflos ausgeliefert ist. Auf dieser Grundlage entwickelt ein Kind ein stabiles Selbstgefühl.«

»Und Urvertrauen.«

»Ja. Vertrauen in eine gute Welt, und wenn es dem Kind nach und nach gelingt, seine Gefühle selbst zu regulieren, erwirbt es Vertrauen in die eigenen Fähigkeiten. Aber wenn die Mutter das nicht leisten kann, weil sie selbst traumatisiert ist, bleibt die Angst im Kind namenlos, wie etwas Fremdes, Überwältigendes, dem man nichts entgegensetzen kann. Und im schlechtesten Fall ist sie eine Begleiterin fürs Leben.«

Ich stellte mir meine vor Trauer versteinerte Mutter vor, die sich nicht auf ihr neues Kind einlassen konnte. Ein bisschen Kitt, nachdem das Unglück in ihr Leben eingebrochen war. Aber nicht ausreichend, um eine auseinandergefallene Mutterseele wieder zusammenzukleben.

»Unbewusst haben Sie die Rolle übernommen, Ihren Eltern Halt zu geben. Aber ein Kind ist damit überfordert.«

»Und ich habe mir ein Bild von einer idealen Mutter zusammengeschustert, mit dem ich mich dann weiter überfordern kann. In Carmens Augen bin ich eine schlechte Mutter, die Leon verstößt und im Stich lässt.« Aber wie oft hatte ich mich selbst verstoßen und im Stich gelassen? Ich schwieg, und auch Frau Jakobi sagte einige Zeit nichts mehr. Selbst der Pressluftbohrer hatte eine Pause eingelegt. Dann räusperte sie sich. »Theos Tod hat mit Ihnen etwas gemacht, bevor Sie überhaupt die geringste Chance hatten, auf Ihr Leben Einfluss zu nehmen. Im Heute sind Sie erwachsen und nicht mehr ausgeliefert. Sie haben Ihren Eltern verziehen. Noch wichtiger ist, dass Sie sich selbst verzeihen. Sie können nicht perfekt sein. Sie müssen es auch nicht. Vor allem aber müssen Sie keine Last mehr tragen, die Ihren Eltern gehört.«

Als ich die Praxis verließ, regnete es, und mein Schirm lag mal wieder auf dem Beifahrersitz im Auto, also rannte ich los. Ich war kaum nassgeworden, aber ich fror, als ich im Trockenen saß. Ich zog mein Handy aus der Tasche, um Julien anzurufen. Dann hielt ich für einen Augenblick inne, lauschte dem Märzregen, der aufs Autodach prasselte. Meine Befürchtung, mich bei Frau Jakobi angesichts der Umstände keine Sekunde auf mich selbst besinnen zu können, hatte sich nicht bewahrheitet. Was sagte das über mich aus? War ich egoistisch? Oder war ich in der Lage, für mich zu sorgen, um dann wieder für mein Kind zu sorgen?

Es läutete ein paar Mal. Mein Brustkorb wurde eng. Was, wenn er in einer Panikattacke hyperventiliert hatte und ohnmächtig geworden war, und ich hatte ihn damit alleingelassen und schön für mich selbst gesorgt?

Doch dann meldete er sich endlich. »Mum? Oma ist am anderen Telefon. Sie liest mir ihre Krimis vor, schon seit du aufgelegt hast.« Er klang putzmunter.

Ich lehnte meinen Kopf an die Nackenstütze und schloss die Augen. Erleichterung durchströmte mich. Dankbarkeit. Ein sekundenlanges, heißes Gefühl der Befreiung.

***

Um zehn, hatte ich zu Leon gesagt, bin ich da. Laut Navi würde ich mit ein paar Minuten Verspätung ankommen, um ihn von seinem aktuellen Domizil in ein neues zu bringen. Mit Leon, das war ein einziges Auf und Ab. Eine Tür flog zu, und immer glaubte ich, diesmal ist es endgültig die letzte, da kommt keine mehr. Und dann ging woanders doch wieder eine auf. Endlich eine Einrichtung, die Ja zu Leon sagte. Es war ein Wohnheim für jugendliche Systemsprenger. Für normale Eltern die reinste Horrorvorstellung. Für mich ein Segen, zumindest was Leon betraf. Hauptsache er kam endlich raus aus dieser Flüchtlingsunterkunft.

»Ein Fünfzehnjähriger in einer Unterkunft für unbegleitete minderjährige Flüchtlinge«, hatte Philipp am Vorabend gesagt, als wir bei ihnen zum Essen eingeladen waren, »das kann doch nicht richtig sein! Und wäre es nicht besser für Julien, er würde lernen, sich mit Leon auseinanderzusetzen? Im Leben wird einem das, was schwierig ist, auch nicht einfach aus dem Weg geräumt.«

»*Einfach*, sagst du?« Mein Ton war schärfer gewesen, als beabsichtigt.

Ben hatte beschwichtigend die Hand auf meinen Arm gelegt. »Leon ist nicht nur schwierig, Philipp. Wenn er

Julien traumatisiert hat, muss der Täterkontakt unterbunden werden, bevor das Trauma überhaupt bearbeitbar wird«, sagte der Mann, der sich so lange gegen die Psychofuzzis gewehrt hatte. Jetzt klang er selbst wie einer.

»Leon ist doch noch ein Kind!« Ich hatte Philipp noch nie so empört erlebt. »Und jetzt darf er sein Elternhaus nicht mehr betreten und wird als Täter abgestempelt?«

Ich biss mir auf die Lippe, bis es wehtat. Philipps Einwände gab es auch in mir. Und doch waren sie nur Teil eines Ganzen. Die Seite der Medaille, die sofort ins Auge sticht. Und Philipp hatte uns beim Familiengericht geholfen bei dem Versuch, Leon in einer geschlossenen Einrichtung unterzubringen. Er hatte keinen Cent dafür verlangt. Wir waren ihm was schuldig. Ben hatte zu Philipp gesagt, er könne sich vorstellen, dass da etwas vorgefallen sei zwischen Julien und Leon. »Ich traue Leon mittlerweile fast alles zu. Er gibt sich ja ahnungslos, wenn man ihn darauf anspricht. Auch Juliens Therapeuten gegenüber. Das kann eiskalt gelogen sein oder verdrängt, sodass er wirklich nichts mehr weiß. Das ändert aber nichts an der Tatsache, dass er ohne Therapie, die er vehement ablehnt, für Julien eine tickende Zeitbombe ist.«

Im Autoradio lief Sting, *How fragile we are.* Ich drehte lauter.

Das Wohnheim lag in Sendling. Ein paar junge Männer in tiefhängenden Jeans schlenderten über den Innenhof. Sie taxierten uns beiläufig, als ich parkte. Es war ein klarer Morgen Ende März, die Luft roch frisch und sauber, das längliche Gebäude lag träge vor uns, ein Ort der Ruhe und des Ankommens, sagte ich mir selbst, alles wird gut.

Und da war Marie Schneider, Leons neue Betreuerin. Klein, munter, stabil. Nichts würde sie so leicht umhauen. Ihre Augen leuchteten warmherzig. Sie führte uns zu Leons Appartement. Schwungvoll öffnete sie die Tür und ließ uns den Vortritt.

»Wie geil ist das denn! Eine eigene Wohnung für mich allein?« Leon checkte die winzige Kochzeile im Eingangsbereich, der gegenüber eine abgenutzte blaue Tür ins Badezimmer führte. Im Wohnraum standen ein Bett, ein Tisch mit zwei Stühlen, ein Sessel und ein Kleiderschrank. Der Boden war mit blaugrauem Linoleum belegt, am Fenster hingen orangefarbene Schals. Nicht gerade schick, aber sauber. Leon wuchtete seine Reisetasche aufs Bett. Er war nicht sehr groß, aber breitschultrig und männlicher geworden in den vergangenen Wochen. Seine Wangen waren übersät mit Pusteln. Ich nahm mir vor, mit ihm zum Hautarzt zu gehen. Dann verwarf ich den Gedanken. Er hatte eine Betreuerin und sollte lernen, eigenverantwortlich zu handeln. Wenn er sich schon von niemandem etwas sagen ließ.

Leon plagten Sorgen ganz anderer Natur. »Muss ich mein Handy abends abgeben?«

»Nein. Du musst gar nichts abgeben«, sagte Marie, »du musst dich nur einleben und herausfinden, wer du bist und wo du hinwillst. Du musst wie alle anderen Putzdienst machen, aber das ist schnell erledigt. Morgens gibt es hier Frühstück, falls du das möchtest.«

»Aber ich *muss* nicht, wenn ich nicht will? Keine blöden Gespräche und Gruppenabende? Kein Tagesplan? Kochdienst? Schule?«

»Nur, was du willst.«

Leon ließ sich aufs Bett plumpsen. »Endlich Schluss mit den abgefuckten Regeln! Ich bin ein freier Mann!«

»Wie wäre es, wenn du dich im Sekretariat anmeldest? Nur sagen: Ich bin da. Den Papierkram gehen wir später zusammen in meinem Büro durch. Über den Hof zum Haupteingang, erster Gang links. Tür ist offen.«

Leon zog los, und für einen Augenblick standen wir unbeholfen da, zwei Fremde in seinem neuen Zuhause.

»Er muss nicht zur Schule?«, fragte ich Marie.

»Die Jungs hier, die sind schon überall gescheitert. Wir versuchen erstmal, den Kreislauf der ständigen Abbrüche zu stoppen, indem wir niederschwellige Hilfsangebote machen. Unser Ziel ist nicht Erziehung, sondern so wenig Druck wie möglich aufzubauen, damit sie überhaupt einmal die Bereitschaft entwickeln, sich dauerhaft an einem Ort niederzulassen.«

»Klingt genau richtig für Leon. Bislang ist der einzige Ort, an dem er dauerhaft sein will, bei uns.«

»Und gleichzeitig sabotiert er genau diese Möglichkeit nach Kräften, nicht wahr?«

Ich nickte.

»Wir folgen der Prämisse, dass ein junger Mensch irgendwann aus sich selbst heraus das Bedürfnis entwickelt, etwas an seiner Lage zu verändern. Und wir haben hier einen sehr langen Atem.«

Mir gefiel das Konzept der Einrichtung. Mir gefiel Marie. Ihre Authentizität, ihre Hingabe, aber auch ihr Realismus, trotz allem. »Das Jugendamt hat uns empfohlen, diesmal den Kontakt zu Leon abzubrechen. Er soll seine Hoffnung auf Rückkehr zu uns aufgeben und sich auf professionelle Helfer einlassen.« Ben hatte den Rat befolgt, ohne mit der Wimper zu zucken. »Ich schränke meinen Kontakt zu Leon deshalb ein. Aber abbrechen? Das kann ich nicht.«

»Ich sehe da keinen Widerspruch, dass Sie ihrem Sohn etwas Halt geben«, sagte Marie.

Ich ließ Leon mit einem guten Gefühl zurück, so gut es eben ging.

Zuhause führte mich mein Weg direkt ins Atelier. Es war im Laufe der Jahre zu meinem Zufluchtsort geworden. Ich hatte auf der Heimfahrt im Radio vom Absturz einer German-Wings-Maschine gehört. Sie war auf dem Weg von Barcelona nach Düsseldorf in den französischen Alpen zerschellt. Mein erster Gedanke galt wie immer Ben. Aber er war heute nach Malta geflogen. Es waren Schüler an Bord der Maschine gewesen, der Kapitän Familienvater, sagten sie in dem Bericht, dann war ich zu Hause. Ben sagte immer, »uns passiert das nicht, Toni. Ich stürze nicht ab. Mich wirst du nicht mehr los«. Er wollte nicht ewig fliegen, irgendwann am Boden bleiben, Flugunterricht geben oder in einem Unternehmen anheuern, wozu hatte er schließlich studiert.

Wer wusste schon, ob er dann nicht mit dem Auto auf dem Weg zur Arbeit verunglücken würde. Ich kannte alle Argumente zur Flugsicherheit. Ben würde heute erst spät zurück sein. Julien war bei einem Freund, er hatte gesagt, zum Abendessen bin ich wieder da. Meine Fahrdienste brauchte er nicht mehr. Ich musste lächeln. Es ging ihm inzwischen so gut. Ich versuchte, nicht weiter über Flugzeugabstürze nachzudenken, vor allem nicht über die Witwe des Piloten. Und auch nicht mehr über Leon.

Stattdessen umkreiste ich die Staffelei mit dem angefangenen Bild von meiner Mutter und Theo. Der Sand ging ihr schon bis zu den Knöcheln, immer tiefer sank sie darin ein. Theo strahlte mich von ihrem Arm aus an. Die beiden blitzenden Zähnchen im Unterkiefer, die sich vorwitzig herauswagten.

Ob ich jemals damit fertigwerden würde? Unzählige Male hatte ich meine Entwürfe, manchmal sogar die ganze Idee verworfen. Warum ein Bild malen von ihr und Theo? Der Tod dieses Kindes hatte genug Unheil angerichtet, welchen Grund gab es ausgerechnet für mich, ihn auf der Leinwand festzuhalten, außer dem, mich zu quälen? Und doch war es, als könne ich meinen Bruder dadurch, dass ich ihn malte, wieder ins Leben zurückholen. Und ihn dann nochmal sterben lassen. Diesmal, ohne davon abhängig zu sein, ob meine Eltern das verarbeiten konnten. Ich mischte die

Farben und machte mich daran, Theos Haar zu verfeinern, aber es klappte nicht. Und dann stieg wieder Wut in mir auf, und Eifersucht. Diese Innigkeit zwischen den beiden. Ich schmierte Farbe über die Leinwand, kreuz und quer, als könne ich Theo und meine Mutter damit hinter Gitter bringen. Nicht zum ersten Mal. Doch dann war ich umhüllt von meiner Trauer und fing wenig später an, den nächsten Entwurf zu skizzieren. Ich *musste* dieses Bild malen. Es war zu einem Teil meines Selbst geworden. Egal, wie lange ich dafür brauchte, wie viele Tränen, Farbe und Neuanfänge es mich kostete. Egal, was immer meine Welt zu Fall bringen könnte. Ich musste dieses Bild malen.

***

Jeden Donnerstag verbrachte ich den Vormittag in Svens und Toms Atelier. Es war Svens freier Tag. Er unterrichtete Ethik und Kunst an der Oberstufe. Tom arbeitete als Ingenieur viel von zu Hause aus. Aber die Donnerstage gehörten Sven und mir, obwohl wir das nie so vereinbarten hatten. Sven war für mich so etwas wie ein männliches Pendant zu Rebecca geworden. Jede Woche befreite ich mich für diese Donnerstagsstunden von allem, was Theo betraf. Wenn ich dort war, malte ich etwas anderes.

Ich trat einen Schritt von der Staffelei zurück, betrachtete Elenis Gesicht. Nicht mehr schwarz-weiß, sondern in kräftigen Acrylfarben, mit Struktur und Glitzerpulver.

Sven sah von seinem Bild auf und betrachtete Eleni. »Es wird immer bunter bei dir auf der Leinwand. Das gefällt mir. Ich finde, auch du hast dich verändert.«

»Du meinst, ich bin auch bunter geworden?« Ich sah an mir herunter auf die farbigen Sprenkel auf dem alten Hemd von Ben, das ich als Arbeitskittel trug.

Sven lachte. »Du hast in diesem Sommer so hübsche, farbige Kleider getragen. Bis dahin habe ich dich nur in Jeans gekannt. Dabei stehen dir Kleider so gut.«

»Danke Sven.« Ich lächelte. Ich hatte mich schon lange nicht mehr so frei gefühlt wie in diesem Sommer. Als gleite mein Leben allmählich in die Bahnen, in die es immer schon gehört hatte, während ich so viele Jahre auf einer holprigen Parallelbahn umhergeschlingert war. Leon war der Brocken, der mich am Abheben hinderte. Er lebte ein halbes Jahr schon im Wohnheim. Seit der Flüchtlingswelle, die im Sommer alle Unterkünfte geflutet hatte, hatte Marie alle Hände voll zu tun. Sie konnte Leon nicht mehr so viel Aufmerksamkeit schenken wie bisher. Er machte jetzt oft Andeutungen, die mir nicht gefielen. Gaunereien, Diebstähle, Ärger mit der Polizei. Manchmal rief die Polizei nachts bei uns an, weil sie ihn irgendwo aufgegriffen hatten. Dann sagte ich zu ihnen – Ben ging nachts nur an sein Diensthandy, nie ans Festnetz – dass sie Leon in sein Wohnheim bringen sollen, nicht zu uns nach Hause. Es blieb schwer, egal, wie oft ich es sagte.

»Ich muss los.« Ich knöpfte Bens Hemd auf und legte die Malutensilien in das Waschbecken aus Emaille.

Sven tupfte mit dem Pinsel auf seine Leinwand. »Schon?«

»Das Amtsgericht, schon vergessen? Leons Verhandlung.« Ich spülte die Pinsel aus, hielt die Palette unters Wasser. »Aber wir schaffen das.«

»Wir schaffen das.« Sven parodierte mich, und wir mussten lachen. Es war das Mantra unserer Bundeskanzlerin angesichts der Flüchtlingskrise.

»Kommt Ben mit zum Gericht?«, fragte Sven.

»Er fliegt. Aber er würde sowieso nicht mitkommen. Wegen des Kontaktabbruchs.«

»Oh ...« Sven sah mich so betroffen an, dass ich ihn beinah trösten wollte. »Ich zerbreche mir nicht mehr den Kopf über

Dinge, die ich nicht ändern kann«, sagte ich großspurig, »ich denke nicht mehr über Leons Aktivitäten nach, bin froh, wenn ich nicht viel davon erfahre.«

»Also angekommen im Reich der weisen Gelassenheit?« Sven grinste mich schief an.

»Wer weiß?« Ich legte meine Jacke über den Arm, nahm den Schlüsselbund vom Brett und öffnete die Tür. »Sag Tom liebe Grüße von mir.«

»Mach ich. Viel Kraft dir. Sehen wir uns morgen beim Yoga?« Sven ließ keine Stunde auf der Matte ausfallen.

»Mal sehen. Wahrscheinlich«, sagte ich und trat in die Oktobersonne hinaus, in Gedanken schon bei Leons Verhandlung.

19

Leon trug den taubenblauen Rollkragenpulli, den ich ihm gekauft hatte, dazu eine schwarze Jeans. Er sah gut aus. Älter als fünfzehn. Zusammen mit seinem Verteidiger saß er im rechten Winkel zur Richterbank. Ihnen gegenüber waren Staatsanwalt und Jugendgerichtshilfe. Ich war mit Leons Betreuerin Marie hinten auf einer Zuschauerbank und kam mir vor, als wäre ich aus Versehen in eine Gerichtsserie hineingeraten.

Als der Richter den Saal betrat, standen alle auf. Auch Leon, nachdem sein Anwalt ihm etwas zugeflüstert hatte. Er suchte Blickkontakt zu mir und ich nickte ihm zu.

Der Richter musste in Windeseile Jura studiert haben, so jung sah er aus. Seine Haare waren schwarz wie die Robe, seine Gesichtszüge jedoch weich und blass. Ich musste an Schneewittchen denken. Weiß wie Schnee, schwarz wie Ebenholz.

Er eröffnete die Verhandlung und wir durften uns alle wieder hinsetzen. Leon malte während der verschiedenen Zeugenaussagen mit dem Zeigefinger unentwegt Kreise auf die helle Tischplatte. Mir wurde schlecht, als ich hörte, was man ihm alles zur Last legte. Brandstiftung, Diebstahl, Einbruch. Dass ich bei Leon nicht mehr nachdachte über Dinge, die ich nicht ändern konnte, geschah nicht aus weiser Gelassenheit, wie Sven gesagt hatte, sondern aus Feigheit und Verdrängung. Leon hatte mich gebeten, zu kommen.

Hier sitzen und ihm beistehen. Das war wenig. Aber nicht nichts. Ob Carmen überhaupt von dem Prozess wusste?

Leon nannte die Namen seiner Kumpels ohne Skrupel. Ich hätte nicht mit ihm befreundet sein wollen. Weil er unumwunden alles zugab, schlug der Richter vor, die weiteren Zeugen nicht mehr aufzurufen. »Die brauchen wir eigentlich nicht, nachdem Herr Wolff sich so kooperativ zeigt. Sind Sie damit einverstanden?«

Leon nickte, obwohl der Richter nicht ihn gemeint hatte.

Der Staatsanwalt, ein glatzköpfiger Brillenträger in seinen Enddreißigern, nickte ebenfalls. »Diese Brandstiftung in der Wohngruppe beschäftigt mich«, sagte er zu Leon. Anders als der Richter duzte er ihn, »du hast ausgesagt, dass du wütend warst auf deinen Betreuer, weil er dir das Handy entzogen hat. Ich glaube, wegen Regelverstößen und Provokationen, nicht wahr?« Er blätterte in seinen Unterlagen, bis er fand, was er suchte. »Hier. Du hast also sowohl deinen Betreuer als auch deine Mitbewohner provoziert, bis ein Streit entbrannt und schnell eskaliert ist. Bis dein Handy weg war und du darüber so wütend warst, dass du den Fahrradschuppen in Brand gesetzt hast. Stimmt das so?«

»Zuerst der Handyentzug und dann hat er mir auch noch die Heimfahrt zu meiner Freundin gestrichen. Hätte er sich denken können, dass ich da wütend werde!«

Seine Freundin? Cinzia? Eine Frage der Zeit, aber ich hätte gedacht, er würde mir sowas erzählen.

»Muss also jeder, der dich sauer macht, mit Feuer rechnen? Würdest du mich bitte mal ansehen, wenn wir miteinander reden?«

Leon gab das Fingerkreisen auf, lehnte sich zurück, sah dem Staatsanwalt in die Augen. »Ich weiß, dass ich Scheiße gebaut habe. Ich mache es nicht wieder. Hab draus gelernt.«

Der Staatsanwalt legte die Stirn theatralisch in Falten, schien sich in seiner Rolle zu gefallen. »Bereust du deine Taten wirklich? Oder spielst du nur den Reumütigen, damit das Urteil milde ausfällt? Ich bin mir da nicht sicher.«

Er hatte zu Recht Bedenken. Trotzdem hoffte ich, Leon würde ihn von seiner Reue überzeugen.

»Doch, klar, tut mir echt leid«, sagte Leon und fing wieder an, Kreise zu malen. »Das mit dem Feuer. Und die

Diebstähle. Ich hab mich von meinen Kumpels zu dem Einbruch überreden lassen. Das war nicht in Ordnung.«

»Und wenn deine Kumpels dich das nächste Mal mitreißen? Es ist nicht einfach, da Nein zu sagen.«

Achselzucken. »Wir haben halt alle kein Geld. Oder nicht genug. Sonst könnten wir uns das Zeug im Handyladen einfach kaufen.«

Marie, die neben mir saß, schüttelte leicht den Kopf.

»Ihr arbeitet aber auch nicht und keiner von euch geht zur Schule. Wie wäre es denn damit?«

Der junge Richter räusperte sich. »Wenn Sie sehr viel Geld haben könnten, dafür aber etwas tun müssten, was nicht ganz legal ist«, sagte er zu Leon, »wie würden Sie sich entscheiden?«

»Naja«, sagte Leon, »ich kann ja schlecht sagen, dass ich das machen würde, oder?« Niemand fand das witzig. Aber ich hätte am liebsten losgelacht, um meine Anspannung loszuwerden.

»Da haben Sie schon recht«, sagte der Richter, »aber mir geht es ähnlich wie dem Herrn Staatsanwalt. Ich bin nicht sicher, ob Ihnen bewusst ist, dass Ihr Handeln falsch war. Ob Sie es wirklich bereuen.« Völlig unerwartet, als hätte ich wirklich laut gelacht, nahm der Richter mich ins Visier. »Sie sind die Mutter, nehme ich an?«

Alle Blicke richteten sich auf mich. »Ja«, sagte ich mit belegter Stimme und klopfendem Herzen, räusperte mich, widerstand dem Drang, klarzustellen, dass ich nur die Adoptivmutter war, es wäre Verrat gewesen, es wäre mir einfach feige vorgekommen.

»Möchten Sie vielleicht noch etwas aus Ihrer Sicht dazu sagen, bevor ich mich zurückziehe, um zu einem Urteil zu kommen?«

Mein Herz pulsierte inzwischen in meinem Gehirn. Aber ich nickte. Ich hatte so viel über alles nachgedacht, und jetzt fragte mich endlich mal jemand. »Ich würde mir große Sorgen machen, falls Leon ins Gefängnis müsste.« Dann flossen die Worte über meine Lippen, als hätte ich heimlich geübt. »Leon ist nicht gruppenfähig und psychisch meiner Meinung nach nicht in der Lage, aus einer Haftstrafe zu lernen. Ich glaube, das Einzige, was ihn auf einen anderen Weg bringen kann, ist eine Therapie, in der er seine Geschichte aufarbeiten kann. Er braucht Hilfe, die weit über das hinausgeht, was wir als Eltern leisten konnten.« Die Dame von der Jugendgerichtshilfe, die für Sozialstunden statt Haft plädiert hatte, nickte lebhaft. Marie neben mir hob die Hände in ihrem Schoß leicht an, mit beiden Daumen nach oben.

Der Richter verurteilte Leon wenig schneewittchenhaft zu zweihundertfünfzig Sozialstunden und vier Wochen Jugendarrest. Er solle dies als Warnschuss betrachten und den Weg, den er betreten hatte, schleunigst wieder verlassen. Darüber hinaus rate er ihm dringend, therapeutische Hilfe in Anspruch zu nehmen und einen Schulabschluss anzustreben. Der Staatsanwalt verzichtete auf eine Berufung. Man sah ihm an, wie schwer es ihm fiel. Wir hatten uns nach dem Urteil wieder hingesetzt, da brachte Leon alle aus der Fassung.

»Wieso Jugendarrest? Das ist übertrieben! Beim ersten Mal kriegt man nur Sozialstunden, das hab ich schon oft gehört, und meine Tante sagt das auch ...«

Erschrocken fuhr sein Anwalt hoch, flüsterte ihm etwas ins Ohr. Der Staatsanwalt neigte den Kopf leicht zur Seite. Der Richter sah Leon an wie einer, der an seiner Wahrnehmung zweifelt.

»Ja, aber ist doch wahr«, rief Leon »das ist unfair, warum werde ich schlechter behandelt als ...« Leon stockte, denn der Staatsanwalt gab einen kehligen Laut von sich, ehe er sich erhob. Er stützte sich mit beiden Händen auf dem Tisch ab.

»Ich habe noch nie, wirklich noch nie erlebt, dass jemand mit dem Richter über ein Urteil zu diskutieren versucht«, sagte er mit gepresster Stimme zu Leon, »und ich würde mir an deiner Stelle sehr, sehr gut überlegen, ob ich nicht besser still bin. Denn sonst werde ich höchstpersönlich in Revision gehen, und dann wanderst du ins Gefängnis und nicht nur in den Jugendarrest!«

Sein Anwalt flüsterte Leon unermüdlich ins Ohr. Ich beobachtete, wie Leon in sich zusammensank, und etwas in mir sank mit ihm. Ich hielt die Luft an, bis er endlich sagte »Okay. Entschuldigung«, erst dann atmete ich weiter. Auch Marie wischte sich den imaginären Schweiß von der Stirn. Es war, als hätte der ganze Gerichtssaal erleichtert aufgeatmet.

Ben trank einen Espresso im Stehen und stellte die Tasse klackernd in den Unterteller in seiner anderen Hand. »Das ist typisch für Leon. Mit dem Richter diskutieren ...«

Ich streifte den Haargummi vom Handgelenk und band mir damit die Haare zusammen, auf dem Sprung zu meiner morgendlichen Laufrunde. »Bist du eigentlich noch böse auf Leon? Er gibt sich zwar cool, aber er fragt jedes Mal nach dir, wenn ich ihn sehe. Er hat jetzt gar keine Vaterfigur mehr.« Mir fiel Robert ein. Aber ich sagte es nicht.

»Böse nicht. Ich folge der Empfehlung des Jugendamts. Natürlich will ich nicht dabei zusehen, wie er ins kriminelle Milieu abdriftet. Ich bin sicher, dass ich ihm nicht helfen kann. Wenn ich es könnte, hätte ich es längst getan. Mir wäre lieber, du würdest dich auch davon befreien, bevor er dich mit in den Abgrund reißt.«

»Du meinst, dass ich auch kriminell werde und mit ihm auf Diebestour gehe?« Ich drückte mich an Ben vorbei, ging die Treppe hoch ins Schlafzimmer, um mich umzu ziehen.

Ben folgte mir. Er lehnte die Schulter gegen den Türrahmen und sah mir zu. »Warum hörst du nicht auf den Rat des Jugendamts? Vielleicht ist es wirklich besser für Leon?«

»Auf jeden Fall ist es bequemer. Aber wir haben doch gesehen, wie destruktiv Leon mit dem Gefühl, verlassen zu werden, umgeht. Es rüttelt ihn nicht wach. Es macht alles schlimmer.«

»Und wenn du Julien damit schadest, weil du Kontakt zu Leon hast?«

»Ich schade Julien nicht!« Ich atmete ein und aus, um einen ruhigeren Ton zu finden. »Wenn ich die Kontrolle verliere, ziehe ich die Notbremse mit Leon, das verspreche ich dir. Aber ich muss meinen eigenen Weg finden. So wie du deinen ja wohl schon gefunden hast. Hast du die Kopfhörer zu meinem I-Pod gesehen?«

Ben zuckte nur mit den Schultern. Er wirkte unzufrieden. Ich konnte ihn sogar verstehen. Ein Teil von mir wollte auch lieber den Kontakt zu Leon abbrechen. Aber man kann nicht einfach einen Cut machen und alles hinter sich lassen. *Ich* kann es nicht. Ich wollte den Spagat schaffen. Es wenigstens versuchen, Leon beizustehen, ohne dabei erneut die Bodenhaftung zu verlieren. Ich zog die Schublade der Schlafzimmerkommode auf und fand die Kopfhörer mit heillos verknoteten Kabeln.

»Es ist so ...«, Ben machte einen dramatischen Atemzug.»Ich will auch aus Solidarität zu Julien keinen Kontakt mehr mit Leon.«

»Was soll das jetzt schon wieder heißen?« Ich hielt inne, während ich die Kabel entwirrte, und sah ihn an. »Herr Marek hat im letzten Elterngespräch gesagt, Julien sei schlau genug, er würde es verstehen, wenn seine Eltern unterschiedliche Wege haben, um mit der Situation fertigzuwerden. Und dass jeder von uns die Haltung des anderen akzeptiert und wir trotzdem im Gespräch bleiben. Warum fängst du jetzt wieder damit an?«

»Das tu ich doch. Im Gespräch bleiben«, sagte Ben.

»Aber es klingt nicht nach akzeptieren«, sagte ich, »und glaubst du wirklich, Julien findet mich nicht solidarisch?«

»Frag ihn. Ich habe nur gesagt, dass es für *mich* ein Akt der Solidarität mit Julien ist, wenn ich Leon nicht treffe. Gehst du lange laufen? Ich muss bald los.«

»Halbe Stunde ungefähr.« Ich schlüpfte in meine Thermojacke, schob mich erneut an Ben vorbei und stellte die Musik des I-Pods an, noch bevor meine Füße überhaupt in den Laufschuhen steckten. *Black Hole Sun, won't you come and wash away the rain* dröhnte Soundgarden in meinen Ohren, als ich das Haus verließ. Musik aus alten Tagen. Ich musste mich beherrschen, nicht lauthals mitzusingen, während ich durch den bunt verfärbten Wald trabte. Oder laut zu schreien. Ich, nicht solidarisch mit Julien? Ben hatte mich tief getroffen.

Nach dem Laufen verabschiedete ich mich von Ben, ohne das Thema wieder aufzugreifen. Ich duschte lange und heiß, bis mir übel wurde. Wusch alles von mir ab. Meine Wut und das immer wiederkehrende Gefühl der Machtlosigkeit, das längst zu einer inneren Heimat geworden war. Alles floss mit dem schäumenden Wasser in den Abguss, bis nichts mehr übrigblieb. Als ich mich abtrocknete, entdeckte ich im Spiegel zwei steile Falten über meiner Nasenwurzel. Ich hätte schwören können, dass die am Morgen noch nicht da gewesen waren.

Wie immer setzte ich mich abends zu Julien ans Bett, um Gute Nacht zu sagen. Es war schon zehn. Er las gerade *Herr der Ringe* und wollte noch den Absatz zu Ende lesen.

Herr Marek hatte beim letzten Elterngespräch gesagt, es gelinge Julien immer besser, mit seinen inneren Anteilen in Kontakt zu kommen und sie in seine Persönlichkeit zu integrieren. Und dass er allmählich in die altersgerechte Entwicklung für einen Zwölfjährigen käme. Und jetzt kam Ben mit so was an.

Julien ließ sein Buch auf die Brust sinken und sah mich an, mit seinen gesprenkelten Ben-Augen. »Mum? Du guckst so komisch. Ist was?«

»Weißt du, wie unglaublich stolz ich auf dich bin?«, brach es aus mir heraus. »Du hast es geschafft, die Hilfe von Herrn Marek anzunehmen und dich dieser fiesen Angst gestellt. Das war mutig, und hat dich stark gemacht. Ich hoffe, du weißt, dass ich immer auf deiner Seite bin, egal, was mit Leon ist.«

»Ja. Schon.« Julien kaute auf seiner Unterlippe. »Aber ich finde es nicht so gut, wenn du Leon triffst«, nuschelte er.

»Hast du Angst, er könnte mich erweichen? Dass ich ihn wieder zurückhole?«

»Weiß nicht«, sagte er und dehnte die Wörter. »Eigentlich nicht mehr. Ich kann dich auch verstehen. Du hast dir so viel Mühe gegeben mit Leon. Aber lieber ist mir, wie Dad es macht. Das ist irgendwie so klar. Ich glaube, wenn ich nochmal auf die Welt käme, mit dem Wissen von heute, dann würde ich das Jugendamt fragen, ob sie mich in eine andere Familie tun. Wo es keinen Leon gibt.«

»Was?« Seine Worte schossen wie Feuerbälle in mir herum. Verbranntes Land, Rauchschwaden überall. Ich richtete mich auf. Jetzt nicht die Fassung verlieren. »Du glaubst, ich hätte zugelassen, dass du gehst und Leon bleibt?« Julien musste nachdenken. Wirklich?

»Eigentlich glaub ich das nicht. Und Dad sowieso nicht.« Sowieso nicht? Der nächste Feuerball.

»Es war Leon doch immer vollkommen schnuppe, wie es dir geht, Mum. Und er war nie ganz allein. Er hat doch Carmen gehabt.« Julien gähnte. »Kann ich jetzt weiterlesen, bevor ich zu müde dazu bin?« Wie jeden Abend breitete er die Arme aus. Doch dann zog er sie abrupt wieder zurück.

Als habe er exakt in diesem Augenblick festgestellt, dass er nun zu alt war für eine Gute-Nacht-Umarmung seiner Mutter.

»Klar.« Ich verwuschelte seine Haare, die noch immer nach Himbeershampoo rochen, obwohl er längst keines mehr benutzte. Etwas benommen verließ ich sein Zimmer.

Ein kleines Kind zu lieben, ist einfach. Aber wenn sie groß werden und es ums Loslassen geht, dann zeigt sich, aus welchem Holz die eigene Mutterliebe wirklich geschnitzt ist.

***

Die Worte meiner Mutter flossen in das schwarze Mikrofon, verdichteten sich zu einer Geschichte, erfüllten den Raum mit Spannung. Wie ein Profi hockte sie auf ihrem Barhocker im Scheinwerferlicht. Der Lippenstift passend zur roten Brille, die Haare etwas heller getönt als üblich. Sie wirkte auf mich lebendiger als je zuvor. Julien, der zwischen Ben und mir saß, hatte vor wenigen Tagen das Bodensee-Schifferpatent im Segeln gemacht. Nun lauschte er gebannt der Geschichte meiner Mutter. Mord auf dem Segelboot.

Mein Vater stellte ein paar Stühle zur Seite. Die Buchecke war im Halbkreis bestuhlt und gut besucht. Er öffnete das Fenster, ließ die warme Abendluft herein. Dann setzte er sich neben mich. Er sah müde aus, aber zufrieden.

»Sieh dir Mama nur an«, raunte ich ihm zu, »kaum zu glauben, dass sie in zwei Jahren siebzig wird. Es kommt einem vor, als wäre sie jünger geworden.«

Sie hatte sich verändert. Wir alle hatten das. Ich dachte an den Schlick unter meinen Füßen, im Bodensee meiner Kindheit, und dazwischen die spitzen Steine. Aber es lohnte sich, weiter hineinzugehen, bis man tief genug drin war, um schwimmen zu können, ohne sich dabei die Knie aufzuschlagen. Wie befreiend es dann war, wie weich und glitzernd das Wasser meinen Körper umgab. Eine innere Verbundenheit mit allem. Ein in-der-Welt-sein. Wie ein magisches Band, das alle Dinge zusammenhält, die man nicht sehen und auch nicht anfassen, die man nicht beweisen und manchmal nicht erklären kann. Und doch sind sie da.

Ich war völlig in Gedanken versunken und merkte erst am Klatschen der Gäste, dass meine Mutter fertig war. Ich hatte fast nichts mitbekommen. Sie verbeugte sich leicht, während die Besucher applaudierten, und kündigte eine kleine Pause an, bevor ihre Kollegin mit der nächsten Krimigeschichte weitermachen würde. Mein Vater erhob sich. »Muss mal nach den Lautsprechern schauen«, murmelte er. Ben und Julien hantierten gemeinsam mit ihm an der Anlage herum.

Julien war braungebrannt vom Segeln. Die dunklen Haare hatte er im Nacken zusammengebunden, was sein schmales Gesicht und die dichtbewimperten Bernsteinaugen noch mehr zur Geltung brachte. Er wirkte immer noch etwas zerbrechlich, jünger als dreizehn Jahre und zehn Monate. Ich stand ebenfalls auf. Noch während ich überlegte, wohin mit mir, kam meine Mutter mit geröteten Wangen und zwei Gläsern Sekt in der Hand auf mich zu.

»Du warst wunderbar, Mama!«

»*Du* bist wunderbar, Toni. Wenn ich dir das nur schon viel früher hätte sagen können. Als du so warst.« Sie zeigte mit der Handfläche auf die Höhe ihres Knies. »Es geht mir so viel besser. Theo ist fest in meinem Herzen. Aber er ist tot. Und du, meine Liebe, du lebst. Du bist das Beste, was mir passieren konnte.«

Ich war so berührt, dass ich für ein paar Sekunden mit den Tränen kämpfte, verstand nicht, was ich mit dem gelben Umschlag sollte, den sie mir in die Hand drückte. »Für dich. Papa und ich haben beschlossen, dass du es haben sollst. Es ist das Einzige, was wir dir noch geben können von ihm.«

Ich tastete den Umriss eines Fotos.

»Und jetzt komm. Ich will dich den Neuen vorstellen.« Sie hakte sich unter und führte mich zu ihren Krimidamen.

Gegen halb zwei, als alle außer mir längst schliefen, stand ich wieder auf. Schlich aus dem Zimmer und vorbei am

Schlafzimmer meiner Eltern. Die Treppen hinunter ins Wohnzimmer, wo ich das Foto, das jetzt unter meinem Kopfkissen lag, vor Jahren gefunden hatte. Damals, als ich die erste Lesung meiner Mutter wegen Leon vorzeitig hatte verlassen müssen. Heute war er nicht dabei. Nicht mehr Teil der Familie. Es zog und zerrte an mir. Es geht ihm doch ganz gut in dem Wohnheim, tröstete ich mich selbst. Fast ein Jahr ist er schon dort. Vielleicht ist es das Richtige für ihn? Wie geschockt er war nach den vier Wochen Jugendarrest. »Nie wieder, Mum, hörst du? Nie wieder«, hatte er gesagt. Mit Maries und meiner Unterstützung hatte er sogar einen Schulplatz gefunden.

Ich setzte mich in den Schaukelstuhl, wippte vor und zurück. Das Licht des Vollmonds fiel durch die Scheibe der Terrassentür in den Raum. Auf dem Beistelltisch neben mir lag ein dünnes Büchlein, darauf die Lesebrille meines Vaters. Ich schob sie herunter, drehte die Leselampe an. Ein Gedichtband. Ich blätterte darin. Blieb hängen an einem Gedicht von Gottfried Benn mit dem Titel *Mutter.* Ich hielt es in den gelben Schein der Lampe und las die Zeilen und dann gleich noch einmal:

Ich trage dich wie eine Wunde auf meiner Stirn, die sich nicht schließt. Sie schmerzt nicht immer. Und es fließt das Herz sich nicht draus tot. Nur manchmal plötzlich bin ich blind und spüre Blut im Munde.

Ich hatte sofort einen metallenen Geschmack auf der Zunge. Aber ich dachte nicht an meine Mutter, und schon gar nicht an Gottfried Benns Mutter. Mir war, als existiere dieses Gedicht eigens für mich als Leons Mutter. Die Wunde, die sich nicht schließt. An der ich so lange zu verbluten glaubte. Ich legte das Buch weg und stand auf. Hinter der Schiebetür im Regal bewahrte mein Vater seinen Cognac auf. Ich trank nie Cognac. Heute nahm ich den Verschluss von der Flasche. Ich schenkte ein, bis der Boden meines Glases bronzefarben bedeckt war, setzte mich in den Schaukelstuhl. Oben schliefen Ben und Julien. Meine kleine Familie. Meine Eltern. »Auf dich, großer Bruder«, flüsterte ich und hob mein Glas, als proste ich seinem Geist zu. Auf die Wunden, die nicht verheilen, und die, die nicht immer schmerzen. Aber manchmal doch. Aufs Weiterleben, trotz allem. Ich musste kichern. Ich trinke Cognac, den ich nicht mag, und rede mit meinem Bruder, der nicht lebt. Wo soll das noch hinführen. Ich nahm einen Schluck, es sollte der einzige bleiben. Der scharfe Geschmack brannte warm, bis tief in den Bauch hinab.

***

Ich trug die Schuhe in der Hand, sank mit jedem Schritt tiefer in den Karibiksand ein. Er war noch warm von der Sonne am Tag, umschmeichelte meine Füße weich und nachgiebig. Wir waren mit dem Beiboot an Land gefahren, zum Abendessen. Jetzt fanden wir im Dunkeln mit der Taschenlampe zurück zu dem kleinen Boot, das am Steg befestigt war. Es schwappte mit den schwarzen Wellen auf und ab wie ein Hund, der sich über die Rückkehr seines Herrchens freute. Ben löste die Taue. Julien stieg als Erster ein und setzte sich an die Pinne.

Wir waren noch einmal zurückgekehrt an jenen Ort, an dem Frau Bischoff damals auf Bens Diensthandy angerufen hatte. Wir hatten ein Segelboot gechartert, diesmal war es eine *Cocoon*, und umsegelten mit Julien die Britischen Jungferninseln.

»Jetzt du!« Ben hielt mir seine Hand entgegen.

Ich stieg in das schwankende Boot. »Das war die beste Dorade meines Lebens. Und der schönste Geburtstag.« Ich legte den Arm um Bens Schulter, setzte mich neben ihm auf das schmale Brett.

Julien zog ein paar Mal kräftig an der Anlasserschnur, bis der Außenbordmotor knatterte. Er steuerte uns durch das tiefschwarze Wasser, auf dem vereinzelte Schaumkronen tanzten, und folgte dem Strahl der Taschenlampe, mit der Ben auf die *Cocoon* leuchtete. Sie lag mit einigen anderen Segelbooten weiter draußen in der Bucht vor Anker. Ihre Masten ragten in den nachtfarbenen Himmel, mit schwankenden Signalleuchten an ihren Spitzen, als winkten sie ihren Brüdern da oben, den Sternen, von der Erde aus zu.

An Bord der Yacht vertäute Julien das Dingi und kletterte vor zum Bug, wo er wie jeden Abend eine Viertelstunde aufs Wasser starrte und allein sein wollte. Ich legte im Cockpit Sitzpolster aus. Ben werkelte unter Deck. Er kam mit einer Flasche Sekt und zwei Gläsern, die ich ihm abnahm, zur Luke. Während er erneut nach unten verschwand, um Ginger Ale für Julien mit hochzubringen, schaute ich auf mein Smartphone. Ein entgangener Anruf mit unbekannter Nummer. Und eine Mail von Marie. Schon nach der ersten Zeile bohrte sich ein scharfer Schmerz in meinen Brustkorb. Ich ließ das Handy sinken. Verstand nicht, was Ben sagte, als wäre ich unter Wasser getaucht. Sah nur, wie seine Lippen sich bewegten und er seinen Blick fragend auf mich richtete, und tauchte wieder auf.

»Was ist los?«, fragte er noch einmal.

»Leon sitzt in U-Haft!« Meine Stimme klang dumpf, als käme sie vom Meeresboden. »Marie schreibt, sie weiß nicht, warum. Man hat ihn am Morgen verhaftet. Sie haben ihm beim Haftrichter einen Anruf gewährt, aber er konnte mich nicht erreichen und rief deshalb bei Marie an.« Ich legte beide Hände auf die Wangen. Was für ein jäher Einbruch in unser Idyll.

Ben reichte mir mein Sektglas. »Ehrlich gesagt, überrascht mich das nicht besonders. Es ist schlimm. Aber lass dich davon nicht runterziehen, Toni. Damit hilfst du ihm auch nicht.«

»Was hat er nur getan? Mit siebzehn in U-Haft? Ich habe das Gefühl, Leon will uns mit immer drastischeren Mitteln zeigen, dass er untergeht, wenn wir unseren Kurs nicht ändern. Soll heißen, ihn zurückholen. Obwohl er immer so frei sein will ...«

»Vor allem frei von Verantwortung«, sagte Ben, »aber damit erpresst er uns schon lange. *Er* ist es, der seinen Kurs ändern muss. Wir können nichts für ihn tun. Nicht nur wegen Julien. Solange er sich seinen bedrohlichen Gefühlen nicht stellen kann in einer Therapie, wird er nicht zum letzten Mal im Gefängnis sein.«

»Wer ist im Gefängnis?« Julien balancierte am Mast vorbei und sprang zu uns ins Cockpit. »Redet ihr über Leon?«

Ich zeigte ihm die Mail auf meinem Handy.

»Scheiße, Mann«, sagte er.

»Kannst du laut sagen.« Ben hob sein Glas. »Lasst uns trotzdem nochmal aufs Geburtstagskind anstoßen.«

Der kalte Sekt beruhigte wie immer zuverlässig meine Sinne. Er ermöglichte mir eine innere Distanz, die sich wie ein Puffer zwischen Leon und mich legte, ungefähr siebeneinhalbtausend Kilometer.

»Müssen wir jetzt früher zurückfliegen?«, fragte Julien mit bangem Blick.

Es war unvorstellbar für mich, in unserem Urlaubsparadies zu bleiben, wenn Leon in U-Haft saß. Und noch einmal wurde der Spagat zwischen meinen Kindern schmerzhafter, als ich es mir jemals hatte vorstellen können.

»Nein«, sagte ich, »ich schreibe Marie zurück, dass ich mich gleich nach unserer Rückkehr melde.« Uns blieb nur diese eine Woche. Vermutlich konnten wir ohnehin kaum etwas ausrichten. »Meine Freude auf daheim ist jetzt getrübt.«

»Ich würde sowieso lieber hierbleiben«, sagte Julien, »wir schreiben eine Klassenarbeit nach der anderen, bis zu den Sommerferien.«

Und dann kam er schon in die achte Klasse. »Aber freust du dich nicht auf deine Freunde? Und auf die Manga-AG, die ihr gegründet habt?«

Julien zuckte mit den Schultern. »Hier gefällt es mir aber besser.«

»Wir haben hier alles, was wir brauchen, nicht wahr?«, sagte Ben.

»Ja, mir fehlt es hier auch an nichts.« Ich wiegte leicht den Kopf. Nun, vielleicht noch ein Baby, sagte diese hartnäckige Stimme in mir, die sich kein bisschen darum scherte, dass ich heute achtundvierzig wurde. Das würde ich mir noch wünschen, wenn ich als Hundertjährige mit dem Rollator dahergeklappert käme, dachte ich, leicht genervt über mich selbst. Egal, wie viele Babys ich bekommen hätte, ich hätte mir immer noch eins gewünscht und noch eins. Aber ich merkte, dass es nicht mehr so wehtat. Weil es vielleicht nicht darum geht, die Sehnsucht loszuwerden, sondern sie anzunehmen und zu verstehen. Darum, mit ihr zu leben. Mit dem kleinen Mädchen, das seine Mutter nicht erreichen konnte. Und dann wollte ich Leon retten, aber ich konnte auch ihn nicht erreichen. Ich hätte genauso gut versuchen können, im Sand zu schwimmen. Aber inzwischen traute ich mich, im Meer zu schwimmen, und zwar weiter als nur die übliche Runde ums Boot. Ich hatte immer noch Angst vor dem, was unter mir schwamm. Aber es gab nichts Befreienderes, als es trotzdem zu tun, in einem Meer, das größer war als alles, was wir uns vorstellen. Es zog mich nicht mehr in die Tiefe. Ich hatte mir das Muttersein wirklich anders vorgestellt. Und ich konnte die Verwundung meiner eigenen Mutter mit ihrem Sohn sehen, ohne dabei ihre Liebe für mich infrage zu stellen. Trauer ist so etwas wie die Rückseite der Liebe. Das Gemälde von Theo und meiner Mutter war fast fertig. Es rief nach mir.

»Segeln wir morgen nach Anegada, Mum?«, fragte Julien.

»Ich segle mit euch zweien überall hin. Solange der Sekt nicht ausgeht«, sagte ich, aber ich brauchte den Alkohol nicht mehr, um mich zu beruhigen oder um meine Gefühle zu betäuben.

Eine laue Brise kam auf. Die Sonne und der Wind der vergangenen Tage hatten ein leichtes Brennen in meinem Gesicht hinterlassen. Ich spürte eine warme Lebendigkeit in mir, von der ich vor einigen Jahren noch nicht einmal gewusst hatte, dass es sie jenseits von Verliebtheit oder Babyglück überhaupt geben könnte.

20

Es klopfte zaghaft an der Tür meines Ateliers. Rebecca streckte ihren Kopf durch den Spalt. »Ben hat mich reingelassen. Hast du das Klingeln nicht gehört?«

»Ich war vermutlich zu vertieft. Komm rein.« Ich nahm sie in die Arme. Ihre drahtigen Haare kitzelten an meiner Nase.

»Wie schön, dass du da bist.«

»Wie schön, dass *Du* wieder zurück bist«, sagte sie lachend und sah sich in meinem Atelier um. Die Zeichnungen aus der Karibik, ich hatte sie ringsum auf dem Boden ausgelegt. »Das alles hast du mitgebracht? Und das ist ...« Sie blieb vor dem Bild auf der Staffelei stehen.

»Das ist es. Voilà. Kurz vor der Versiegelung.« Ich war auf einmal ergriffen von meinem eigenen Bild.

Rebecca sah es sich genau an. Meine Mutter stand darauf barfuß im Sand, viel tiefer als auf dem Foto, mehr Karibik als Büsum. Ich hatte Verwehungen aus echtem Sand im Hintergrund angebracht, die bis übers Meer und in den Himmel reichten. Ein paar Sandkörner hatten sich in ihrem offenen Haar verfangen, wenige glitzerten auf ihrer Wange und der meines Bruders. Theo trug ein hellblaues Hemdchen. Eine Hand klammerte sich an der roten Bluse meiner Mutter fest, und er reckte die Faust in die Luft wie ein kleiner Freiheitskämpfer. Zwei winzige Zähne blitzten zwischen seinen Lippen und sein Lachen spiegelte sich im Ausdruck seiner Augen, die aussahen wie die meines Sohnes. Sie sahen nicht die Unruhe im Hintergrund, die wogende See.

Rebecca drehte sich zu mir um. Sie hatte Tränen in den Augen. »Es ist perfekt!«, sagte sie tonlos. »Und deine Eltern wissen immer noch nicht, dass du dieses Bild gemalt hast?«

Ich schüttelte den Kopf. Räumte meine Utensilien auf und öffnete das Dachfenster, um den Geruch nach Farbe in die heiße Sommerluft zu entlassen.

»Ich finde, deine Bilder sollten nicht nur bei dir zu Hause oder deinen Eltern oder bei uns hängen. Sie sind wirklich gut!«

»Sven und Tom organisieren in ihrem Atelier eine Ausstellung von Cinque Art. Es kommen überwiegend andere Hobbymaler. Auch der eine oder andere Künstler, der schon einen Namen hat. Zum Kennenlernen und Kontakteknüpfen.« Ich seufzte. Es zählte nicht zu meinen Lieblingsbeschäftigungen, mich vor anderen darzustellen.

Aber mich immer nur hinter meinen Bildern zu verstecken, fühlte sich auch falsch an. Ich nahm all meinen Mut zusammen. »Man kann seine Bilder auch in die Öffentlichkeit bringen, indem man zum Beispiel in Cafés anfragt, ob sie die Bilder aufhängen. Oder Arztpraxen. Oder Bankfilialen?« Ich zog die Unterlippe zwischen die Zähne und sah Rebecca an.

Ihre Mimik wechselte von unschuldiger Zustimmung zu Überraschung. Sie schlug sich mit der flachen Hand vor die Stirn. »Mensch Anton! Logisch! Wieso bin ich da nicht selber draufgekommen? Ich muss das natürlich mit oben abklären, aber es macht die Filiale attraktiver, das bringe ich schon durch.« Ihr Blick blieb an zwei Zeichnungen an der Wand hängen. Eine von Leon im Profil, eine von Julien, als sie ungefähr vier und sieben Jahre alt waren. Ich hatte sie beim Fernsehen gezeichnet.

»Leon. Hast du inzwischen mehr erfahren?«, fragte sie.

Marie hatte mir erzählt, dass die Polizei sein Appartement auseinandergenommen und kistenweise Diebesgut konfisziert hatte. »Irgendwas mit Bandenkriminalität.« Die Worte wollten mir kaum über die Lippen kommen, sie machten mich schwer und hoffnungslos. »Ich musste zuerst eine Besuchsgenehmigung von der Staatsanwaltschaft anfordern. Gestern war sie im Briefkasten.«

Wenige Tage vor dem Besuch im Gefängnis versiegelte ich das Gemälde von Theo und meiner Mutter. Ich dachte damals, das erlösende Gefühl gelte nur für den Augenblick. Aber ein Teil davon ist nie wieder von mir gewichen. Es war schmerzhaft, das Bild zu Ende zu bringen, aber auch befreiend. Das Unheil meiner Mutter hatte dadurch einen Platz in mir gefunden, an dem es nicht weiter aus dem Verborgenen auf mich einwirkte. Es war sichtbar geworden und fing an, sich in mir zu wandeln.

***

Mit meinem Besuchsausweis und der für den Süßigkeitenautomaten aufgeladenen Karte betrat ich die Schleuse in der JVA. Eine Beamtin scannte und tastete mich am ganzen Körper ab. Ich musste das Futter der Hosentasche nach außen stülpen, Schuhe ausziehen, die Sohlen herausnehmen. Ich sah auf ihre gelben Haare runter, die wie Borsten einer abgenutzten Zahnbürste vom Kopf abstanden, während sie sich an meinem Hosenbein zu schaffen machte. Als ich alles wieder zurückgestopft und angezogen hatte, fragte ich nach einer Toilette. Es hatte mich ganz plötzlich überfallen.

»Das letzte Besucherklo ist vor der Schleuse!«, sagte die Beamtin genervt. »Wenn Sie jetzt zurückgehen, muss ich wieder von vorne anfangen!«

Nach der zweiten Durchsuchung öffnete sie mir eine weitere Stahltür. »Gehen Sie den Gang entlang, danach die Treppe links hoch, wieder geradeaus, dann sehen Sie schon die Kollegen von der Besuchsabteilung in einem Glaskasten.«

Vor mir erstreckte sich ein langer Gang. Mit jedem Schritt, den ich tiefer in den Bau eindrang, wuchs das Gefühl in mir, selbst gefangen zu sein. Schmale, rechteckige Fenster unter der Decke unterstützten die künstliche Beleuchtung mit einem Minimum an Tageslicht. An den Wänden hingen ein paar Blumenaquarelle der Gefangenen. Ich stellte mir vor, wie ein paar stahlharte Kerle dasaßen und pastellfarbene Aquarelle malten. Es rührte mich.

In der Besuchsabteilung rüttelte ich an der Schublade des Süßigkeitenautomaten, aber er spuckte nichts für Leon aus. Eine junge Frau mit Kleinkind auf dem Arm stand hinter mir. »Warten Sie mal«, sagte sie, »Sie haben ja nur zehn Euro Pfand für die Karte aufgeladen. Kein Wunder geht das nicht. Sie hätten nochmal zehn Euro Guthaben aufladen müssen. Also zwanzig Euro. Da müssten sie aber wieder zurück vor die Schleuse«, klärte sie mich auf. »Darf ich dann mal?«

Ich sank frustriert auf einen der Plastikstühle, die im Boden verschraubt waren. Bloß nicht ein drittes Mal zurück zu der Gelbhaarigen. Die junge Frau bediente den Automaten professionell. Das Kind auf ihrem Arm starrte mich eindringlich an. Ich fragte mich allmählich, ob etwas an mir nicht stimmte.

Sie setzte sich mit Schokoriegeln und Chips in einer durchsichtigen Tüte und ihrem Kind neben mich. Leon liebte Chips und Schokolade.

»Das erste Mal?«, fragte sie. Ich nickte.

»Man gewöhnt sich dran.«

Es gab nichts, woran ich mich weniger gewöhnen wollte.

Im Besucherraum saß Leon schon an dem einzigen Tisch im Raum, durch dessen Mitte eine Trennscheibe verlief. Ich wollte auf ihn zugehen, aber der Beamte hielt seinen Arm wie eine Schranke vor mich. »Moment noch. Zuerst die Regeln. Sie dürfen sich nur zu Begrüßung und zum Abschied kurz berühren. Dazwischen nicht. Keiner darf von seinem Stuhl aufstehen. Sie dürfen nicht über die Trennscheibe fassen. Da es sich um einen Untersuchungshäftling handelt, muss ein Beamter den ganzen Besuch über im Raum bleiben. Sie dürfen nicht über den Grund der Inhaftierung sprechen. Bei Verstößen breche ich den Besuch ab.« Ermattet von dieser Ansage sank er auf den dritten Stuhl, der in einer Ecke stand. Seine Augen wurden teilnahmslos.

Leon trug die Haare im Undercut, wie in einem Gefängnisfilm. Er stand mit einer linkischen Bewegung auf, kam auf mich zu. Ich nahm ihn in die Arme. Oder er mich. Sein Körper war der eines Mannes, seine Schultern breit.

Aber der Ausdruck in seinen Augen erinnerte mich an den anderthalbjährigen Leon, der vor so langer Zeit in seinen Nikes mit Schuhgröße zweiundzwanzig in unser Leben spaziert war. Und heute überall Gitter und Mauern, und wir saßen uns gegenüber, mit einer Scheibe und viel Schuld zwischen uns. Ich drückte mit meiner Handfläche gegen das Brustbein, als könne ich so den Schmerz zurückhalten.

»Ich freu mich so, dass du da bist, Mum. Cinzia hat geschrieben. Sie will mich auch besuchen. Falls der Staatsanwalt sie lässt.« Leon grinste verlegen. »Fast hätt ich's mir versaut mit den Besuchen.« Er erzählte von einem Fluchtversuch auf dem Weg zum Hofgang.

»Aber es sind überall Mauern und Stacheldraht, wie wolltest du fliehen?«

»Ich hab mich einfach losgerissen und bin gerannt wie der Teufel und hab versucht, eine Mauer raufzuklettern. Aber dann haben sie mich da runtergeholt, eine Horde Beamte, da hast du keine Chance mehr. Beim nächsten Mal, haben sie gesagt, wandere ich dafür in den Bunker und mit Besuchen ist's dann sowieso aus!«

Ich hatte vor Schreck beide Hände über Mund und Nase gelegt. »Aber es wird kein nächstes Mal geben?«

»Nö, wirklich nicht. Nicht so spaßig, wenn die dich mit dem Gesicht nach unten auf den Boden drücken und dir ihre Knie in den Rücken rammen!«, sagte er, mit diesem absurden Anflug von Stolz in der Stimme, den ich schon kannte.

Ich wusste nicht, was sagen, griff den ersten Gedanken auf, der vorüberzog. »Ich habe das mit dem Süßigkeitenautomaten vermasselt.«

Leon sah leicht irritiert aus.

»Ich habe nur Pfand für die Karte aufgeladen, aber kein Guthaben. Vor lauter Aufregung. Tut mir so leid!«

»Echt? Naja, macht nix«, sagte er tapfer, aber ich sah ihm die Enttäuschung an und ärgerte mich noch mehr über mich.

»Was macht Papa? Und Juli?«

»Es geht allen gut.«

»Ich weiß nicht mal, wo man meine Kumpels hingebracht hat.«

»Ein Kontakt zu ihnen wäre nicht das, was du gerade brauchst. Meinst du nicht?«

Der Beamte räusperte sich, aber seinem gleichgültigen Gesichtsausdruck nach zu schließen, hatte ich nichts Falsches gesagt.

»Das ist sowieso alles nur passiert, weil ich in der Absteige da leben muss.« Der Klang seiner Stimme änderte sich schlagartig, wurde hart und bitter. »Da hat man halt miese Kontakte.«

»Was heißt Absteige? Marie war für dich da. Du warst in so vielen guten Einrichtungen. Du hast eins ums andere Mal für deinen Rauswurf gesorgt.«

»Ja, weil mich meine eigene Familie rausgeschmissen und in ein verficktes Internat gesteckt hat. Ach nein, früher schon, mit der Bärengruppe. Schon mit zehn war ich auf mich allein gestellt.«

»Das warst du nicht! Und wir haben doch alles versucht. Denkst du, wir wollten, dass du hier landest?« Er hatte mich schon wieder am Haken. So schnell ging das. Wie ein Fisch zappelte ich mit Rechtfertigungen um mein Leben.

»Andere Jungs in meinem Alter leben bei ihren Eltern und machen jetzt Abi. So wäre es bei mir auch, wenn ihr nicht ...«

»Die haben sich aber nicht so aufgeführt, dass es selbst die eigene Familie nicht mehr aushält.« Ich lauschte dem Echo meiner Worte. Wie war es nur gekommen, dass ich solche Dinge sagte?

»Und dann hat Juli plötzlich behauptet, dass ich was mit ihm gemacht habe. Carmen hat gesagt, dass man da ja mal wieder sieht, dass ihr dem alles glaubt und mir nichts.«

»Nicht Julien hat das gesagt, sondern sein Therapeut. Du weißt, wie schlecht es Julien ging.«

»Was wäre denn, wenn ich alles richtig gemacht hätte, nachdem Julis Therapeut gesagt hat, wir sollen uns nicht mehr sehen? Wenn ich da nicht mehr rausgeflogen wäre, und nicht kriminell gewesen wäre, und auf die Schule und zum Psycho gegangen und so, dann hättet ihr mich wegen Juli trotzdem nicht mehr bei euch wohnen lassen. Stimmt´s?«

Mein Drang, zu lügen, war überwältigend. Ich zwang mich, ihm in die Augen zu sehen. »Zu dem Zeitpunkt nicht mehr. Da hast du leider recht.« Ich schwieg einen Augenblick. »Es tut mir leid. Vielleicht, mit Therapie ...«

»Und nur weil ich nicht mit irgendwelchen Psycho-Spasts labern will, schmeißt ihr euer eigenes Kind raus! Sagt Carmen auch. Was seid ihr überhaupt für Eltern! Kein Wunder bin ich im Knast gelandet! Das ist alles eure Schuld! Und von den Kackbullen! Alles, was ich immer wollte, war meine Freiheit und genug Geld, damit ich nicht klauen muss. Ich kann mir nicht mal das neue I-Phone leisten. Und ich wollte selber bestimmen, wann ich zu Carmen geh und zum Training und mit wem ich in Urlaub geh. Und immer war ich an allem schuld! Nie Juli! Ihr immer mit euren Regeln und dem ganzen Rumdiskutieren über alles! Weißt du noch, wie Papa mich im Wald aussetzen wollte? So was macht man nicht! Ich bin halt wild und temperamentvoll, das darf man nicht so eng sehen. Sagt Carmen auch, und dass mein Kindergeld eigentlich mir zusteht, und ihr kassiert das jetzt fett für euch ein!«

»So ein Blödsinn!«, sagte ich, immer noch ruhig, aber mein Herz klopfte hart vor Empörung, »wir bezahlen für Deine

Wohngruppe und wir bekommen auch kein Kindergeld mehr für dich, seit du in der Jugendhilfe bist.«

Leon überlegte kurz. »Und jetzt kassieren die Verbrecher vom Jugendamt das, obwohl sie keinen Cent für mich ausgeben müssen, solange ich hier bin? Und ihr lasst das alles zu! Das ist ja so typisch für euch. Carmen hat mit allem ...«

Mir schossen Tränen in die Augen. »Schluss jetzt, Leon!«, unterbrach ich seine Tirade. »Ich bin nicht zu dir gekommen, um mich mit Vorwürfen überhäufen und beschimpfen zu lassen und mir anzuhören, was Carmen alles sagt und denkt. Wenn du damit weitermachst, steh ich auf und gehe!«

»Nein, Mama! Bitte«, rief er, »geh nicht!«

Er senkte den Blick. Zupfte an seiner entzündeten Nagelhaut herum. Ich hätte am liebsten meine Hand daraufgelegt, um ihn davon abzuhalten. Aber da war die Glasscheibe und das Verbot, sich zu berühren. Wir schwiegen uns für eine Weile an. Mir fiel ein, dass der Beamte in der Ecke alles mitgehört hatte. Ich versuchte, mir nichts daraus zu machen. Sollte er über uns denken, was er wollte. Leon saß mit gekrümmtem Rücken da, die Schultern hochgezogen. Ich hätte ihn so gerne beschützt, aber ich konnte nichts tun. Nur da sein. Warum hatte man ihn ins Erwachsenengefängnis gesteckt?

»Weißt du Mum, ich hätte echt nicht gedacht, dass ich *einfahre.*« Sein Blick verharrte bei dem vergitterten Fenster. »Dass die mich erwischt haben. Mann, ich hab so Scheiße gebaut.« Wieder dieser bitterstolze Beiklang in seiner Stimme.

»Hast du jemanden hier, mit dem du reden kannst? Der sich um dich kümmert?«

»Es gibt Psychologen, da muss man sich Termine holen. Und Sozialarbeiter. Die haben keine Ahnung und nie Zeit. Aber eine Ärztin hier, die hört mir zu. Die will dich anrufen, hat sie gesagt. Weil sie überlegt, ob ich hier richtig bin, oder ob ich in ein Gefängniskrankenhaus soll.«

Ich kniff die Augen zusammen. »Was ist los? Bist du krank?«

»Naja. Weil ich so ausgerastet bin und weil ich bei meiner Einlieferung mit Gott geredet habe. Sie hat was von drogeninduzierter Psychose und Schizophrenie gelabert, dabei kiffe ich doch nur. Auf jeden Fall will sie mit dir reden. Ich bin ja noch nicht volljährig.«

»Klar. Jederzeit. Sag ihr das.«

Leon knetete seine Hände. »Besuchst du mich wieder? Auch wenn ich dort bin?«

»Versprochen. Und dann verkacke ich das nicht mehr mit den Süßigkeiten.«

Leon lachte. »Mum, wie redest du denn? Übrigens danke, dass du mir Geld überwiesen hast. Sonst würde ich hier verhungern. Und falls ich auf Bewährung rauskomm, dann geh ich wieder auf die Schule und ich geh in die Kirche und bete. Mach Abitur, geh an die Uni, werd vielleicht Pilot wie Dad. Du wirst noch stolz sein auf mich, Mum. Wirst schon sehen.«

Fast hätte ich laut losgeheult. »Ja, Leon.«

»Fünf Minuten noch«, kam es aus der Ecke. Leon hob den Kopf. »Kommst du zu meiner Verhandlung, Mum? Und redest mit dem Anwalt?«

Ich nickte. Hoffentlich konnte ich mir alles merken, was ich zusagte. Ich wollte nicht zur Verhandlung gehen, diesmal fürchtete ich mich davor. »Ich komme zu deiner Verhandlung«, sagte ich trotzdem.

Als man mich aus dem Raum führte, drehte ich mich nochmal um. »Und keinen Blödsinn mehr, okay? Ich will nicht, dass du mir vom Bunker erzählten musst.«

»Mach dir keine Sorgen, Mum. Hab dich lieb. Gott ist bei mir.«

Das riesige Maul der JVA entließ mich auf die Straße.

Ohne etwas zu fühlen, schaffte ich es bis zum Auto und blieb erstmal hinterm Steuer sitzen. Starrte durch die

Windschutzscheibe auf den ausgedörrten Busch vor mir. Ich wartete auf den Sturm in mir, ähnlich dem Hurrikan, der zwei Tage zuvor unser Paradies auf den Britischen Jungferninseln ins Chaos gestürzt hatte. Irma, hatte man ihn genannt. Ich wartete auf die Verzweiflung. Die Schuld. Auf die Abfolge aller Fehler, die ich bei Leon gemacht hatte, von Anbeginn bis zu diesem Albtraum hier. Ich wartete auf den Bruch in meinem Inneren, wie eine Vase, die auf dem Fliesenboden zerschellt.

Es geschah nicht. Da war ein leises Knacken, ein feiner Riss. Eine Traurigkeit, eine tiefe Schwere in meinem Herzen. Eine Klarheit, dass ich Leon immer geliebt hatte. Und eine Weite in mir, die selbst das hier in sich aufnehmen konnte, ohne daran zu zerbrechen.

***

Die Vernissage war Ende Oktober. Kurz davor hätte ich aus lauter Panik am liebsten alles abgeblasen. Die Bilder auszustellen war, als gewähre ich den Menschen Einblick in mein Innerstes. Plötzlich hatte ich das Gefühl, ich stelle damit mein eigenes Selbst bloß.

»Ich will sehen, wer ich wirklich bin«, hatte ich einmal zu Frau Jakobi gesagt und ihre Antwort war: »Aber Sie wollen sich nicht zeigen, so wie Sie wirklich sind. Mit allem, was dazugehört. Warum befreien Sie nicht Ihr Inneres aus seinem Gefängnis, damit es sich mit der Welt verbinden kann?«

Hier stand ich nun, mit meinem befreiten Ich, und alle konnten mich sehen.

Als Filialleiterin hielt Rebecca die Eröffnungsrede. Ich brauchte nur danebenzustehen und zu lächeln und aufzupassen, dass ich keinen Krampf davon bekam. Viele der Besucher kannte ich gar nicht, einige lernte ich später kennen. Ich konnte mich auf Rebeccas Worte nicht konzentrieren, war in Gedanken bei dem vorangegangenen Interview mit einer lokalen Zeitung, während ich weiter lächelte und den Bauch einzog. Ich war es nicht gewohnt, ein so enges, auffälliges Kleid zu tragen. Rebecca hatte mir die Haare hochgesteckt. An einem dünnen Kettchen trug ich den Saphir, den Ben mir zur Eröffnung geschenkt hatte, eingefasst in winzige Brillanten, die mit dem Highlighter auf meinen Wangenknochen um die Wette glitzerten.

Das Interview mit der Zeitung war kurz gewesen. Ich hatte mir einige Antworten im Vorfeld zurechtgelegt. Übers Zeichnen, über Acryl und Mischtechniken, über meine Motive, die eigenwillige Auswahl der Titel. Aber jetzt konnte ich nicht aufhören, geistig wiederzukäuen, was ich alles gesagt hatte, und wie, und was ich vergessen haben könnte.

Ich lächelte weiter, hielt mich mit den Augen an Ben fest. Wie gut er aussah, mit seinen ergrauten Strähnen und dem dunklen Kaschmir-Pulli. Neben ihm Julien im anthrazitfarbenen Hemd, das er lässig über der Jeans trug, die Haare im Nacken zurückgebunden. Nur noch wenige Wochen, die ihn von seinem fünfzehnten Geburtstag trennten. Das schönste Geschenk hatte er sich selbst gemacht: den ersten Platz bei einem Manga-Wettbewerb. Und wer war eigentlich das blonde Mädchen neben ihm, mit dem er tuschelte? Leon wäre auch ohne U-Haft heute nicht dabei.

Die Gefängnisärztin hatte mich angerufen und ihn auf die Forensik verlegen lassen. Er bekam Medikamente und therapeutische Betreuung. Sie behandelten ihn dort gut. Er wirkte bei meinen Besuchen klar und zugänglich. Beim letzten Mal hatte er mir eine selbstgebastelte Schmuckdose geschenkt. Bald wurde er achtzehn. Man wollte ihn auf Bewährung entlassen, ihn in ein Programm aufnehmen – zuerst Entzugsklinik und danach eine schrittweise Begleitung in ein selbstständiges Leben. Es gab Grund zu neuer Hoffnung. Ich ließ sie portionsweise zu.

Rebecca hielt mir das Mikrofon unter die Nase. Ihr rotes Kleid war wie ein Signal. Ich schaffte es irgendwie, meine Gäste zu begrüßen, mich für ihr Kommen zu bedanken und ihnen viel Spaß zu wünschen. Aus dem Rampenlicht entlassen, steuerte ich direkt auf den Tisch mit dem Sekt zu. Manche Dinge ändern sich nie. Die Brezeln ließ ich links liegen, ich hätte keinen Bissen runtergebracht.

Sven kam auf mich zu, neben ihm Tom im Rollstuhl, und in ihrem Kielwasser die beiden anderen der Cinque Art. Sven legte den Arm um meine Schulter. »Toni! Du bist wunderschön. Zieh dieses Kleid nie wieder aus, hörst du?«

»Natürlich. Ich werde heute Nacht sowieso im Bett stehen. Das geht auch im Kleid!« Ben hatte mich eine strahlende Schönheit genannt, er konnte mich nach zwanzig Jahren immer noch in Verlegenheit bringen.

Ich stieß mit meiner Malfamilie an. »Ohne euch, vor allem ohne dich und deine Erfahrung mit den Vorbereitungen, Sven, hätte ich das hier niemals geschafft.«

»Ach, Blödsinn! Ich weiß noch, wie es mir beim ersten Mal erging. Ich habe nur drei Bilder in einem winzigen Café ausgestellt. Ich bin am Rande eines Nervenzusammenbruchs entlangspaziert, frag ihn.« Er zeigte mit dem Daumen rückwärts nach unten, Richtung Rollstuhl.

Tom machte ein Gesicht, als habe er Zahnschmerzen, dann lachte er. »Du wirkst eigentlich ganz entspannt, Toni.«

»Du hast nicht gesehen, wie meine Knie geschlottert haben da vorne? Ich hatte in den letzten Wochen das Gefühl, wahnsinnig zu werden. Oder mich völlig zu blamieren mit all dem hier«, ich machte mit der freien Hand eine ausladende Geste und sah mich um. Es war nicht übervoll, aber gut besucht. Die Leute bewegten sich interessiert von einer Zeichnung zur nächsten auf der einen Seite und wenigen Bildern in Farbe auf der anderen, nach oben auf die Galerie, wo zwei weitere Gemälde hingen. Meine Mutter und Theo, mit dem Titel *Schwimmen im Sand* und eines der Engelbilder, mit Glitter und ineinander verlaufenden Konturen. *Maybe* – für mein Kind, das nicht leben durfte. Ich habe nie aufgehört, nachzurechnen, wie alt es jetzt wäre, bis heute nicht, es gehört für immer zu mir.

Nur Frau Jakobi fehlte. Eine leise Enttäuschung legte sich um meinen Brustkorb. Ich hatte ihr nach langem inneren Ringen eine Einladung geschickt, unsicher, ob man seine Ex-Therapeutin zu so etwas einlud. Sie hatte so viel Anteil genommen. An mir. An meinem großen Werk. Dieser schwierigen Geburt, meine Mutter und meinen Bruder auf die Leinwand zu bringen, damit sie aus mir heraustreten konnten, und sich nicht mehr gegen mich selbst richteten. Ohne Frau Jakobi hätte ich auch Leon nicht überlebt. Sie hatte mir geholfen, den Sumpf meiner Schuldgefühle zu verlassen. Zu sehen, was ist. Es zu ertragen. Aber heute war sie nicht da. Sie hatte sich nicht bei mir gemeldet. Sogar Liv, immer noch in Südafrika, hatte Blumen schicken lassen.

Rebecca wirbelte wie ein roter Blitz zwischen den Menschen hindurch. Ben kümmerte sich um die Technik. Leise Jazzmusik ertönte im Hintergrund. Julien unterhielt sich mit dem blonden Mädchen. Eli war mit ihrem Mann und der kleinen Lara gekommen. Meine Schwiegermutter Cécile, die extra angereist war, lachte und gestikulierte mit meinen Eltern. Meine Mutter und mein Vater bewegten sich, als hätten sie nie etwas anderes getan, als Ausstellungen ihrer Tochter zu besuchen.

Sie waren noch nicht auf der Galerie gewesen. Sie waren völlig ahnungslos. Eine Welle der Panik schwappte in mir hoch. Was hatte ich mir nur dabei gedacht? Monatelang hatte ich diesem Augenblick entgegengefiebert. Meine Mutter lächelte zu mir hinüber. Ich schickte ihr eine verkrampfte Version davon zurück. Das Stimmengewirr, das mich umgab, ließ meinen Kopf fast platzen. Ich ergriff die Flucht Richtung Toilette.

Mit beiden Händen stützte ich mich auf dem Waschbecken ab. Starrte in den Spiegel, riss die Augen auf, bis meine Sicht wieder klarer und das Augen-Make-up gerettet war.

Jahrzehntelang hatten sie nicht über Theo gesprochen, und nun zerrte ich ihn aus dem allerintimsten Bereich meiner Eltern hervor. Machte ihn öffentlich. War auch noch stolz darauf. Warum hatte mich bloß niemand gebremst?

Die Spülung rauschte, die Tür einer Kabine ging auf. Eine fremde Frau kam heraus. Ich hätte sie am liebsten wieder zurückgestoßen, wollte ungestört sein.

Dann kam Rebecca herein. »Hier steckst du! Deine Eltern gehen nach oben. Ben sucht nach dir. Das erinnert mich jetzt wirklich an deine Hochzeitsfeier. Weißt du noch? Alle haben dich gesucht für den Brautwalzer. Da habe ich dich auch in der Toilette vor dem Spiegel gefunden.«

Ben und ich stiegen hinter meinen Eltern die Wendeltreppe hoch zur Galerie. Ich drehte mich noch einmal um. Ein Bankkunde hatte Rebecca abgefangen und in ein Gespräch verwickelt. Ich fand Svens Blick. Er streckte den Daumen nach oben und wendete sich wieder Philipp und Tom zu. Ben verschränkte seine Finger mit meinen. Das gab mir Wärme und Zuversicht. Ich war nicht allein. Was immer jetzt passieren mochte.

Dann war der unausweichliche Moment der Wahrheit gekommen. Meine Eltern standen wie erstarrt vor dem Bild. Sie blickten einander an, verwirrt, und dann wieder das Bild. Mein Vater sah aus, als wolle er sich am liebsten fortbeamen, direkt nach Hause, und sich in Matyseks Buchecke verkriechen. Er legte den Arm beschützend um die Schultern meiner Mutter. Ben legte den Arm um meine.

Ich war so besessen gewesen von diesem Bild.

Meine Mutter sah mich an. Ihre Augen grau wie Stein.

»Die Kunst ...«, sagte mein Vater, und seine Stimme kippte. Er räusperte sich, fing nochmal an. »*Die Kunst ist eine Vermittlerin des Unaussprechlichen.* Das hat Goethe einmal gesagt. Und ich sage dir heute als dein Vater, Toni: du bist eine wahre Künstlerin. Nicht wahr, Lily?«

Meine Mutter nickte. Ich spürte den sanften Druck ihrer kühlen Hände um meine. »Dieses Bild ... ich bin völlig überwältigt.« Auch ihre Stimme wackelte. »Denk bitte nie wieder, dass du ein Ersatzkind, wie du es immer nennst, für uns warst. Du bist unsere ganz besondere, einzigartige Tochter. Unser einziges Kind. Ich hätte es nicht überlebt, wenn ich auch dich noch verloren hätte.«

Ich versuchte, nicht zu weinen.

»Können wir das Bild kaufen?«, fragte meine Mutter, und mir war schwindlig vor Erleichterung.

»Ich weiß nicht, ob wir uns das leisten können.« Mein Vater lächelte.

»Es ist leider unverkäuflich.« Ich machte eine kleine Pause, der Dramaturgie wegen, bevor ich weiterredete. »Weil es für euch ist. Ihr bekommt es, wenn die Ausstellung vorbei ist.«

»Jetzt, wo wir das geklärt haben, können wir ja langsam wieder nach unten gehen« sagte Ben munter. »Der Laden leert sich allmählich. Du musst deine Gäste verabschieden, Toni.«

»Geht ihr schon vor. Ich brauche noch einen Augenblick.« Ich sah ihnen nach, wie sie die Wendeltreppe zur Schalterhalle hinabgingen. Ben hatte recht. Es waren nicht mehr viel Leute da. Rebecca winkte mir von unten zu. Sie war die einzige Frau der Welt, deren rostrotes Haar zu einem knallroten Kleid passten. Ich lächelte ihr zu. Aber schon wurde sie wieder von jemandem in Beschlag genommen.

Ich trat einen Schritt zurück und betrachtete mein Gemälde. Wollte noch einen Augenblick bei Theo verweilen, und bei meinem dritten, verlorenen Kind. Bevor ich mich wieder unter die Lebenden mischte. Am Ende des Tages können wir viel mehr ertragen, als wir denken. Frida Kahlo hatte das gesagt. Und morgen ist das, was wir ertragen haben, für andere schon wieder vorbei. Die Welt dreht sich weiter, aber wir bewahren das Vergangene in uns wie einen Schatz. Oder einen Fluch. Nichts ist je vergangen. Etwas bleibt immer, und wenn wir Glück haben, wandelt es sich und wird zu einem Teil von uns selbst.

»Ich gratuliere Ihnen«, sagte eine sehr vertraute Stimme hinter mir. »Es übertrifft alle meine Erwartungen. Wirklich hervorragend gelungen.«

Ich wirbelte herum. »Frau Jakobi! Sie sind ja doch gekommen!« Fast wäre ich ihr um den Hals gefallen. »Ich habe Sie gar nicht gesehen.«

»Sie können Ihre Augen ja nicht überall haben an so einem großen Tag.« Sie trug eine Brille, die ich nicht kannte, aber das tat dem warmen Ausdruck ihrer Augen keinen Abbruch. »Ich habe mir Theo genauso vorgestellt. Dieses Bild ist auch für mich wie eine Vollendung. Wir beide haben so viel Zeit damit verbracht. Ich wollte es noch einmal in Ruhe betrachten. Mein Mann ist schon nach unten gegangen.« Sie sah auf den großen, bärtigen Mann, den ich vor unserem Umzug ein paar Mal flüchtig gesehen hatte. Er stand in der Schalterhalle unten, nicht weit entfernt von meiner Familie und meinen Freunden.

Er betrachtete das Bild der kleinen Eleni, in Farbe.

Aus dem Verlagsprogramm

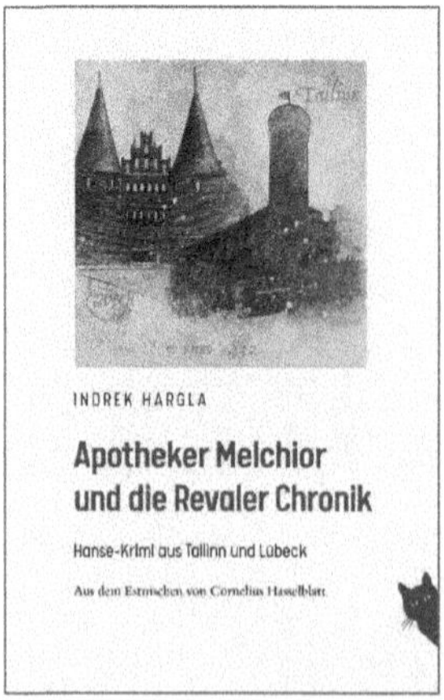

INDREK HARGLA

Apotheker Melchior und die Revaler Chronik

Reval, estnisch Tallinn, im Jahre 1432: Während die Stadt sich auf die Fronleichnamsfeierlichkeiten vorbereitet, wird im Franziskanerkloster eine alte, geheimnisvolle Stadt-Chronik entdeckt. Als bald danach eine Reihe von Morden geschieht, erkennt der Ratsapotheker Melchior Wakenstede schnell, dass sie alle im Zusammenhang mit dieser Chronik stehen müssen, die zudem bald in Flammen aufgeht. Stecken die Tempelritter dahinter? Welche Rolle spielt die heimliche Leichnamsgilde, der auch Melchior selbst angehört? Und was hat es mit den Nachfahren eines in der Chronik erwähnten Hinrichtungsopfers auf sich?

Während sein Vater in Reval das Rätsel zu lösen versucht, streift Melchior junior durch Lübeck, wohin er von seiner Greifswalder Lehre aus gezogen ist und wo er einen neuen Lehrmeister sucht. Aber auch in der Königin der Hanse geschehen merkwürdige Dinge und der junge Melchior wird in den Bann von Liebe, Verbrechen und Vergeltung gezogen.

ISBN 978-3-910563-13-1

www.rotekatzeverlag.de

INDREK HARGLA

Apotheker Melchior und der Teufel von Gotland

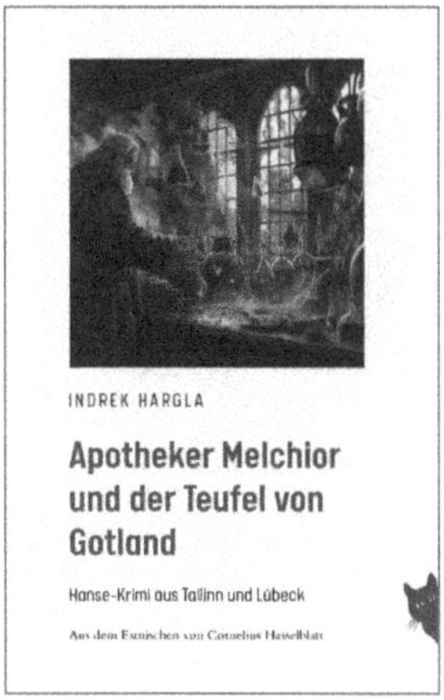

Reval, estnisch Tallinn, im Jahre 1433: Apotheker Melchior Wakenstede wird an das Sterbelager eines wohlhabenden Kaufmanns gebeten, der von ihm indes keine Arzneien will, sondern ihn mit der Klärung einer lang zurückliegenden Bluttat beauftragt. Während er versucht, das Rätsel der Vergangenheit zu lösen, wird plötzlich sein Lehrjunge ermordet und bald darauf auch Melchiors Leben bedroht. Wie hängt das alles zusammen mit der Warnung in einem Brief, die er von seinem Sohn aus Lübeck bekommen hat? Ist der darin erwähnte Gotlandteufel auf Mord aus? Hat er es auf den Apotheker abgesehen? Und wieso wird Melchior das Gefühl nicht los, dass für den Mord an seinem Lehrjungen die falsche Person gehenkt worden ist?

Parallel dazu setzt Melchior junior in Lübeck seinen Lebensweg fort und versucht seiner großen Liebe Lucia näherzukommen. Kann er die Tochter des stark verschuldeten Kaufmanns für sich gewinnen? Einmal schon hat er für seine Liebe einen Mord begangen, muss er es wieder tun? Die Handlung spinnt den Faden fort, der in »Apotheker Melchior und die Revaler Chronik« (Rote Katze Verlag 2023) begann, und zeichnet ein schillerndes Bild vom Spätmittelalter in der Königin der Hanse und ihrer Umgebung.

ISBN 978-3-910563-24-7

www.rotekatzeverlag.de

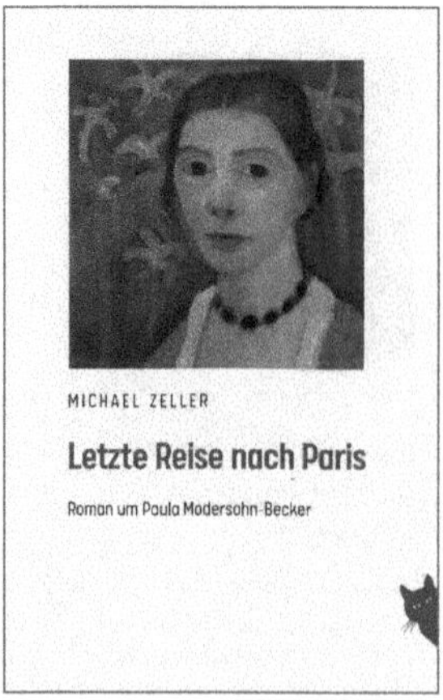

MICHAEL ZELLER

Letzte Reise nach Paris

Paris im Sommer 1906. Ein erfolgloser deutscher Schriftsteller und eine aufstrebende deutsche Malerin leben Tür an Tür im Quartier Latin. Er erhofft sich von der Stadt Inspiration, sie ist der deutschen Provinz und einer erdrückenden Ehe entflohen. Sie führen Ateliergespräche über die Liebe, die Ehe, die Kunst, die Freiheit. Er verliebt sich hoffnungslos, sie schwankt zwischen einem unsicheren Leben in Unabhängigkeit und der Rückkehr zum dominanten, aber gut situierten Ehemann. Die Malerin löst sich am Ende aus ihren Träumen; es ist letztlich eine Entscheidung zum Tod, für beide.

Auch vor über hundert Jahren war die Entscheidungsnot von Frauen so groß wie noch heute: Die Entscheidung zwischen Karriere, Liebe und Mutterschaft. Michael Zeller spinnt mit abgründiger Ironie ein Verwirrspiel der Gefühle, in dem sich beide fast verlieren.

»… ein Roman, reich an Bildern und Emotionen. Mit großem Einfühlungsvermögen entwirft der Autor ein zugleich phantasievolles und charaktertreues Bild der expressionistischen Malerin Paula Becker-Modersohn"

Neue Zürcher Zeitung

ISBN 978-3-910563-20-9

www.rotekatzeverlag.de

MICHAEL ZELLER

Die Kastanien von Charkiw

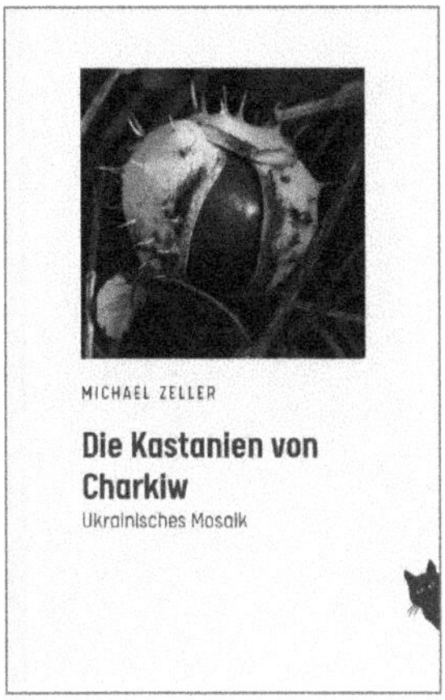

Den Herbst 2019, kurz vor dem russischen Überfall vom Februar 2022, verbringt der Schriftsteller Michael Zeller in der ostukrainischen Großstadt Charkiw, auf Einladung des ukrainischen PEN. Er nutzt die Zeit, die Stadt an der Grenze zu Rußland zu erwandern, bestaunt ihre geschichtsträchtigen Architekturen. Durch seine fast täglichen Lesungen nimmt er intensiv am kulturellen Leben der Stadt teil, die er seit 1994 von häufigen Reisen her kennt. Fesselnd beschreibt er, wie er für Schullesungen das Donbassgebiet bereist und dabei die Zerstörungen der russischen Streitkräfte aus nächster Nähe sieht. Ebenso nah kommt ihm das Kriegsgeschehen des Zweiten Weltkriegs in zahlreichen Begegnungen und Gesprächen, die er mit Überlebenden führt.

In seinem ‹Ukrainischen Mosaik' wirft der Autor einen sehr persönlichen Blick auf die Geschichte und in die Seele dieses Volkes, in einem schicksalhaften Augenblick seiner Existenz. Das Buch ist bereits ins Ukrainische übersetzt.

ISBN 978-3-910563-28-5

www.rotekatzeverlag.de

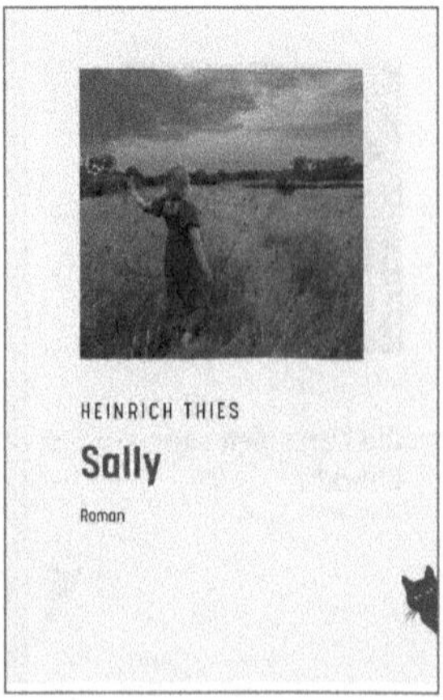

HEINRICH THIES

Sally

Die jüdische Tänzerin Sally wartet nach der Befreiung aus dem KZ wie Tausende andere Holocaust-Überlebende auf die Ausreise nach Palästina - in einem Camp für »Displaced Persons« in Bergen-Belsen. Es entsteht eine Art jüdische Kleinstadt mit einem lebendigen Kulturleben. Sally spielt hier am Rande der Massengräber Theater, tanzt und knüpft Freundschaften. Bei ihren Radtouren lernt sie die Umgebung kennen. In einem nahen Heidedorf trifft sie auf einen Geige spielenden Hühnerhalter: Otto. Die beiden flirten miteinander und kommen sich immer näher, bis ihre Wege sich trennen. Erst viele Jahre später wird Sally auf spektakuläre Weise erfahren, wer der geheimnisvolle Geiger war.

Zwei Lebensgeschichten im Strudel der Weltgeschichte. Lebensgeschichten, die konträrer nicht sein könnten. Ein packender Roman auf der Grundlage wahrer Begebenheiten, ein Roman über Liebe, Schuld und die Sehnsucht nach Heimat.

Indes, bevor Alex weiter davon träumen kann, seinen verehrten Mentor, den Sternwartenchef, zu beerben, muss er endlich erwachsen werden.

ISBN 978-3-910563-22-3

CHRISTIANE GIBIEC

Nedderend

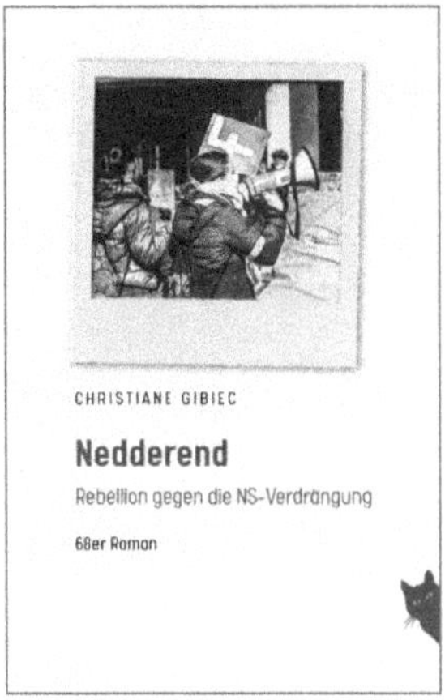

1967. Die Protestwelle schwappt mit Rockmusik, Haschisch und freier Liebe auch über die norddeutsche Stadt Oldenburg. Zugleich werden die Fragen nach der Vergangenheit immer drängender: Was haben unsere Eltern im Nationalsozialismus gemacht, was gewusst? Und was wurde aus den Sinti-Familien, die vor 1933 im Stadtteil gelebt haben? Vier Jugendliche, die am und um die Straße Nedderend zuhause sind, suchen Antworten. Ihre Recherchen führen sie zu einem Familiengeheimnis, das tief im Ipweger Moor vergraben liegt, und in die Hölle von Auschwitz.

Christiane Gibiec ist selbst am Nedderend in Oldenburg aufgewachsen. Sie erzählt berührend und authentisch von der Sprachlosigkeit, den Narben und Verstrickungen der bundesdeutschen Nachkriegsgesellschaft und vom Aufstand der Jugend gegen die Verdrängung und Verleugnung der Naziverbrechen.

”

Ein spannender Roman und ein wichtiges Buch, das ein Licht auf die Verbrechern der Nazis an den norddeutschen Sinti wirft.

Christel (Menni) Schwarz
Freundeskreis für Sinti und Roma e. V., Oldenburg

ISBN 978-3-910563-11-7

www.rotekatzeverlag.de